U0370367

丛书顾问　文历阳　沈彬

教育部中等职业教育改革创新示范教材
全国中等卫生职业教育工学结合"十三五"规划教材

解剖学与组织胚胎学基础
（第2版）

供中职护理、助产、药剂、医学检验技术、医学影像技术等专业使用

主　编　　闫天杰　甘功友　雷有杰
副主编　　史　杰　李胜军　时　洋
编　者　　（以姓氏笔画为序）

于　巍（邢台医学高等专科学校）

王　珂（周口职业技术学院医学院）

王景伟（邢台医学高等专科学校）

甘功友（湖南环境生物职业技术学院）

史　杰（周口职业技术学院医学院）

刘予梅（周口职业技术学院医学院）

刘艳华（湖南环境生物职业技术学院）

闫天杰（周口职业技术学院医学院）

李胜军（枣庄科技职业学院）

时　洋（河南理工大学医学院）

张兴勤（河南省邓州市卫生学校）

董银望（湖北省武汉市第二卫生学校）

雷有杰（周口职业技术学院医学院）

华中科技大学出版社
http://www.hustp.com
中国·武汉

内 容 简 介

本书是全国中等卫生职业教育工学结合"十三五"规划教材。

本书第一篇为系统解剖学,第二篇为组织学与胚胎学概要。先宏观后微观,先易后难,以提高学生的学习兴趣;调整理论课和实验课的内容,体现教材的教学实用性和专业针对性;优化结构,凸显教材的结构整体性,正文中又适当插入"知识链接"或"案例分析",便于学生理解和接受;运用彩图,结构显示清晰,图文并茂。

本书分为两篇十三章,另有实验指导。

本书主要供三年制中等卫生职业教育护理、助产、药剂、医学检验技术、医学影像技术等专业学生使用,也可供其他专业及在职卫生技术人员和有关人员学习参考。

图书在版编目(CIP)数据

解剖学与组织胚胎学基础/闫天杰,甘功友,雷有杰主编.—2版.—武汉:华中科技大学出版社,2014.7(2021.8重印)
ISBN 978-7-5680-0229-5

Ⅰ.①解… Ⅱ.①闫… ②甘… ③雷… Ⅲ.①人体解剖学-中等专业学校-教材 ②人体组织学-人体胚胎学-中等专业学校-教材 Ⅳ.①R32

中国版本图书馆 CIP 数据核字(2014)第 155232 号

解剖学与组织胚胎学基础(第 2 版)　　　　　　　　　　　　　闫天杰　甘功友　雷有杰　主编

策划编辑:居　颖
责任编辑:罗　伟
封面设计:范翠璇
责任校对:何　欢
责任监印:周治超
出版发行:华中科技大学出版社(中国·武汉)　　　电话:(027)81321913
　　　　　武汉市东湖新技术开发区华工科技园　　　邮编:430223
录　　排:华中科技大学惠友文印中心
印　　刷:湖北金港彩印有限公司
开　　本:880mm×1230mm　1/16
印　　张:15
字　　数:505 千字
版　　次:2011 年 3 月第 1 版　2021 年 8 月第 2 版第 7 次印刷
定　　价:59.80 元

全国中等卫生职业教育工学结合
"十三五"规划教材编委会

总　序

　　近年来,随着社会、经济的发展,我国的中等职业教育也快速发展。《教育部关于进一步深化中等职业教育教学改革的若干意见》(教职成〔2008〕8号)明确提出要大力发展中等职业教育,提出中等职业教育要满足社会对高素质劳动者和技能型人才的需要,要坚持"以服务为宗旨、以就业为导向"的办学理念,大力推进工学结合、校企合作的人才培养模式。教材是教学的依据,在教学过程中、人才培养上具有举足轻重的作用。但是现有的各种中等卫生职业教育的教材存在着各种问题:是本专科教材的压缩版,不符合中等卫生职业教育的教学实际,也不利于学生考取执业证书;内容过于陈旧,缺乏创新,未能体现最新的教学理念;版式设计也较呆板,难以引起学生的兴趣等。因此,新一轮教材建设迫在眉睫。

　　为了更好地适应中等卫生职业教育的教学发展和需求,体现国家对中等卫生职业教育的最新教学要求,突出中等卫生职业教育的特色,华中科技大学出版社在认真、广泛调研的基础上,在教育部卫生职业教育教学指导委员会专家的指导下,组织了全国30多所设置有中等卫生职业教育护理等相关专业的学校,遴选教学经验丰富的一线教师,共同编写了全国中等卫生职业教育工学结合"十三五"规划教材。

　　本套教材充分体现新教学计划的特色,强调以就业为导向、以能力为本位、以岗位需求为标准的原则,按照技能型、服务型高素质劳动者的培养目标,坚持"五性"(思想性、科学性、先进性、启发性、适用性),强调"三基"(基本理论、基本知识、基本技能),力求符合中职学生的认知水平和心理特点,符合社会对护理等相关卫生人才的需求特点,适应岗位对护理专业人才知识、能力和素质的需要。本套教材的编写原则和主要特点如下。

　　(1)严格按照新专业目录、新教学计划和新教学大纲的要求编写,教材内容的深度和广度严格控制在中等卫生职业教育教学要求的范围内,具有鲜明的中等卫生职业教育特色。

　　(2)体现"工学结合"的人才培养模式和"基于工作过程"的课程模式。

　　(3)符合中等卫生职业教育的教学实际,注重针对性、适用性以及实用性。

　　(4)以"必需、够用"为原则,简化基础理论,侧重临床实践与应用。多数理论课程都设有实验或者实训内容,以帮助学生理论联系实践,培养其实践能力,增强其就业能力。

　　(5)基础课程注重联系后续课程的相关内容,临床课程注重满足执业资格标准和相关工作岗位需求,以利于学生就业,突出卫生职业教育的要求。

　　(6)紧扣精品课程建设目标,体现教学改革方向。

　　(7)探索案例式教学方法,倡导主动学习。

　　这套教材编写理念新,内容实用,符合教学实际,注重整体,重点突出,编排新颖,适合中等卫生职业教育护理、助产、涉外护理等专业的学生使用。这套新一轮规划教材得到了各院校的大力支持和高度关注,它将为新时期中等卫生职业教育的发展作出贡献。我们衷心希望这套教材能在相关课程的教学中发挥积极的作用,并得到读者的喜爱。我们也相信这套教材在使用过程中,通过教学实践的检验和实际问题的解决,能不断得到改进、完善。

全国中等卫生职业教育工学结合"十三五"规划教材

编写委员会

序

    人体解剖学与组织胚胎学是中职卫校学生必修的一门重要基础课。该课程涵盖教学内容多,往往需要多个专业的学生共同选用同一套教材。多年来,如何编写和选用一套适用面广、针对性强的人体解剖学与组织胚胎学教材既是广大中职解剖学教师和学生们的困惑,也是他们殷切的希望。

    为贯彻落实国家职业教育改革精神,实施"以工作过程为导向"的课程改革,闫天杰老师主持进行了河南省教育厅教改课题"中职护理专业解剖学精品课程建设的研究"。此课题获 2011 年河南省教育厅教育教学成果一等奖。在完成这一研究课题的基础上,闫天杰老师及其编写团队从临床护理实际需求出发,针对中职卫生教育的课程特点和中职学生的认知规律,编写了这本适合中职护理专业学生使用的教材。

    本教材遵循先易后难、先宏观后微观的认知规律,对教材内容的顺序进行调整。系统解剖学放在教材第一篇,组织学和胚胎学放在教材第二篇。在教材内容的取舍上,突破了以往追求"学科系统性和完整性"的瓶颈,切实贴近临床护理需求,以"必需、够用"为原则,对教材内容进行了科学整合,突出了与后续课程和临床护理学科相联系的内容,适当删减了临床护理实践中不常用或用不到的解剖学内容,较好地解决了基础课教学内容与岗位需求脱节的问题。

    彩色插图也是本教材的一个亮点。可以看出作者对图注做了严格选择,使图注能与正文内容较好地吻合;插图线条清晰、表达准确;全书图文并茂,受到教师和学生们的欢迎,并于 2013 年入选教育部中等职业教育改革创新示范教材。

    衷心希望该书能够在"以就业为导向",体现"工学结合"的教学模式改革中发挥示范引领作用,共同推动中等卫生职业教育改革的深入开展。

中国解剖学会原副理事长兼秘书长

《解剖学报》原副主编

北京大学医学部解剖学教授

再 版 前 言

　　本教材第1版于2010年编写完成,2011年7月由华中科技大学出版社出版至今,被13个省30多所院校选为教学用书,受到广大院校和师生们的普遍欢迎,对全国中等职业教育解剖学教学产生了较大影响。

　　2012年12月,教育部组织专家遴选了154本各类中职教材(教职成司函[2012]236号),评审出创新示范教材129本,本教材荣幸入围,成为第二批中等职业教育改革创新示范教材之一。这是对本教材每位编者辛勤工作的肯定,也是对我们编写思路和创新做法的进一步确认,更是对我们进一步做好本教材再版工作的鞭策。

　　按照教育部评选示范教材要求,结合教学运用实际,本教材第2版修订主要从以下几个方面进行。①内容:纠正个别不妥之处,确保教材的科学性和严谨性。对教材内容进行合理增删,满足学生资格考试必需和够用的要求,突出教材的实用性。②图片:改进部分图片质量,重新制作和精选清晰度高、分辨率高的图片,对图的标注做严格选择,同时对全书插图进行适当放大,使本教材真正兼具图谱的功能。③思考与练习:精选试题,将思考与练习和岗位需求衔接统一。

　　本教材第2版修订工作得到了华中科技大学出版社领导与编辑们的大力支持和帮助,得到了北京大学医学部于恩华教授的指导,得到了周口职业技术学院医学院、河南理工大学医学院、湖南环境生物职业技术学院、枣庄科技职业学院、邢台医学高等专科学校、河南省邓州市卫生学校、湖北省武汉市第二卫生学校等单位领导、老师的大力支持,在此一并感谢。

　　由于编者经验与水平有限,书中仍难免存在错误、疏漏和不足,恳请同行和读者提出宝贵意见。

闫天杰

第1版前言

　　传统的中职解剖学教科书,由于受"学科观念"的影响,偏重于学科知识的系统性,忽略了中职生的认知规律,忽视了职业岗位需求,适用性和针对性较弱,与现代职业教育理念存在较大差距。我们以《国家中长期教育改革和发展规划纲要》中关于推进中等职业教育课程改革的精神为指导,在省级教改课题"中职护理专业解剖学精品课程建设的研究"的基础上,贯穿以学生为主体、以护理临床需求为导向的教学理念,坚持"贴近临床,整合内容,优化结构"的原则,组织编写了这本针对中职护理专业的《解剖学与组织胚胎学基础》教材,以求达到"优化教材的结构整体性,增强教材的专业针对性,体现教材的教学实用性"之目的。

　　本书有四大特色。一是遵循中等卫生职业教育的规律和中职生认知的规律,在结构上作了大胆调整。将人体解剖学与组织学内容分开,第一篇为系统解剖学,第二篇为组织学与胚胎学概要,先宏观后微观,先易后难,避免了中职生第一学期首先接触抽象而枯燥的组织学内容,以提高学生的学习兴趣,增强学习的自信心,增强了教材的适用性。二是贴近护理临床需求整合内容。包括两个层面:将适合护理临床、后继课程和医疗实践需要的新知识、新方法和新技术编入正文,适当削减临床不常用或护理临床用不到的解剖学内容;调整理论课和实验课的内容,将适合实验课或实验课效果好的内容,放入实验课中,体现教材的教学实用性和专业针对性。三是优化结构,凸显教材的结构整体性。贯穿"工学结合"的教学指导思想,力求科学性、针对性、实用性和趣味性相结合,正文中适当插入"知识链接"或"案例分析",以适当点缀,增强趣味,便于中职学生理解和接受,章后增加"思考与练习",贴近临床需求,结合专业资格考试知识点及题型精选习题。四是运用彩图,结构显示清晰,图文并茂,便于教和学。

　　本书的理论部分共分两篇十三章,总学时118学时,每章教学学时分配如下表,供参考。

内　　容	参考学时		
	理论	实验	合计
绪论	2		2
第一篇　系统解剖学			
第一章　运动系统	10	8	18
第二章　消化系统	5	2	7
第三章　呼吸系统	2	2	4
第四章　泌尿系统	1	2	3
第五章　生殖系统	3	2	5
第六章　脉管系统	10	6	16
第七章　感觉器官	4	2	6
第八章　神经系统	10	8	18
第九章　内分泌系统	2	2(与脉管合)	4
第二篇　组织学与胚胎学概要			
第十章　细胞	2	2	4
第十一章　基本组织	6	6	12
第十二章　主要器官的组织学结构	9	4	13
第十三章　人体胚胎学概要	4	2	6
合计	70	48	118

在编写过程中,我们得到了各编者所在学校的大力支持,得到了华中科技大学出版社领导和编辑的精心指导,在此表示感谢! 对本书参考文献、图片及引用资料的原作者深表谢意!

由于编者学识水平和能力有限,加上时间仓促,书中难免有疏漏和不足之处,殷切希望各位同仁和读者批评指正,以便进一步修订完善。

闫天杰

目 录

绪　　论

一、解剖学与组织胚胎学的定义及其在医学中的地位

（一）解剖学与组织胚胎学的定义

解剖学与组织胚胎学包括解剖学、组织学和胚胎学三门学科，是研究正常人体形态结构及其发生、发展规律的科学。

1. 解剖学　解剖学是用肉眼观察的方法研究正常人体形态结构的科学，通常分为系统解剖学、局部解剖学。系统解剖学是按照人体的器官系统（如运动系统、消化系统等）描述其形态结构的科学；局部解剖学是按照人体的部位，由浅入深，逐层描述人体各部结构的形态及其相互关系的科学。本书的解剖学部分主要介绍系统解剖学。

2. 组织学　组织学是借助显微镜等放大工具研究正常人体微细结构的科学。本书的组织学部分主要介绍人体的基本组织及主要器官的组织学结构。

3. 胚胎学　胚胎学是研究从受精卵发育为新个体的过程及形态结构变化规律的科学。本书的胚胎学部分主要介绍人体胚胎学发生概要。

（二）解剖学与组织胚胎学在医学中的地位

解剖学与组织胚胎学揭示了人体的形态结构及其发生、发展规律，是医学中重要的基础课程之一。医学中大量的名词、术语均来源于解剖学，解剖学为临床各科及相关学科提供了人体形态结构标准。学习解剖学与组织胚胎学，为学习其他课程特别是临床课程奠定了坚实的形态学基础，在此基础上，才能正确认识人体的生理和病理发展规律，在健康指导、医护实践及突发公共卫生事件防控中发挥科学的指导作用。

二、学习观点及方法指导

（一）学习观点

实际上，不仅学习解剖学与组织胚胎学应具备下列观点，学习医学的其他课程，包括医学实践，均应树立下列学习观点，这样有助于理解人体正常形态结构的发生、发展规律，有助于认识人体的发生变化规律及疾病发展规律。

1. 进化发展的观点　人类是物种进化的产物，人体现在的形态结构是经过亿万年由低级到高级、由简单到复杂的过程演变而来的。目前，人体的形态结构还保留着与动物，特别是哺乳动物相似的特征，如两侧对称的身体、体腔分为胸腔和腹腔等。当然，人与动物已经发生了质的区别。

同时，人类的形态结构仍然在不断地发展变化着。生态环境因素、社会生产生活及劳动技术条件等，均不同程度地影响着人体形态结构的发展变化，如自然灾害、战争、资源开采、环境污染等因素均可能导致新的病种，使人体的形态结构和功能发生改变。所以，应动态地、发展地看待人体形态结构的变化规律。

2. 形态和功能相联系的观点　形态是功能的基础，功能是形态的表现，人体的形态结构与功能是相互联系、相互影响、相互作用的，某一方面或某一局部的变化均可引起机体形态结构和功能的异常。如神经细胞的多突起结构，为其接受刺激、传导神经冲动奠定了基础；因脑出血长期卧床的患者，可使骨的化学成分和形态结构发生改变。解剖学与组织胚胎学主要讲述人体形态结构，学习时一定要与其功能联系起来，以加深理解，加强记忆。

3. 局部和整体相统一的观点　组成人体的每一个部分，如系统、器官或细胞，在神经、体液的调节下，互相影响，彼此协调，形成一个有机的整体，完成复杂的生命活动。如消化系统，先由牙齿切割、研磨食物，再由食管输送到胃内"搅拌"成食糜，以利于小肠的吸收；人剧烈运动时，呼吸、心跳加快，胃肠蠕动减

弱,瞳孔开大等。所以,学习解剖学与组织胚胎学虽然是从系统或器官入手,但是必须从局部联系到整体,用局部与整体协调统一的观点来理解、认识人体的形态结构。

4. 理论和实践相结合的观点 解剖学是一门实践性很强的科学,必须重视实验课教学,充分利用解剖标本、模型、组织切片等学习资源,并密切结合活体,辨识人体结构,增进对书本知识的理解。在学习过程中,应做到理论联系实际,解剖知识联系临床应用,力求"工学结合",提高学习效果,做到学以致用。

(二)学习方法指导

学习解剖学与组织胚胎学没有诀窍,应在理解的基础上去记忆,强化记忆是根本的方法。针对解剖学与组织胚胎学的课程内容特点,应注意以下几个方面。

1. 学会"画图" 解剖学与组织胚胎学中的名词、术语多,信息量大,对于初学者来说,会感到眼花缭乱,枯燥无味,这是正常的。不要畏惧,每一个初学者都有这样的经历或体会。学会"画图"很重要,学会画解剖结构简图,用彩笔画图效果更好,可促进学生理解人体结构的特点和内在联系,这是建立形象记忆,达到强化记忆最简便的途径。

2. 学会观察,培养空间思维能力 解剖学挂图和教科书中的插图都是平面图,而人体结构都是立体的,所以培养空间思维或立体思维能力显得尤为重要,特别是学习组织学、胚胎学更须如此。应利用好在实验室学习的每一次机会,不要忽视每一幅挂图和插图,把标本、模型、组织切片与挂图、插图结合起来,认真对比、对照,学会"看图",并与自己的"画图"相结合,建立空间思维或立体思维。

3. 借助计算机学习 运用现代教育技术,选择合适的解剖学与组织胚胎学教学课件,根据其形象、生动、逼真的特点,利用电脑反复观察、学习、识记人体结构;充分利用计算机网络资源,查询问题,查阅解剖学有关资料,可达到加深理解、强化记忆的目的。

三、人体的组成与分部

(一)人体的组成

人体由细胞、组织、器官和系统组成。

细胞是人体结构和功能的基本单位。由许多形态相似、功能相近的细胞,借细胞间质结合在一起构成的细胞群,称为组织。人体的基本组织有四类,即上皮组织、结缔组织、肌组织和神经组织。

几种不同的组织结合在一起,组成具有一定形态,并完成一定生理功能的结构,称为器官,如心、肝、肺等。许多功能相关的器官,构成完成某一方面功能的器官组合,称为系统。人体共分为九大系统,包括运动系统、消化系统、呼吸系统、泌尿系统、生殖系统、脉管系统、感觉器官、神经系统和内分泌系统等。其中,消化、呼吸、泌尿和生殖四个系统,称为内脏,其特点是大部分器官都位于体腔内,并借一定的孔裂与外界相通。人体的器官和系统在神经、体液的统一调节下,构成一个有机的整体。

(二)人体的分部

按照形态结构特点,可将人体分为头、颈、躯干和四肢四部分。

头的前面称为面,颈的后面称为项;躯干的前面分为胸部、腹部和盆部,后面分为背和腰,下部为会阴;四肢分为上肢和下肢,上肢分为肩、臂、前臂和手,下肢分为臀、股、小腿和足。

四、解剖学的常用术语

为了在描述人体各部结构的位置关系时有共同的准则,统一规定了解剖学姿势及方位、轴和面等解剖学术语。

(一)解剖学姿势

人体解剖学姿势为身体直立、两眼平视、上肢下垂、手掌向前、下肢并拢、足尖向前。

(二)解剖学方位

解剖学方位是以解剖学姿势为准,用于描述人体结构的相互位置关系。常用的方位术语如下。

1. 上和下 上和下是描述器官或结构与头或足相对位置关系的术语。近头者为上,近足者为下。

2. 前和后　前和后是描述器官或结构与人体前、后面相对位置关系的术语。近胸、腹者为前,近背、腰者为后。在胚胎学中,描述胚胎结构的位置关系时,分别采用头侧和尾侧,腹侧和背侧,而不用上、下、前、后。

3. 内侧和外侧　内侧和外侧是描述器官或结构距人体正中矢状面远近关系的术语。近正中矢状面者为内侧,反之为外侧。

4. 内和外　内和外是描述空腔器官相互位置关系的术语。近腔者为内,反之为外。

5. 浅和深　浅和深是描述器官或结构与皮肤表面相互位置关系的术语。近体表者为浅,反之为深。

6. 近侧和远侧　在四肢,距肢体附着部位近的为近侧,反之为远侧。

（三）轴

轴是为了准确描述关节的运动形式,以解剖学姿势为准,通过人体的某部或某结构所作的假想线(绪图1)。

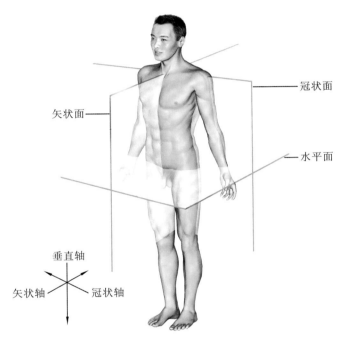

绪图 1　人体的轴和面

1. 垂直轴　垂直轴为上下方向的垂线,与人体的长轴平行并与地平面相垂直。

2. 矢状轴　矢状轴为前后方向的水平线,同时与垂直轴和冠状轴相互垂直。

3. 冠状轴　冠状轴为左右方向的水平线,同时与垂直轴和矢状轴相互垂直。

（四）面

面即切面,常用的有矢状面、冠状面和水平面(绪图1)。

1. 矢状面　矢状面是指沿前后方向,将人体分成左右两部的切面。该切面与水平面垂直。经过人体正中的矢状面称为正中矢状面,它将人体分成左右对称的两部分。

2. 冠状面（额状面）　冠状面是指沿左右方向,将人体分为前后两部的切面。该切面与水平面及矢状面互相垂直。

3. 水平面（横切面）　水平面是指将人体分为上下两部的切面,与矢状面和冠状面相互垂直。

在描述器官的切面时,一般以器官自身的长轴为标准,与器官长轴平行的切面称为纵切面,与长轴垂直的切面称为横切面。

五、常用组织学技术简介

组织学技术种类繁多,包括光镜技术、电镜技术、组织化学技术、细胞培养术等,所用仪器、设备较多而精密,技术原理往往涉及物理、化学、免疫学等学科知识。本书只介绍光镜技术中常用的石蜡切片技术和 HE 染色法。

（一）石蜡切片技术

石蜡切片技术是经典的、最常用的技术,目的是把组织标本切成薄片,以利于在光学显微镜下观察。基本程序如下。

1. 取材和固定　从机体取新鲜的组织块(一般不超过 1.0 cm),用蛋白质凝固剂(常用甲醛)固定。

2. 脱水和包埋　用乙醇浸泡脱水,再用二甲苯脱乙醇(因乙醇不溶于石蜡);用石蜡液浸泡组织(包埋),让石蜡液浸入组织,冷却后组织便具有了石蜡的硬度。

3. 切片和染色　用切片机把包有组织的石蜡块切成薄片,厚度为 5～10 μm,将其贴在载玻片上,然后脱蜡、染色(常用 HE 染色法)。

4. 封片　用盖玻片密封。

（二）HE 染色法

HE 染色法是苏木精-伊红染色法的简称,最常用,目的是通过染色,提高组织成分在光学显微镜下观察时的色觉反差,以便分辨出不同的成分。基本原理为:苏木精为碱性染料,可使细胞内的某些成分染成紫蓝色,如细胞核内的染色质、细胞质内的核糖体等,组织成分易于被碱性染料着色的性质称为嗜碱性;伊红为酸性染料,可使细胞内的某些成分染成红色,如细胞质、基质等,组织成分易于被酸性染料着色的性质称为嗜酸性。

(闫天杰)

 思考与练习

一、名词解释

解剖学、组织学、胚胎学、组织、器官、解剖学姿势。

二、简答题

1. 简述人体的组成和分部。

2. 构成人体的九大系统有哪些?

3. 解剖学有哪些常用的方位和术语?

三、单项选择题

1. 将人体分为左、右两部分的切面为(　　)。

A. 水平面　　　　　B. 冠状面　　　　　C. 矢状面　　　　　D. 正中矢状面

2. 四肢近躯干者为(　　)。

A. 内侧　　　　　B. 外侧　　　　　C. 近侧　　　　　D. 远侧

第一篇

系统解剖学

XITONGJIEPOUXUE

第一章　运动系统

学习目标

掌握：骨的构造；关节的基本结构；翼点及其意义；鼻窦的开口位置；胸骨角；肩关节、肘关节、髋关节、膝关节的组成和特点；肌的构造；胸锁乳突肌、斜方肌、背阔肌、肱二头肌、股四头肌、缝匠肌的位置和形态；膈的位置、形态和作用。

熟悉：颅骨的整体观；肩胛骨、肱骨、尺骨、桡骨、髋骨、股骨、胫骨、腓骨的结构；躯干肌的组成。

了解：骨的分类；关节的辅助结构；手骨和足骨的组成；肌的分类和起止点；胸肌的组成；上肢肌、下肢肌的分部、分群。

运动系统由骨、骨连结和骨骼肌组成，全身各骨借骨连结形成骨骼，构成人体的基本形态，具有支持、保护和运动功能。在运动过程中，骨起着杠杆作用，骨连结为运动的枢纽，骨骼肌为运动的动力器官（图1-1）。

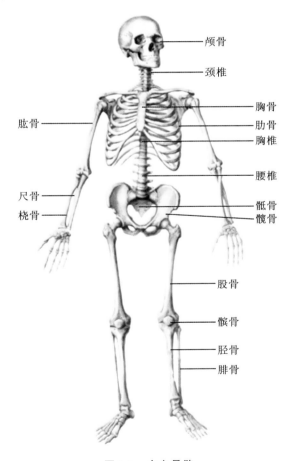

肱骨
尺骨
桡骨

颅骨
颈椎
胸骨
肋骨
胸椎
腰椎
骶骨
髋骨
股骨
髌骨
胫骨
腓骨

图 1-1　全身骨骼

第一节　骨和骨连结概述

成人共有 206 块骨，每块骨都是一个器官，具有一定的形态和功能，骨能不断地进行新陈代谢和生长发育，并有修复、再生和重塑的能力。

一、骨的分类

按形态骨可分为长骨、短骨、扁骨和不规则骨四类。

1. 长骨 长骨呈长管状,分一体两端,两端膨大称为骺;体又称骨干,内有空腔,称为骨髓腔,容纳骨髓。长骨多分布于四肢,如肱骨、股骨。

2. 短骨 短骨呈短柱状或立方体,多成群分布于连结牢固且较灵活的部位,如腕骨和跗骨。

3. 扁骨 扁骨呈板状,主要参与构成颅腔、胸腔或盆腔的壁,起保护作用,如颅盖骨和肋骨。

4. 不规则骨 不规则骨形状不规则,主要分布于躯干、颅底和面部,如椎骨、上颌骨。

在手、足某些肌腱内发生的扁圆形小骨,称为籽骨。运动时,籽骨既可改变力的方向,又可减少摩擦。

二、骨的构造

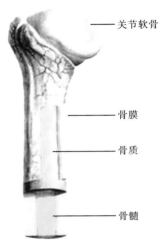

图 1-2 骨的构造

关节软骨
骨膜
骨质
骨髓

骨由骨质、骨膜和骨髓三部分构成(图 1-2)。

1. 骨质 骨质分为骨密质和骨松质。骨密质分布于骨的表面,由紧密排列的骨板构成,质地致密,耐压性强;骨松质呈海绵状,由相互交织的骨小梁排列而成,分布于短骨和长骨的两端。颅盖骨表层为骨密质,分别称为外板和内板,内外板之间为骨松质,称为板障。

2. 骨膜 骨膜覆盖在除关节面之外的骨表面。骨膜含有丰富的血管和神经,对骨的营养和感觉起着重要作用。骨膜内还含有成骨细胞和破骨细胞,具有生长和修复功能。

3. 骨髓 骨髓充填于骨髓腔和骨松质间隙内,分为红骨髓和黄骨髓两种。胎儿和幼儿的骨髓有造血功能,内含不同发育阶段的红细胞,呈红色,称为红骨髓。5 岁以后,长骨骨干内的红骨髓逐渐被脂肪组织代替,呈黄色,称为黄骨髓。黄骨髓已失去造血能力但有造血潜能。

 知识链接

在椎骨、髋骨、肋骨、胸骨及长骨两端的骨松质内终生都是红骨髓。临床上常选用髋骨的髂前上棘、髂后上棘或胸骨进行骨髓穿刺,取红骨髓进行检查。

三、骨的化学成分和物理性质

骨的化学成分包括有机质和无机质。有机质使骨具有一定的弹性和韧性,无机质使骨具有硬度和脆性。不同年龄阶段的人,骨的有机质和无机质比例不同。随着年龄增加,有机质逐渐减少,无机质逐渐增多。成年人的骨两者比例最为合适,因而骨既具有很大硬度,又具有一定的弹性和韧性;幼儿时期骨的有机质较多,无机质较少,故在外力作用下易发生变形,不易骨折;老年人的骨相反,骨的脆性较大,易发生骨折。

四、骨连结

骨与骨之间的连接装置称为骨连结。根据连结的方式不同,可分为直接连结和间接连结。

(一) 直接连结

骨与骨之间借纤维结缔组织、软骨或骨直接连结,骨与骨之间没有间隙,不活动或少许活动。

1. 纤维连结 两骨之间以纤维结缔组织相连结。如椎骨棘突之间的棘间韧带、颅的矢状缝等。

2. 软骨连结 两骨之间借软骨相连结,如椎体之间的椎间盘等。

3. 骨性结合 两骨之间以骨组织连结,常由纤维连结或软骨连结骨化而成,如髂骨、耻骨、坐骨之间在髋臼处的骨性结合等。

(二)间接连结

间接连结又称为关节或滑膜关节,是骨连结的主要形式。关节周围借结缔组织相连结,相对骨面之间有一定间隙,因而具有较大的活动性(图1-3)。

1. 关节的基本结构

(1)关节面:组成关节的各骨的相对面,关节面上被覆有关节软骨,起减少关节面的摩擦、缓冲震荡和冲击的作用。

(2)关节囊:由纤维结缔组织膜构成的囊,可分为内外两层。外层为纤维膜,厚而坚韧,由致密结缔组织构成,是关节的主要连接装置;内层为滑膜,富含血管网,能产生和吸收滑液,滑液有润滑和营养的作用。

(3)关节腔:关节囊滑膜层和关节面共同围成的密闭腔隙,内含有少量滑液,起减少摩擦的作用。关节腔内呈负压,对维持关节的稳固有一定作用。

2. 关节的辅助结构

(1)韧带:连于相邻两骨之间的致密结缔组织纤维束或膜,具有稳固关节或限制其过度运动的作用。

(2)关节盘:位于关节面之间的纤维软骨板。关节盘使相对的两关节面互相适应,增加关节的稳固性和灵活性。

(3)关节唇:附着于关节窝周缘的纤维软骨环,可加深关节窝,增大关节面,增加关节的稳固性。

3. 关节的运动

(1)屈和伸:关节沿冠状轴进行的运动。运动时两骨之间的角度变小,称为屈;角度增大,称为伸。

(2)收和展:关节沿矢状轴进行的运动。运动时骨向正中矢状面靠拢,称为收;远离正中矢状面,称为展。

(3)旋转:关节沿垂直轴进行的运动。骨的前面转向内侧,称为旋内,反之称为旋外。在前臂将手背转向前方的运动,称为旋前,反之称为旋后。

(4)环转:骨的近端在原位转动,远端做圆周运动。环转运动实际上是屈、展、伸、收依次结合的连贯性动作。

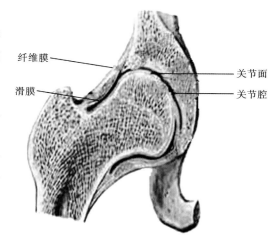

图 1-3　关节基本结构

纤维膜　关节面　滑膜　关节腔

第二节　颅骨及其连结

一、颅骨

颅骨共23块(不包括6块听小骨),分为脑颅骨和面颅骨,除下颌骨和舌骨以外,其他的颅骨借缝或软骨牢固连结(图1-4、图1-5)。

(一)脑颅骨

脑颅骨共8块。脑颅骨包括成对的颞骨和顶骨,以及不成对的额骨、筛骨、蝶骨和枕骨。

(二)面颅骨

面颅骨共15块,包括成对的上颌骨、腭骨、颧骨、鼻骨、泪骨及下鼻甲,以及不成对的犁骨、下颌骨和舌骨。

下颌骨分为一体两支。下颌体为弓状骨板,上缘构成牙槽弓,有容纳下颌牙的牙槽。体前外侧面有颏孔;下颌支为方形骨板,末端有两个突起,前方的称为冠突,后方的称为髁突。髁突上端的膨大为下颌

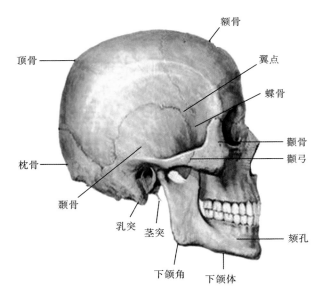

图 1-4　颅的侧面观

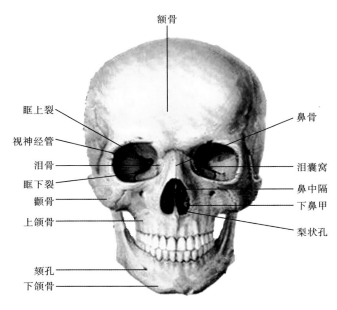

图 1-5　颅的前面观

头,头下方较细处为下颌颈。下颌支内面中央有下颌孔。下颌支后缘与下颌底相交处,称为下颌角(图 1-6)。

（三）颅的整体观

1. 颅的顶面观　颅的顶面呈卵圆形,光滑隆凸。额骨与两侧顶骨之间的连结构成冠状缝,两侧顶骨之间为矢状缝,两侧顶骨与枕骨之间为人字缝。

2. 颅底内面观　颅底内面分为颅前窝、颅中窝和颅后窝(图 1-7)。

（1）颅前窝:中央低凹处为筛板,筛板上有筛孔通鼻腔,筛板中线上的突起称为鸡冠。

（2）颅中窝:中央隆起为蝶骨体,上面的凹陷为垂体窝,窝前外侧有视神经管,管前外侧为眶上裂。蝶骨体两侧,由前内向后外,依次有圆孔、卵圆孔和棘孔。颅中窝与颅后窝之间的隆起称为颞骨岩部。颞骨岩部尖与蝶骨体之间有破裂孔,孔的后外侧壁有颈动脉管内口。

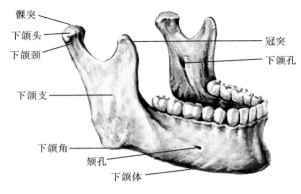

图 1-6　下颌骨

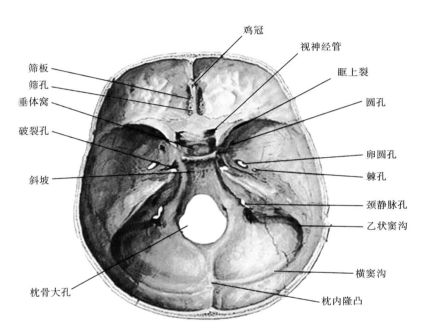

图 1-7　颅底内面

（3）颅后窝：中央有枕骨大孔,孔的前外缘有舌下神经管内口,孔后上方的隆起称为枕内隆凸。枕内隆凸两侧为横窦沟,横窦沟向前下内走行,改称乙状窦沟,末端终于颈静脉孔。颞骨岩部后面有内耳门,通内耳道。

3.颅底外面观　前面正中为骨腭,由腭骨和上颌骨的延伸部分构成。鼻后孔后方中央可见枕骨大孔,孔的后上方有枕外隆凸,前外侧有隆起的椭圆形关节面,称为枕髁。枕髁外侧有颈静脉孔,颈静脉孔的后外侧,有细长的茎突,茎突根部后外侧有茎乳孔。颧弓根部后方有下颌窝,窝前方的横行隆起,称为关节结节(图 1-8)。

颅底的沟、管、孔、裂,分别有相应的血管、神经通过。

4.颅侧面观　颅侧面中部有外耳门,后方为乳突,前方是颧弓。颧弓将颅侧面分为上方的颞窝和下方的颞下窝。颞窝前下部,额骨、顶骨、颞骨、蝶骨会合处呈"H"形的缝,此处最为薄弱,称为翼点,翼点内面有脑膜中动脉前支通过(图 1-4)。

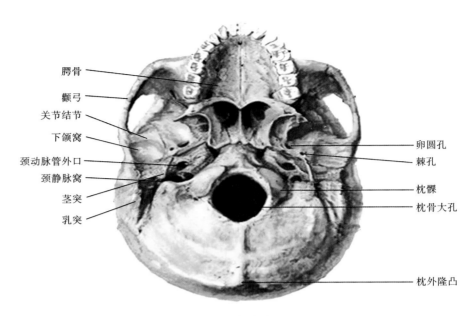

图 1-8　颅底外面

知识链接

　　翼点处骨质薄弱,易发生骨折,翼点内面有脑膜中动脉前支经过,骨折时易损伤该血管而引起颅内出血。

　　5.颅前面观　颅的前面分为眶、骨性鼻腔和骨性口腔(图 1-5)。

　　(1)眶:为底朝前外、尖向后内的一对四棱锥形腔隙,容纳眼球及附属结构。眶口略呈四边形,眶尖指向后内,尖端有一圆形的视神经管,借此管眶向后通颅中窝。

　　(2)骨性鼻腔:其前方开口称为梨状孔,后方开口称为鼻后孔,通鼻咽。由犁骨和筛骨垂直板构成的骨性鼻中隔,将其分为左右两半。鼻腔外侧壁由上而下有三个向下弯曲的骨片,分别称为上鼻甲、中鼻甲和下鼻甲,每个鼻甲下方为相应的鼻道,分别称为上鼻道、中鼻道和下鼻道。上鼻甲后上方与蝶骨之间的间隙,称为蝶筛隐窝(图 1-9)。

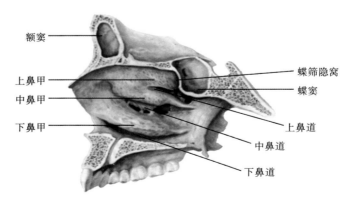

图 1-9　鼻腔外侧壁

　　(3)鼻旁窦:上颌骨、额骨、蝶骨及筛骨内的含气腔隙,均开口于鼻腔。额窦开口于中鼻道;筛窦分前、中、后三群,前、中群开口于中鼻道,后群开口于上鼻道;蝶窦开口于蝶筛隐窝;上颌窦最大,开口于中鼻道,且窦口高于窦底,直立位时分泌物不易流出。

（四）新生儿颅的特征及生后的变化

新生儿脑颅骨比面颅骨大。新生儿颅顶各骨尚未完全发育,各骨之间有较宽的间隙,由纤维组织膜封闭,称为颅囟。前囟最大,呈菱形,位于矢状缝与冠状缝相接处,于1～2岁时闭合。后囟呈三角形,位于矢状缝与人字缝会合处,出生后不久闭合。

二、颅骨的连结

颅骨的连结分直接连结和间接连结两种,以直接连结为主。

（一）颅骨的直接连结

大部分颅骨之间借缝、软骨和骨相连结,彼此之间结合较为牢固。

（二）颅骨的关节

颞下颌关节为颅骨唯一的关节,又称为下颌关节,由下颌骨的下颌头与颞骨的下颌窝和关节结节构成。关节囊松弛,囊外有外侧韧带加强。关节腔内有纤维软骨构成的关节盘,关节囊的前端较薄弱,下颌关节易向前脱位。颞下颌关节属于联动关节,两侧必须同时运动,下颌骨可作上提、下降、前进、后退和侧方运动(图1-10)。

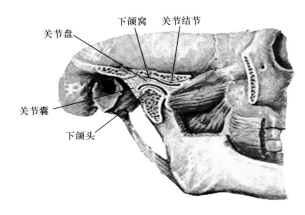

图1-10 颞下颌关节

三、颅骨的骨性标志

颅骨重要的骨性标志有枕外隆凸、乳突、下颌角、颧弓、眶上缘及眶下缘等。

第三节 躯干骨及其连结

一、躯干骨

躯干骨包括24块椎骨、1块骶骨、1块尾骨、1块胸骨和12对肋,它们分别参与脊柱、骨性胸廓和骨盆的构成。

（一）椎骨

椎骨包括颈椎7块、胸椎12块、腰椎5块、骶椎5块、尾椎3或4块。成年后,骶椎融合成骶骨,尾椎融合成尾骨。

1. 椎骨的一般形态 椎骨由椎体和椎弓组成。椎体与椎弓共同围成椎孔,各椎孔贯通,构成椎管。椎弓连接椎体的缩窄部分,称为椎弓根,根的上下缘各有一切迹,分别为椎上切迹和椎下切迹,相邻椎骨的椎上、下切迹共同围成椎间孔。椎弓发出7个突起,即棘突1个,伸向后方或后下方;横突1对,伸向两侧;关节突2对,分别向上、下方突起,即上关节突和下关节突(图1-11)。

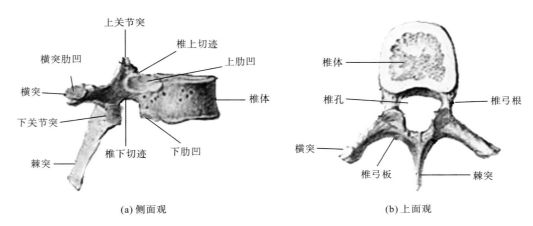

(a) 侧面观   (b) 上面观

图 1-11 椎骨的一般形态

2. 各部椎骨的主要特征

（1）颈椎：椎体较小，横断面呈椭圆形。颈椎椎孔较大，呈三角形。横突有孔，称为横突孔。第 2～6 颈椎的棘突较短，末端分叉（图 1-12）。

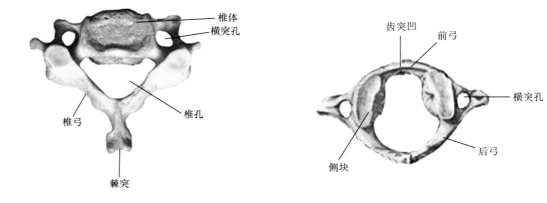

图 1-12 颈椎   图 1-13 寰椎

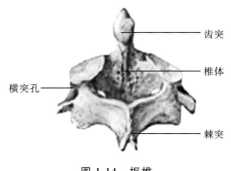

图 1-14 枢椎

第 1 颈椎又称寰椎（图 1-13），呈环状，无椎体、棘突和关节突，由前弓、后弓及侧块组成。前弓后面正中有齿突凹，与枢椎的齿突相关节。侧块上面各有一椭圆形关节面，与枕髁相关节；第 2 颈椎又称枢椎（图 1-14），特点是椎体向上伸出齿突，与寰椎齿突凹相关节；第 7 颈椎又称隆椎，棘突特长，末端不分叉，活体易于触及，常作为计数椎骨序数的标志。

（2）胸椎：椎体从上向下逐渐增大，横断面呈心形，其两侧面上下缘分别有上下肋凹，横突末端前面有横突肋凹。棘突较长，向后下方倾斜，呈叠瓦状排列。

（3）腰椎：椎体粗壮，横断面呈肾形。椎孔呈卵圆形或三角形。棘突宽而短，呈板状，水平伸向后方。各棘突间的间隙较宽，临床上可于此作腰椎穿刺术。

（4）骶骨：由 5 块骶椎融合而成，呈三角形。底在上，其前缘中部向前隆凸，称为岬；尖向下；前面凹陷，有 4 对骶前孔；后面隆凸，正中线上有骶正中嵴，嵴外侧有 4 对骶后孔。骶前、后孔均与骶管相通。骶管由骶椎的椎孔融合而成，下端的裂孔称为骶管裂孔，裂孔两侧有向下突出的骶角，骶管麻醉常以骶角作为标志。骶骨外侧有耳状面（图 1-15）。

（5）尾骨：由 3 或 4 块退化的尾椎融合而成。尾骨上接骶骨，下端游离。

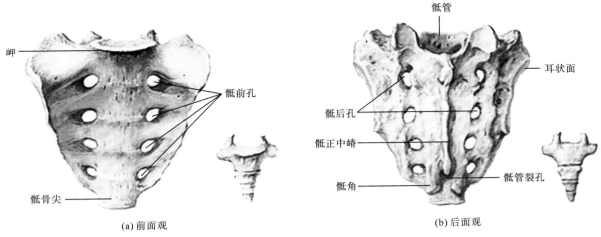

图 1-15 骶骨和尾骨

（a）前面观　　（b）后面观

岬　骶前孔　骶骨尖

骶管　耳状面　骶后孔　骶正中嵴　骶角　骶管裂孔

（二）胸骨

胸骨位于胸前壁正中，可分柄、体和剑突三部分。胸骨柄上宽下窄，上缘中部凹陷为颈静脉切迹，两侧有锁切迹与锁骨相连结。柄与体连接处微向前突，称为胸骨角，可在体表扪及，两侧与第 2 肋软骨相连接，是临床计数肋的重要标志。胸骨体呈长方形，外侧缘接第 2～7 肋软骨。剑突薄而细长，下端游离（图 1-16）。

（三）肋

肋由肋骨和肋软骨组成，共 12 对。第 1～7 肋前端与胸骨相连，其中第 4～7 肋是肋骨易骨折处，第 8～10 对肋前端依次与上位肋软骨相连形成肋弓，第 11～12 对肋前端游离，称为浮肋。

肋骨属于扁骨，分为体和前后两端。后端膨大，称为肋头，肋头外侧稍细，称为肋颈。颈后外侧的粗糙突起，称为肋结节。肋体长而扁，内面近下缘处有肋沟，肋沟内有肋间神经和血管走行（图 1-17）。

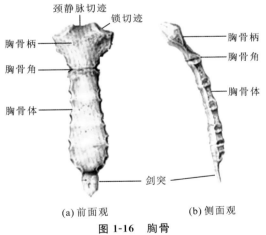

图 1-16 胸骨

颈静脉切迹　锁切迹　胸骨柄　胸骨角　胸骨体　胸骨角　胸骨柄　胸骨体　剑突

（a）前面观　（b）侧面观

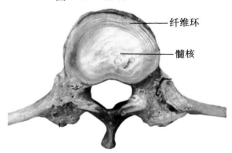

图 1-17 肋骨

肋结节　肋头　肋体　肋颈　肋沟　肋结节　肋颈　肋头

（a）　　（b）

二、脊柱

脊柱由 24 块椎骨、1 块骶骨和 1 块尾骨连结而成。

（一）椎骨间的连结

1. 椎体间的连结　椎体间借椎间盘及前后纵韧带相连结。

（1）椎间盘：连结相邻两个椎体的纤维软骨盘。中央部为髓核，是柔软而富有弹性的胶状物质；周围部为纤维环，由多层纤维软骨环同心圆排列组成，保护髓核并限制髓核向周围膨出。椎间盘具有"弹性垫"样作用，可缓冲外力对脊柱的震动，也可增加脊柱的运动幅度（图 1-18）。

纤维环　髓核

图 1-18 椎间盘

知识链接

　　脊柱外伤或慢性劳损会导致纤维环破裂,髓核容易向后外侧脱出,突入椎管或椎间孔,压迫脊髓或脊神经根,临床上称为椎间盘脱出症。因腰部负重及活动度最大,故椎间盘脱出多发生在腰部。

　　(2)前纵韧带:起自枕骨大孔前缘,下达第1或第2骶椎椎体,附着于椎体和椎间盘前面,宽而坚韧。有防止脊柱过度后伸和椎间盘向前脱出的作用(图1-19)。

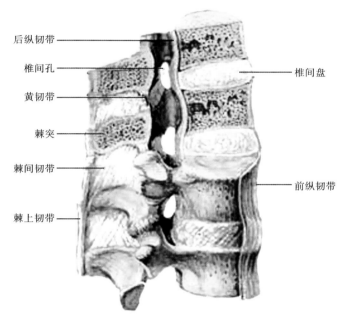

后纵韧带——
椎间孔——
黄韧带——
棘突——
棘间韧带——
棘上韧带——
——椎间盘
——前纵韧带

图 1-19　椎骨间的连结

　　(3)后纵韧带:位于椎管内、椎体和椎间盘的后面,窄而坚韧。后纵韧带起自枢椎,下达骶骨,有限制脊柱过度前屈的作用。

2. 椎弓间的连结

　　(1)黄韧带:位于椎管内,为连结相邻两椎弓板间的韧带。黄韧带协助围成椎管,并有限制脊柱过度前屈的作用。

　　(2)棘间韧带:为连结相邻棘突间的薄层纤维,向前与黄韧带、向后与棘上韧带相移行。

　　(3)棘上韧带:连结棘突末端的纵行韧带,有限制脊柱前屈的作用。棘上韧带在颈部扩展为项韧带。

　　(4)关节突关节:由相邻椎骨的上、下关节突的关节面构成,只能做轻微滑动。

知识链接

　　临床上,腰椎穿刺一般选择在第3、4腰椎之间进行,依次经过的结构有皮肤、皮下组织、棘上韧带、棘间韧带、黄韧带。

（二）脊柱的整体观及其功能

1. 脊柱的整体观

（1）脊柱前面观：椎体自上而下逐渐加宽,到第2骶椎为最宽,骶骨耳状面以下,体积逐渐缩小。

（2）脊柱后面观：可见所有椎骨棘突连贯形成纵嵴,位于背部正中线上。颈椎棘突短而分叉,近水平位。胸椎棘突细长,斜向后下方,呈叠瓦状排列。腰椎棘突呈板状,水平伸向后方。

（3）脊柱侧面观：成人脊柱有颈、胸、腰、骶四个生理性弯曲。其中,颈曲和腰曲凸向前,胸曲和骶曲凸向后。脊柱的生理性弯曲增大了脊柱的弹性,可减轻震荡,同时也有利于维持人体重心的平衡(图1-20)。

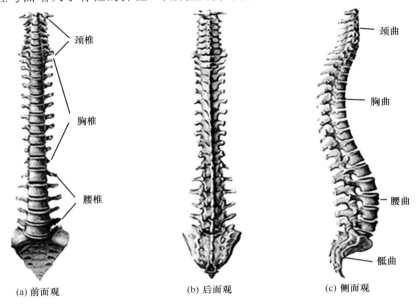

(a) 前面观　　　　　(b) 后面观　　　　　(c) 侧面观

图 1-20　脊柱的整体观

2. 脊柱的功能　脊柱主要起支持躯干和保护器官的作用,并可做屈、伸、侧屈、旋转和环转运动。

三、胸廓

胸廓由12块胸椎、12对肋、1块胸骨连结而成(图1-21)。成人胸廓上窄下宽,前后扁平,近似圆锥

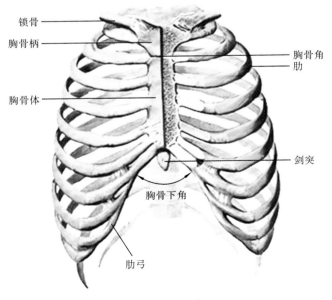

图 1-21　胸廓

形,容纳胸腔器官。胸廓上口较小,由胸骨柄上缘、第1肋和第1胸椎椎体围成。胸廓下口宽而不整,由第12胸椎、第12肋及第11肋前端、肋弓和剑突围成。两侧肋弓在中线构成向下开放的胸骨下角。相邻两肋之间称为肋间隙。胸廓除有保护和支持功能外,主要参与呼吸运动。

知识链接

  临床上心搏骤停时应及时采取的正确有效的复苏措施之一是胸外按压,按压部位在胸骨中下1/3交界处的正中线上或剑突上2.5～5 cm处,若过度用力常出现多发肋骨骨折的并发症。肋骨骨折多发生在第4～7肋。

四、躯干骨的骨性标志

躯干骨的骨性标志主要有第7颈椎棘突、颈静脉切迹、胸骨角、肋弓和骶角等。

第四节　四肢骨及其连结

一、上肢骨及其连结

(一)上肢骨

1. 锁骨　锁骨呈"～"形弯曲,位于胸廓前上方。内侧端粗大,为胸骨端。外侧端扁平,为肩峰端。内侧2/3凸向前;外侧1/3凸向后,两者交界处较薄弱,骨折多发生在此处(图1-22)。

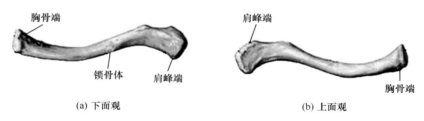

(a) 下面观　　　　　　　　　　　　　(b) 上面观

图1-22　锁骨

  2. 肩胛骨　肩胛骨为三角形扁骨,位于胸廓后外面,可分为二面、三缘和三角。前面为一个大的浅窝,称为肩胛下窝。后面有一横嵴,称为肩胛冈,冈上方、冈下方的浅窝,分别称为冈上窝和冈下窝。肩胛冈向外侧的延伸称为肩峰。上缘短而薄,外侧有向前的指状突起称为喙突。内侧缘薄而锐利,外侧缘肥厚。上角平对第2肋,下角平对第7肋,为计数肋的标志。外侧角最肥厚,朝向外侧的浅窝,称为关节盂(图1-23)。

  3. 肱骨　肱骨分一体及上下两端。上端,有半球形的肱骨头。肱骨头的外侧和前方分别有隆起的大结节和小结节。两结节间有一纵沟,称为结节间沟。上端与体交界处稍细,称为外科颈,较易发生骨折;肱骨体,中部外侧面有粗糙的三角肌粗隆,后面有一自内上斜向外下的浅沟,称为桡神经沟;下端,有半球状的肱骨小头,其内侧有滑车状的肱骨滑车。滑车前面上方有一窝,称为冠突窝;滑车后面上方有一窝,称为鹰嘴窝。肱骨下端内外各有一突起,分别称为内上髁和外上髁。内上髁后方有一浅沟,称为尺神经沟(图1-24)。

  4. 尺骨　尺骨位于前臂内侧,分一体两端。上端粗大,前面有一半月形深凹,称为滑车切迹。切迹后上方的突起称为鹰嘴,前下方的突起称为冠突。冠突外侧面有桡切迹;冠突下方的粗糙隆起,称为尺骨粗隆。尺骨下端为尺骨头,头后内侧的突起,称为尺骨茎突(图1-25)。

  5. 桡骨　桡骨位于前臂外侧,分一体两端。上端为桡骨头,头上面有关节凹,周围有环状关节面;头下方略细,称为桡骨颈。颈的内下方有一突起称为桡骨粗隆。下端较宽大,外侧向下突出,称为桡骨茎

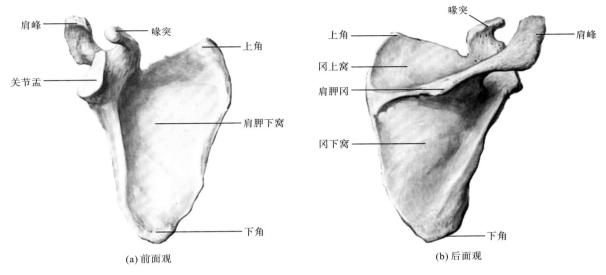

肩峰　　喙突　　上角
关节盂
肩胛下窝
下角
(a) 前面观

喙突
上角　　肩峰
冈上窝
肩胛冈
冈下窝
下角
(b) 后面观

图 1-23　肩胛骨

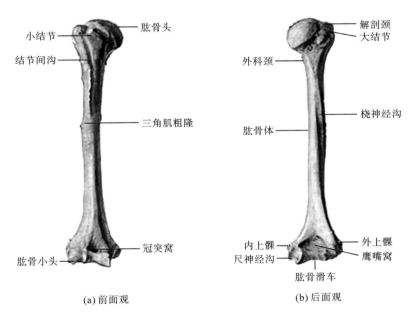

小结节　　肱骨头
结节间沟
三角肌粗隆
肱骨小头　　冠突窝
(a) 前面观

解剖颈
大结节
外科颈
桡神经沟
肱骨体
内上髁　　外上髁
尺神经沟　　鹰嘴窝
肱骨滑车
(b) 后面观

图 1-24　肱骨

突。下端内面有关节面,称为尺切迹(图 1-25)。

6. 手骨　手骨包括腕骨、掌骨和指骨(图1-26)。

(1)腕骨:为短骨,共 8 块,排成近远二列。由桡侧向尺侧,近侧列为舟骨、月骨、三角骨和豌豆骨,远侧列为大多角骨、小多角骨、头状骨和钩骨。

(2)掌骨:为长骨,共 5 块。由桡侧向尺侧,依次为第 1~5 掌骨。掌骨近端为底,远端为头,中间部为体。

(3)指骨:为长骨,共 14 块。拇指有 2 节,其余各指为 3 节,分别为近节指骨、中节指骨和远节指骨。每节指骨的近端为底,远端为头,中间部为体。

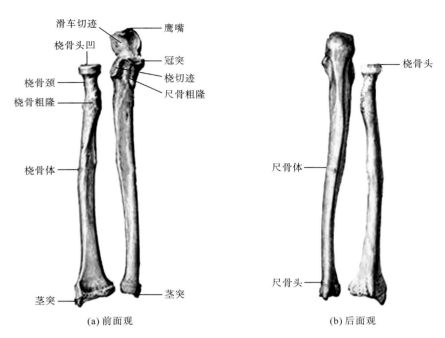

(a) 前面观　　　　　　　　　　(b) 后面观

图 1-25　尺骨和桡骨

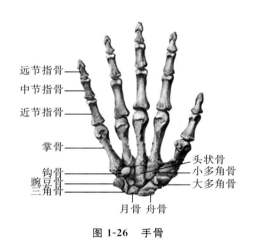

图 1-26　手骨

(二) 上肢骨的主要连结

1. 肩关节　肩关节由肱骨头与肩胛骨关节盂构成。肱骨头大,关节盂浅而小,关节囊薄而松弛,关节盂的周缘有盂唇加深关节窝,肱二头肌长头腱通过肩关节囊。关节囊下壁最为薄弱,故肩关节脱位时,肱骨头常从前下方滑出。

肩关节为全身最灵活的关节,可做屈、伸、收、展、旋内、旋外及环转运动(图 1-27)。

2. 肘关节　肘关节由肱骨下端与尺骨、桡骨上端构成,包括三个关节(图 1-28)。

(1) 肱尺关节:由肱骨滑车和尺骨滑车切迹构成。

(2) 肱桡关节:由肱骨小头和桡骨头的关节凹构成。

(3) 桡尺近侧关节:由桡骨头环状关节面和尺骨桡切迹构成。

三个关节包在一个关节囊内,囊的后壁最薄弱。桡骨环状韧带位于桡骨环状关节面的周围,防止桡骨头脱出。肘关节可做屈、伸运动。

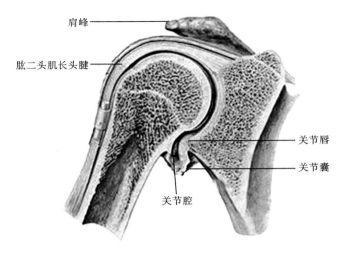

图 1-27　肩关节

肩峰
肱二头肌长头腱
关节唇
关节囊
关节腔

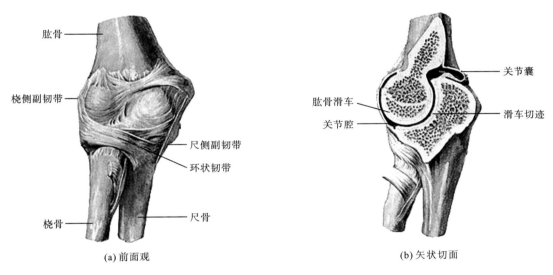

肱骨
桡侧副韧带
尺侧副韧带
环状韧带
桡骨
尺骨
(a) 前面观

关节囊
肱骨滑车
滑车切迹
关节腔
(b) 矢状切面

图 1-28　肘关节

知识链接

　　在正常情况下，当肘关节伸直时，肱骨的内上髁、外上髁和尺骨鹰嘴三点在一条直线上；当屈肘时，三点连成等腰三角形。肘关节脱位时，三点位置关系发生改变。

　　3. 手关节　手关节包括桡腕关节、腕骨间关节、腕掌关节、掌骨间关节、掌指关节和指骨间关节（图1-29）。桡腕关节又称腕关节，由手舟骨、月骨、三角骨和桡骨下端及尺骨头下方的关节盘构成。桡腕关节可做屈、伸、展、收及环转运动。

二、下肢骨及其连结

（一）下肢骨

　　1. 髋骨　髋骨属于不规则骨。髋骨朝向下外的深窝，称为髋臼；下部有一大孔，称为闭孔。髋骨由髂

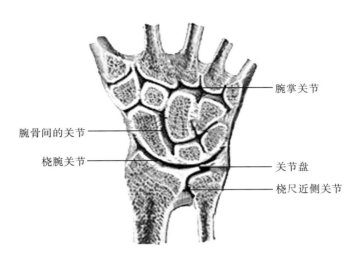

图 1-29 手关节

骨、耻骨和坐骨组成,三骨会合于髋臼,16 岁左右完全融合(图 1-30)。

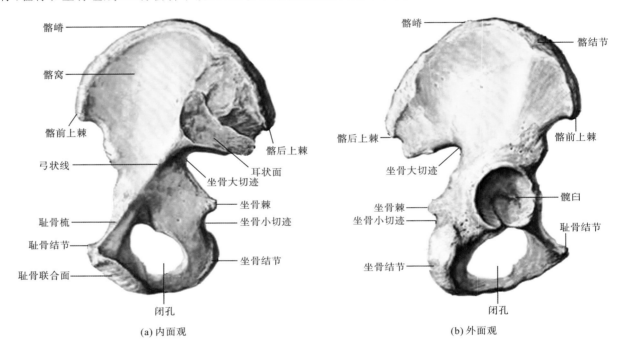

(a) 内面观　　　　　　　　　　　　　　　　　　　(b) 外面观

图 1-30 髋骨

(1) 髂骨:构成髋骨上部,分为肥厚的髂骨体和扁阔的髂骨翼。翼上缘肥厚,形成弓形的髂嵴。两侧髂嵴最高点的连线平对第 4 腰椎棘突。髂嵴前端为髂前上棘,后端为髂后上棘。髂前上棘后方 5～7 cm 处,髂嵴向外突起,称为髂结节。髂骨翼内面的浅窝,称为髂窝。髂窝下界有圆钝骨嵴,称为弓状线。髂骨翼后下方粗糙的耳状关节面,称为耳状面。

(2) 坐骨:构成髋骨后下部,分为坐骨体和坐骨支。坐骨体后缘有尖锐突起,称为坐骨棘。棘上下的凹陷分别称为坐骨大切迹、坐骨小切迹。坐骨体下部向前上延伸为较细的坐骨支,与耻骨下支结合。坐骨体与坐骨支移行处后部有粗糙的隆起,称为坐骨结节。

(3) 耻骨:构成髋骨前下部,分为体和上下两支。耻骨上支上面有一条锐嵴,称为耻骨梳,向前终于耻骨结节。耻骨上下支相互移行处内侧的椭圆形粗糙面,称为耻骨联合面。

2. 股骨 股骨是人体最长的长骨,分为一体两端。股骨上端有朝向内上方的股骨头,头中央有股骨头凹。头外下方的狭细部,称为股骨颈。颈与体连接处上外侧的隆起,称为大转子,下内侧的隆起,称为

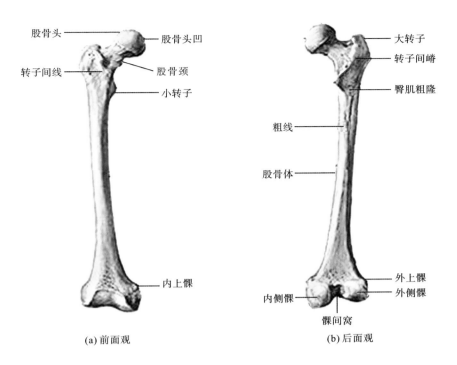

图 1-31 股骨

小转子。股骨体略弓向前,后面有粗糙的臀肌粗隆。股骨下端有两个突出的膨大,称为内侧髁和外侧髁,两髁之间的深窝,称为髁间窝。两髁侧面的最突起处,分别称为内上髁和外上髁(图 1-31)。

3. 髌骨 髌骨是人体最大的籽骨,位于股四头肌腱内,上宽下尖,前面粗糙,后面光滑。

4. 胫骨 胫骨位于小腿内侧部,是粗大的长骨。上端膨大,向两侧突出,形成内侧髁和外侧髁,两者之间的粗糙隆起,称为髁间隆起。胫骨体呈三棱柱形,较锐的前缘和平滑的内侧面直接位于皮下,易发生骨折。胫骨体前面的隆起为胫骨粗隆。胫骨下端稍膨大,其内下方有一突起,称为内踝(图 1-32)。

5. 腓骨 腓骨位于胫骨外后方,为细长的长骨。上端稍膨大,称为腓骨头。下端膨大,形成外踝。

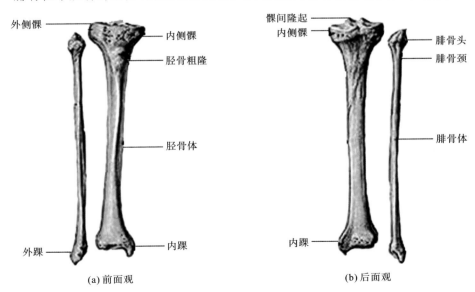

图 1-32 胫骨和腓骨

6. 足骨 足骨包括跗骨、距骨和趾骨(图 1-33)。

(1)跗骨:共 7 块,属于短骨。分前、中、后三列。后列包括上方的距骨和下方的跟骨;中列为位于距

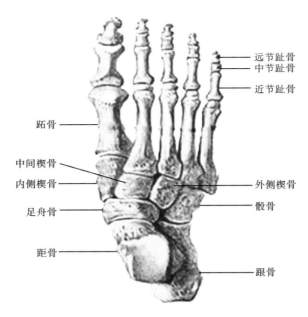

图 1-33　足骨

骨前方的足舟骨;前列为内侧楔骨、中间楔骨、外侧楔骨及骰骨。

(2) 跖骨:共 5 块,属于长骨,由内侧向外侧依次为第 1~5 跖骨。跖骨近端为底,中间为体,远端称为头。第 5 跖骨底外侧膨大,向后突出,称为第 5 跖骨粗隆。

(3) 趾骨:共 14 块,属于长骨,形态和命名与指骨相同。

(二) 下肢骨的连结

1. 骶髂关节　骶髂关节由骶骨和髂骨的耳状面构成。骶髂关节具有相当大的稳固性,以适应支持体重的功能。

2. 耻骨联合　耻骨联合由两侧耻骨联合面借纤维软骨连结构成。耻骨联合的活动甚微,但在分娩过程中,两侧耻骨联合面裂隙增宽,以增大骨盆的径线。

3. 骨盆　骨盆由左右髋骨和骶骨、尾骨连结构成。由骶骨岬向两侧,经弓状线、耻骨梳、耻骨结节至耻骨联合上缘构成的环形结构,称为界线。骨盆由界线分为上方的大骨盆和下方的小骨盆。两侧坐骨支与耻骨下支连成耻骨弓,两侧耻骨弓之间的夹角,称为耻骨下角。骨盆上下口之间为骨盆腔。骨盆位于躯干骨与自由下肢骨之间,起传递重力和支持、保护盆腔器官的作用(图 1-34)。

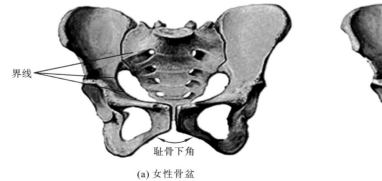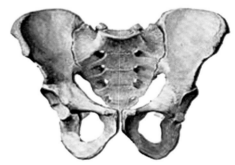

(a) 女性骨盆　　　　(b) 男性骨盆

图 1-34　骨盆

男女骨盆的差别较为显著。女性骨盆外形短而宽,骨盆上口近似圆形,较宽大,骨盆下口和耻骨下角较大,女性耻骨下角可达 $90°\sim100°$,男性则为 $70°\sim75°$。

4. 髋关节 髋关节由髋臼和股骨头构成。关节囊肥厚,周围韧带发达。髋关节囊的后下部相对较薄弱,脱位时,股骨头易向后下方脱出。关节囊在后面包被股骨颈的内侧 2/3,使股骨颈骨折有囊内骨折和囊外骨折之分(图 1-35)。髋关节可做屈、伸、展、收、旋内、旋外及环转运动,运动幅度远不及肩关节,但具有较大的稳固性,以适应承重和行走的功能。

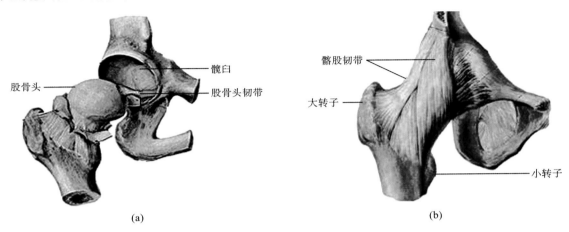

股骨头
髋臼
股骨头韧带
(a)

髂股韧带
大转子
小转子
(b)

图 1-35 髋关节

5. 膝关节 膝关节由股骨下端、胫骨上端和髌骨构成,是人体最大、最复杂的关节。膝关节的关节囊薄而松弛,前方有股四头肌腱形成的髌韧带,两侧有腓侧副韧带和胫侧副韧带。囊内有前、后交叉韧带和内、外侧半月板。前交叉韧带能限制胫骨前移,后交叉韧带可限制胫骨后移。内侧半月板较大,呈"C"形。外侧半月板较小,近似"O"形。膝关节可做屈、伸运动(图 1-36)。

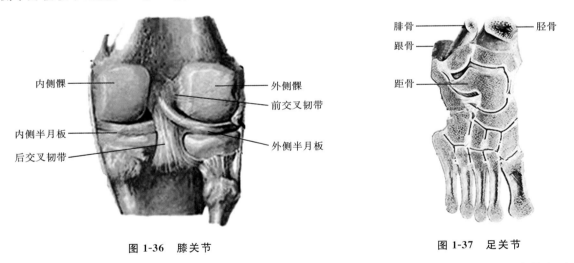

内侧髁
外侧髁
前交叉韧带
内侧半月板
外侧半月板
后交叉韧带

图 1-36 膝关节

腓骨
胫骨
跟骨
距骨

图 1-37 足关节

6. 足关节 足关节包括距小腿(踝)关节、跗骨间关节、跗跖关节、跖骨间关节、跖趾关节和趾骨间关节(图 1-37)。距小腿关节亦称踝关节,由胫骨、腓骨的下端与距骨滑车构成。踝关节能做背屈(伸)和跖屈(屈)运动。

7. 足弓 跗骨和跖骨借其连结形成凸向上的弓,称为足弓,可分为前后方向的纵弓和左右方向的横弓。足弓增加了足的弹性,在行走和跳跃时发挥弹性和缓冲震荡的作用,减少地面对身体的冲击,以保护体内器官,特别是使大脑免受震荡。足弓可保护足底的血管、神经免受压迫。足弓如同"三脚架",保证了人体站立时足底支撑的稳固性。

三、四肢骨的骨性标志

上肢骨重要的骨性标志包括锁骨、肩胛冈、肩峰、喙突、肩胛骨上角、肩胛骨下角、肱骨内上髁、肱骨外上髁、尺骨鹰嘴、尺骨茎突、桡骨茎突等。

下肢骨重要的骨性标志包括髂嵴、髂前上棘、髂后上棘、髂结节、耻骨结节、坐骨结节、股骨大转子、股骨内上髁、股骨外上髁、髌骨、腓骨头、胫骨粗隆、胫骨前缘、内踝、外踝及跟骨结节等。

第五节　肌

一、肌的概述

骨骼肌绝大多数附着于骨骼,共有600多块,约占体重的40%。由于骨骼肌收缩和舒张直接受人的意志控制,故又称为随意肌。每块肌是一个器官,具有一定的形态、结构和辅助装置,有丰富的血管和淋巴管分布,接受神经支配,执行一定的功能。

(一)肌的形态和构造

骨骼肌由肌腹和肌腱两部分构成。肌腹主要由肌纤维(肌细胞)组成,肌腱主要由致密的胶原纤维束构成,无收缩功能,通常位于肌腹的两端。肌借肌腱附着于骨骼。扁肌的肌腱呈薄膜状,称为腱膜。

肌的形态多样,可分为长肌、短肌、扁肌和轮匝肌四种。长肌多见于四肢;短肌多见于躯干;扁肌宽扁,多见于胸腹壁;轮匝肌主要由环形的肌纤维构成,位于孔裂的周围,收缩时可以关闭孔裂(图1-38)。

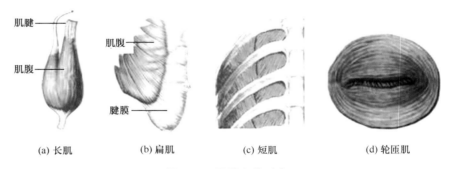

(a) 长肌　　　　(b) 扁肌　　　　(c) 短肌　　　　(d) 轮匝肌

图 1-38　肌的各种形态

(二)肌的起止、配布和作用

肌通常以两端的肌腱附着在两块或两块以上的骨上,中间跨过一个或多个关节。肌收缩时使两骨彼此靠近或远离而产生运动。一般来说,两块骨之中一块骨的位置相对固定,而另一块骨做相对移动。肌在相对固定骨上的附着点,称为起点或定点,肌在相对移动骨上的附着点,称为止点或动点。通常接近身体正中面或四肢近侧端的附着点为肌肉的起点或定点,另一端则为止点或动点(图1-39)。

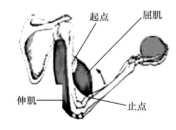

图 1-39　肌的起止点

肌在关节周围配布的方式和多少与关节的运动轴一致。每一个关节至少配布两组运动方向完全相反的肌,这些在作用上相互对抗的肌称为拮抗肌。如肘关节,前方有屈肌,后方有伸肌,分别使肘关节完成屈和伸的运动。拮抗肌在功能上既相互对抗,又相互协调。此外,关节在完成某一种运动时,通常是几块肌共同配合完成的,这些功能相同的肌称为协同肌。

(三)肌的命名

肌可按形状、大小、位置、起止点或作用等命名。

(四)肌的辅助装置

肌的辅助装置具有保持肌的位置、减少运动时的摩擦和保护等功能。

1. 筋膜　筋膜遍布全身,分为浅筋膜和深筋膜两种(图1-40)。浅筋膜又称皮下筋膜,位于真皮之下,由疏松结缔组织构成,富含脂肪和血管,对保持体温和保护深部结构有一定作用;深筋膜又称固有筋膜,由致密结缔组织构成,位于浅筋膜的深面,包被肌和血管、神经等。

知识链接

　　在四肢，深筋膜深入肌群之间，并附着于骨，构成肌间隔，将功能和神经支配不同的肌群分隔开来，与包绕肌群的深筋膜构成筋膜鞘保证其单独活动，这在临床上有很大意义。当一块肌肉由于过度牵拉等原因肿胀时，因筋膜限制其体积膨胀，可出现疼痛症状。

　　2. 滑膜囊　滑膜囊为封闭的结缔组织囊，内有滑液，多位于腱与骨相接触处，以减少两者之间的摩擦。滑膜囊炎症可影响肢体的运动功能。

　　3. 腱鞘　腱鞘是包围在肌腱外面的鞘管，存在于活动性较大的部位（图1-41）。

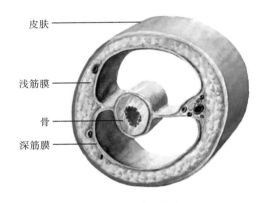

图 1-40　筋膜鞘模式图

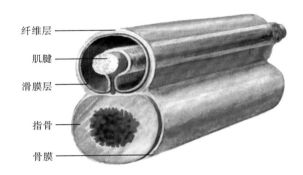

图 1-41　腱鞘示意图

知识链接

　　若手指不恰当地做长期、过度且快速的活动，可导致腱鞘损伤，产生疼痛并影响肌腱的滑动，称为腱鞘炎，为一种常见病。

二、头颈肌

（一）头肌

头肌可分为面肌和咀嚼肌两部分。

　　1. 面肌　面肌位置表浅，多起自颅骨，止于面部皮肤。主要分布于口、眼、鼻等孔裂周围，有闭合或开大孔裂的作用，同时牵动面部皮肤显示各种表情，故面肌又称为表情肌（图1-42）。

　　（1）枕额肌：位于颅盖中线两侧，由两个肌腹和中间的帽状腱膜构成。前方的肌腹位于额部皮下，称为额腹；后方的肌腹位于枕部皮下，称为枕腹。枕腹起自枕骨，额腹止于眉部皮肤。枕腹可向后牵拉帽状腱膜，额腹收缩时可提眉并使额部皮肤出现皱纹。

　　（2）眼轮匝肌：位于眼裂周围，收缩时眼裂闭合。

　　（3）口轮匝肌：环绕口裂周围，收缩时闭口。

　　2. 咀嚼肌　咀嚼肌分布于下颌关节周围，参与咀嚼运动。主要有咬肌和颞肌（图1-43）。咬肌起自颧弓，止于下颌角外面，收缩时上提下颌骨。

（二）颈肌

颈肌分为浅、深两群。

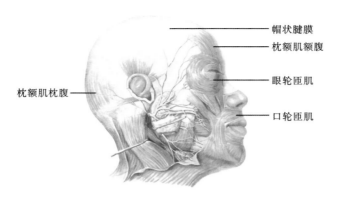

图 1-42　面肌

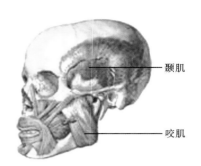

图 1-43　咬肌和颞肌

1．浅群

（1）胸锁乳突肌：在颈部两侧皮下，起自胸骨柄前面和锁骨的胸骨端，两头会合斜向后上方，止于颞骨的乳突。一侧肌收缩使头向同侧倾斜，脸转向对侧；两侧同时收缩可使头后仰（图 1-44）。

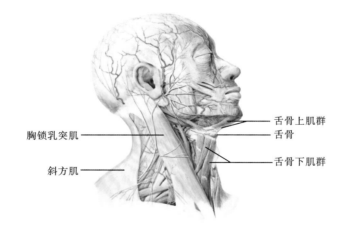

图 1-44　颈肌浅群

知识链接

　　胸锁乳突肌最主要的作用是维持头正常的位置、端正姿势，以及使头在水平方向上从一侧转向另一侧。一侧病变使肌挛缩时，可引起斜颈。

（2）舌骨上肌群：在舌骨与下颌骨之间（图 1-44）。

（3）舌骨下肌群：位于颈前部，在舌骨下方正中线的两侧，居喉、气管、甲状腺的前方。

舌骨上、下肌群能使舌骨和喉上下移动，配合张口、吞咽和发音等动作（图 1-44）。

2．深群　深群主要有前斜角肌、中斜角肌和后斜角肌。

三、躯干肌

躯干肌可分为背肌、胸肌、膈、腹肌和会阴肌。

（一）背肌

背肌分浅、深两群。

1．浅群

（1）斜方肌：位于项部和背上部的浅层，为三角形的扁肌，两侧合在一起呈斜方形。斜方肌收缩时使肩胛骨向脊柱靠拢,上部肌束可上提肩胛骨,下部肌束使肩胛骨下降。此肌瘫痪时,产生"塌肩"(图1-45)。

(2)背阔肌:为全身最大的扁肌,位于背的下半部及胸的后外侧,收缩时可使肱骨内收、旋内和后伸(图1-45)。

2. 深群 深群主要有竖脊肌,为背肌中最长的肌,起自骶骨背面和髂嵴的后部,向上止于椎骨、肋骨、枕骨和颞骨乳突。该肌两侧收缩使脊柱后伸、仰头,一侧收缩使脊柱侧屈(图1-45)。

(二)胸肌

1. 胸大肌 位置表浅,呈扇形,覆盖胸廓前壁的大部,可使肩关节内收、旋内和前屈。如上肢固定,可上提躯干,也可提肋助吸气(图1-46)。

2. 胸小肌 位于胸大肌深面,呈三角形。

3. 前锯肌 位于胸廓侧壁,可拉肩胛骨向前和紧贴胸廓,下部肌束使肩胛骨下角旋外,助臂上举。

4. 肋间肌 肋间外肌位于各肋间隙的浅层,提肋助吸气;肋间内肌位于肋间外肌的深面,降肋助呼气。

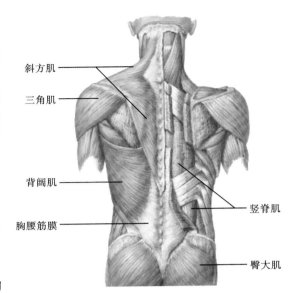

图1-45 背肌

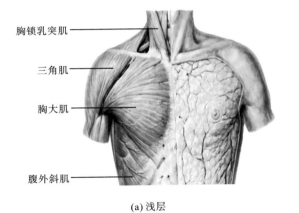

(a)浅层　　　　　　　　　　　　　　　　(b)深层

图1-46 胸肌

(三)膈

膈是胸、腹腔之间呈穹窿形的扁肌。膈上有三个裂孔,在第12胸椎前方有主动脉裂孔,主动脉裂孔内有主动脉和胸导管通过;食管裂孔在主动脉裂孔的左前方,有食管和迷走神经通过;在食管裂孔右前方的中心腱内有腔静脉孔,有下腔静脉通过(图1-47)。

膈为主要的呼吸肌,收缩时,膈穹窿下降,胸腔容积扩大,以助吸气;舒张时,膈穹窿上升,胸腔容积减小,以助呼气。膈与腹肌同时收缩,能加大腹压,协助排便、分娩等活动。

(四)腹肌

腹肌参与腹壁的组成,按其部位可分为前外侧群和后群两部分。

1. 前外侧群 前外侧群共同形成牢固而有弹性的腹壁,保护腹腔器官,维持腹内压。当腹肌收缩时,可增加腹内压以完成排便、分娩等生理功能,还可降肋助呼气(图1-48)。

(1)腹外斜肌:为宽阔扁肌,位于腹前外侧部的浅层,肌束向前内下移行于腱膜,经腹直肌的前面,并参与构成腹直肌鞘的前层,至腹正中线终于白线。腹外斜肌腱膜的下缘卷曲增厚,连于髂前上棘与耻骨结节之间,称为腹股沟韧带。在耻骨结节外上方,腱膜形成三角形的裂孔,称为腹股沟管浅环(皮下环)。

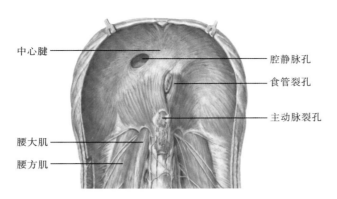

图 1-47 膈与腹后壁肌

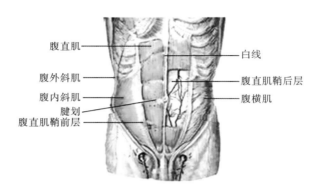

图 1-48 腹前壁肌

（2）腹内斜肌：在腹外斜肌深面，肌束呈扇形，在腹直肌外侧缘延伸为腱膜，分前、后两层包裹腹直肌，参与构成腹直肌鞘的前层及后层，在腹正中线终于白线。

（3）腹横肌：在腹内斜肌深面，肌束横行向前延为腱膜，腱膜越过腹直肌后面参与组成腹直肌鞘后层，止于白线。

（4）腹直肌：位于腹前壁正中线的两旁，居腹直肌鞘中。肌的全长被 3～4 条横行的腱划分成几个肌腹。

（5）腹直肌鞘：包绕腹直肌，由腹前外侧壁三块扁肌的腱膜形成。鞘分为前、后两层，前层由腹外斜肌腱膜与腹内斜肌腱膜的前层构成；后层由腹内斜肌腱膜的后层与腹横肌腱膜构成。在脐下 4～5 cm 处，三块扁肌的腱膜全部转到腹直肌的前面，构成腹直肌鞘的前层，使后层缺如，从而形成一凸向上方的弧形边界线，称为弓状线或半环线，此线以下腹直肌后面与腹横筋膜相贴（图 1-49）。

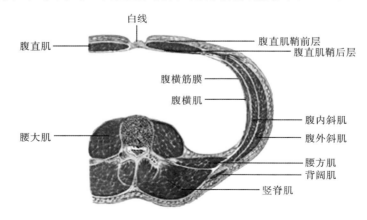

图 1-49 腹直肌鞘

（6）白线：位于腹前壁正中线上，由两侧三层扁肌腱膜的纤维交织而成，上方起自剑突，下方止于耻骨联合。白线的中点有脐环，为腹壁的一个薄弱点。

2. 后群　后群包括腰大肌和腰方肌。腰方肌位于腹后壁，在脊柱两侧（图 1-47、图 1-49）。腰大肌将在下肢肌中叙述。

3. 腹股沟管　腹股沟管是位于腹前外侧壁下部、腹股沟韧带内侧半上方的一条肌和腱之间的裂隙，由外上斜向内下，长约 4.5 cm。管的内口，称为腹股沟管深环（腹环），在腹股沟韧带中点上方约 1.5 cm处，为腹横筋膜向外的突口。外口即腹股沟管浅环（皮下环）。男性腹股沟管内有精索通过，女性有子宫圆韧带通过（图 1-50）。

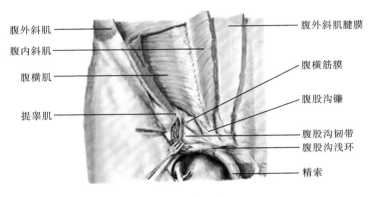

图 1-50　腹股沟区

知识链接

　　腹股沟管是腹壁下部的薄弱区。在病理情况下，如腹膜形成的鞘突未闭合，或腹壁肌肉薄弱、长期腹内压增高等，可致腹腔内容物由此区突出形成疝。若腹腔内容物经腹股沟管深环进入腹股沟管，再经腹股沟管浅环突出，下降入阴囊，可构成腹股沟斜疝。

（五）会阴肌

会阴肌是指封闭小骨盆下口的肌，主要有肛提肌、会阴浅横肌、会阴深横肌、尿道括约肌等（图 1-51）。肛提肌及盆膈上、下筋膜构成盆膈，有直肠通过。会阴深横肌、尿道括约肌及尿生殖膈上、下筋膜构成尿生殖膈，男性有尿道通过，女性有尿道和阴道通过。

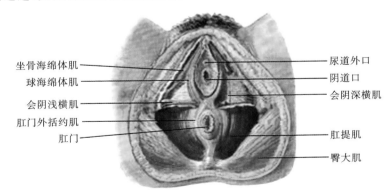

图 1-51　会阴肌

四、上肢肌

上肢肌包括肩肌、臂肌、前臂肌和手肌。

（一）肩肌

肩肌分布于肩关节周围,能运动肩关节,并能增强关节的稳固性(图1-52)。

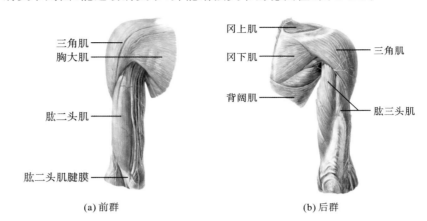

图 1-52　前臂肌

三角肌是肩部的主要肌肉,因形状呈三角形而得名。起自锁骨的外侧段、肩峰和肩胛冈,肌束从前后和外侧包围肩关节,止于肱骨体外侧的三角肌粗隆。三角肌起到外展肩关节的作用。三角肌是药物肌内注射常用部位。

（二）臂肌

臂肌覆盖肱骨,包括前、后两群,前群为屈肌,后群为伸肌。

1. 前群　前群包括浅层的肱二头肌和深层的肱肌和喙肱肌。肱二头肌呈梭形,有两个头:长头以长腱起自肩胛骨盂上结节,通过肩关节囊;短头起自喙突,两头向下合并成一个肌腹,向下移行为肌腱,止于桡骨粗隆。肱二头肌的主要作用是屈肘关节(图1-52)。

2. 后群　后群主要为肱三头肌,肱三头肌有三个头,长头以长腱起自肩胛骨盂下结节,外侧头与内侧头起自肱骨后面,三个头向下以肌腱止于尺骨鹰嘴。肱三头肌的主要作用是伸肘关节(图1-52)。

（三）前臂肌

前臂肌位于尺骨、桡骨的周围,分为前、后两群。

1. 前群　前群共9块肌。浅层自桡侧向尺侧依次为肱桡肌、旋前圆肌、桡侧腕屈肌、掌长肌、指浅屈肌、尺侧腕屈肌,深层有拇长屈肌、指深屈肌和旋前方肌。前群肌的主要作用为屈腕、屈掌指、屈指间关节,使前臂旋前和协助屈肘关节等(图1-53)。

2. 后群　后群共10块肌。浅层自桡侧向尺侧依次为桡侧腕长伸肌、桡侧腕短伸肌、指伸肌、小指伸肌、尺侧腕伸肌;深层从上外向下内依次为旋后肌、拇长展肌、拇短伸肌、拇长伸肌、示指伸肌。各肌的作用基本同其名,主要作用为伸腕、伸掌指及指间关节,使前臂旋后和协助伸肘关节等(图1-54)。

（四）手肌

手肌分为外侧、中间和内侧三群。外侧群较为发达,在手掌拇指侧形成一隆起,称为鱼际;内侧群在手掌小指侧,形成一隆起,称为小鱼际;中间群位于掌心,有蚓状肌和骨间肌。

五、下肢肌

下肢肌包括髋肌、大腿肌、小腿肌和足肌。由于下肢功能主要是支持体重和行走,故下肢肌比上肢肌粗壮。

（一）髋肌

1. 前群　前群主要为髂腰肌。由腰大肌和髂肌组成,使髋关节前屈和旋外(图1-55)。

2. 后群　后群肌主要有臀大肌、臀中肌、臀小肌和梨状肌。臀大肌位于臀部浅层,大而肥厚,覆盖臀

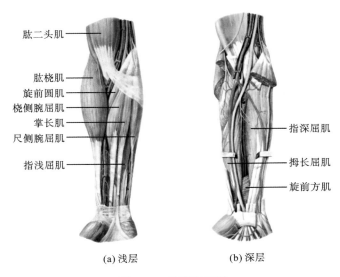

肱二头肌
肱桡肌
旋前圆肌
桡侧腕屈肌
掌长肌
尺侧腕屈肌
指浅屈肌

指深屈肌
拇长屈肌
旋前方肌

(a) 浅层　　(b) 深层

图 1-53　前臂肌前群

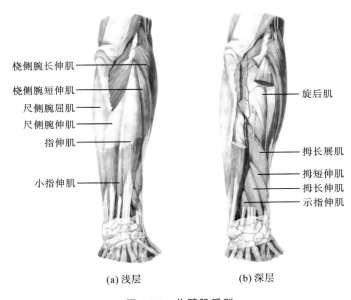

桡侧腕长伸肌
桡侧腕短伸肌
尺侧腕屈肌
尺侧腕伸肌
指伸肌
小指伸肌

旋后肌
拇长展肌
拇短伸肌
拇长伸肌
示指伸肌

(a) 浅层　　(b) 深层

图 1-54　前臂肌后群

中肌下半部及其他小肌,起自髂骨翼外面和骶骨背面,肌束斜向下外,止于髂胫束和股骨的臀肌粗隆,作用是使髋关节伸展和旋外。臀大肌是药物肌内注射的常用部位(图 1-56)。

（二）大腿肌

大腿肌分为前群、后群和内侧群。

1. 前群

（1）缝匠肌:全身最长的肌,呈扁带状,起于髂前上棘,经大腿的前面,斜向下内,止于胫骨上端的内侧面。缝匠肌的主要作用是屈髋和屈膝关节(图 1-55)。

（2）股四头肌:全身最大的肌,有股直肌、股内侧肌、股外侧肌和股中间肌四个头。四个头向下形成一个腱,包绕髌骨,向下续为髌韧带,止于胫骨粗隆。股四头肌的主要作用是伸

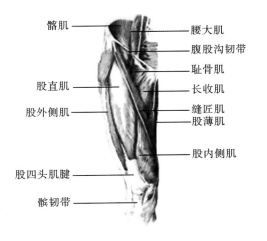

髂肌
股直肌
股外侧肌
股四头肌腱
髌韧带

腰大肌
腹股沟韧带
耻骨肌
长收肌
缝匠肌
股薄肌
股内侧肌

图 1-55　髂肌、大腿肌前群及内侧群

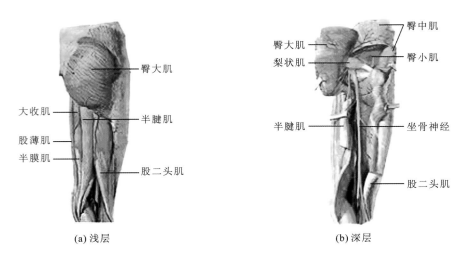

(a)浅层   (b)深层

图 1-56   髋肌和大腿肌后群

膝关节,股直肌还可屈髋关节(图 1-55)。

2.内侧群   内侧群共 5 块肌,位于大腿的内侧,包括耻骨肌、长收肌、股薄肌、短收肌和大收肌。主要作用是使髋关节内收。

3.后群   后群有股二头肌、半腱肌和半膜肌,可以屈膝关节、伸髋关节(图 1-56)。

(三)小腿肌

小腿肌可分为前群、后群和外侧群。

1.前群   前群位于小腿前面,由内向外依次为胫骨前肌、踇长伸肌和趾长伸肌。胫骨前肌作用是使足背屈、内翻。其余两肌作用与名称一致,并使足背屈(图 1-57)。

2.外侧群   外侧群位于小腿外侧,有腓骨长肌和腓骨短肌。主要作用是使足外翻和跖屈(图1-57)。

3.后群   后群位于小腿后面,主要为小腿三头肌(图 1-58)。浅表的两个头,称为腓肠肌,位置较深的一个头是比目鱼肌,三头向下合成粗大的跟腱止于跟骨。后群肌的主要作用是使足跖屈和屈膝关节。

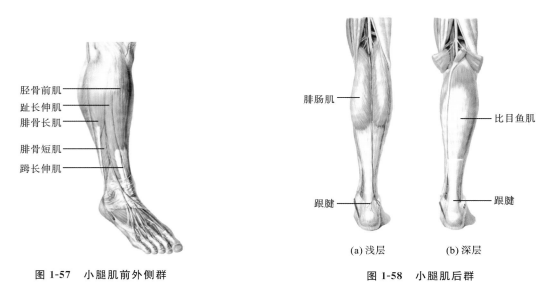

图 1-57   小腿肌前外侧群

(a)浅层   (b)深层

图 1-58   小腿肌后群

(四)足肌

足肌包括足背肌和足底肌。足背肌的作用是伸趾;足底肌也分为内侧群、外侧群和中间群,主要作用是维持足弓。

六、全身主要的肌性标志

（一）头颈部

1. 咬肌 当牙咬紧时，在颧弓下方可摸到坚硬的条状隆起。

2. 颞肌 当牙咬紧时，于颧弓上方可摸到坚硬的隆起。

3. 胸锁乳突肌 当头向一侧转动时，可明显看到从前下方斜向后上方呈长条状的隆起。

（二）躯干部

1. 斜方肌 在项部和背上部，可见斜方肌外上缘的轮廓。

2. 背阔肌 在背下部可见此肌的轮廓。

3. 竖脊肌 在脊柱两旁的纵形肌性隆起。

4. 胸大肌 在胸前壁较膨隆的肌性隆起。

5. 腹直肌 在腹前正中线两侧的纵形隆起，紧张腹壁肌肉可见脐以上有三条横沟，即为腹直肌的腱划。

（三）上肢

1. 三角肌 在肩关节外展时肩部形成的圆隆外形。

2. 肱二头肌 当屈肘握拳旋后时，可明显在臂前面见到膨隆的肌腹，即肱二头肌。

3. 肱三头肌 在臂的后面，三角肌后缘的下方可见到肱三头肌长头。

（四）下肢

1. 股四头肌 屈髋和伸膝时，在大腿前面的肌肉隆起。

2. 臀大肌 在臀部形成的圆隆外形。

3. 小腿三头肌 在小腿后面的肌性隆起，俗称"小腿肚"。

七、上、下肢的局部结构

（一）上肢

1. 腋窝 位于胸外侧壁与臂上部之间的锥形腔隙，有四壁、一顶和一底，窝内含有重要的血管、神经和淋巴结等结构。

2. 肘窝 位于肘关节前方的三角形凹窝，窝内有血管、神经和肱二头肌肌腱通过。

（二）下肢

1. 股三角 位于股前区的上部。股三角是由腹股沟韧带、长收肌内侧缘和缝匠肌内侧缘围成的三角形区域。由外侧向内侧依次有股神经、股动脉和股静脉等结构。

2. 腘窝 位于膝关节的后方，呈菱形，窝内有腘血管、胫神经和腓总神经等通过。

（于　巍　王景伟）

 思考与练习

一、名词解释

翼点、胸骨角、足弓、骶角、界线、腹股沟管。

二、简答题

1. 骨髓穿刺常选哪些骨骼？

2. 简述男、女性骨盆的特点。

3. 膈肌三个裂孔及通过的结构是什么？

4. 简述腹前外侧壁肌肉的层次。

5. 临床肌肉注射常选哪几块肌肉?

6. 简述关节的运动形式。

7. 能在活体上找到的全身主要骨性和肌性标志有哪些?

三、单项选择题

1. 在进行腰椎穿刺抽取脑脊液时,不经过下列哪种韧带?(　　)

A. 棘上韧带　　　　　　B. 棘间韧带　　　　　　C. 黄韧带　　　　　　D. 后纵韧带

2. 平对第4腰椎棘突的连线是指(　　)。

A. 两侧髂结节的连线　　　　　　　　　　B. 两侧髂嵴最高点的连线

C. 两侧髂前上棘的连线　　　　　　　　　D. 两侧肋弓下缘的连线

3. 构成肋弓的是(　　)。

A. 第5~8肋软骨　　　　　　　　　　　B. 第6~9肋软骨

C. 第8~10肋软骨　　　　　　　　　　　D. 第8~12肋软骨

4. 股三角内通过的结构由外侧至内侧依次是(　　)。

A. 股动脉、股静脉、股神经　　　　　　　B. 股神经、股动脉、股静脉

C. 股静脉、股动脉、股神经　　　　　　　D. 股静脉、股神经、股动脉

四、案例分析

患者,男性,43岁,举重物时突然感到腰部和臀部剧烈疼痛,疼痛沿大腿背面向下放射至小腿和足部,核磁共振显示第5腰椎与第1骶椎之间椎间盘脱出。

临床诊断:椎间盘脱出症。

分析思考:

1. 椎间盘有哪些结构特点及作用?

2. 椎间盘通常向何方脱出?为什么?为什么会引起下肢疼痛?

"案例分析"答案提示:

1. 椎间盘是连结相邻两个椎体的纤维软骨盘。中央部为髓核,是柔软而富有弹性的胶状物质;周围部为纤维环,由多层纤维软骨环呈同心圆状排列组成,保护髓核并限制髓核向周围膨出。椎间盘具有"弹性垫"样作用,可缓冲外力对脊柱的震动,也可增加脊柱的运动幅度。

2. 椎间盘容易向后外侧脱出。因为后部的纤维环较前部和两侧的薄,且前纵韧带和后纵韧带的支持较少,猝然弯腰或过度劳损,可引起纤维环破裂,髓核突向后外侧,突入椎管或椎间孔,压迫脊髓或脊神经根。因腰部负重及活动度最大,故椎间盘脱出多发生在腰部,压迫分布到下肢的神经,引起下肢疼痛。

第二章 消化系统

学习目标

掌握:消化系统的组成,上、下消化道的概念;咽的分部和交通;食管三个狭窄的位置及其临床意义;胃的形态、分部和位置;十二指肠的分部及各部结构特点;肝、胰的形态和位置。

熟悉:胸部的标志线和腹部分区;口腔的境界和分部,口腔内各器官的形态;小肠和大肠的分部,各部的形态结构特点。

了解:腹膜形成的主要结构。

第一节 概　　述

一、消化系统的组成

消化系统由消化管和消化腺组成。消化管可分为口腔、咽、食管、胃、小肠(十二指肠、空肠、回肠)、大肠(盲肠、阑尾、结肠、直肠、肛管)。消化腺包括三对大唾液腺,肝、胰等大消化腺和位于消化管壁内的小腺体。临床上通常把口腔至十二指肠之间的部分称为上消化道,把空肠以下的部分称为下消化道(图2-1)。

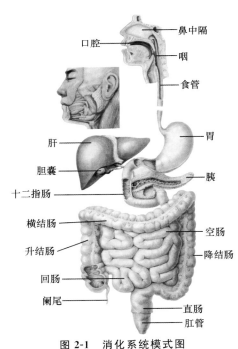

图 2-1　消化系统模式图

知识链接

　　临床上所谓的上消化道出血,是指食管、胃、十二指肠等处的出血,可有呕血和黑粪等临床表现;下消化道出血包括空肠、回肠、结肠等处的出血,临床有大便带血(鲜红色)表现。

二、胸、腹部的标志线和腹部分区

(一)胸部的标志线

1. **前正中线** 前正中线是沿身体前面正中所作的垂直线。
2. **胸骨线** 胸骨线是沿胸骨最宽处的外侧缘所作的垂直线。
3. **锁骨中线** 锁骨中线是通过锁骨中点的垂直线。
4. **腋前线** 腋前线是沿腋前襞所作的垂直线。
5. **腋后线** 腋后线是沿腋后襞所作的垂直线。
6. **腋中线** 腋中线是沿腋前线和腋后线之间的中点所作的垂直线。
7. **肩胛线** 肩胛线是通过肩胛骨下角所作的垂直线。
8. **后正中线** 后正中线是沿身体后面正中所作的垂直线。

(二)腹部的标志线和分区

1. **腹部标志线** 腹部标志线包括两条横线和两条垂直线。上横线指通过两侧肋弓最低点间的连线;下横线指通过两侧髂结节间的连线;左、右垂直线,即通过左、右腹股沟韧带中点的垂线。

2. **腹部分区** 由上述两条横线和两条纵线将腹部分为九个区,包括腹上区和左、右季肋区,脐区和左、右腹外侧区,耻区和左、右腹股沟区(图 2-2)。

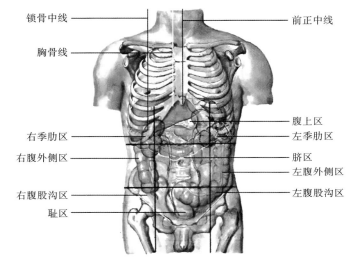

图 2-2 胸部标志线和腹部分区

临床上也可通过脐作横线与垂直线,将腹部分为左、右上腹和左、右下腹四个区。

第二节 消 化 管

一、口腔

(一)口腔的组成

口腔是消化管的起始部,其前借口裂与外界相通,后经咽峡与咽相通。口腔以上、下牙弓为界,分为前部的口腔前庭和后部的固有口腔两部分。口腔前界为上唇和下唇,两者之间为口裂,上唇的前面正中有一纵行浅沟,称人中;侧壁为颊;上壁为腭,腭的前 2/3 为硬腭,后 1/3 为软腭。软腭后缘中央向下的突起,称为腭垂。腭垂两侧各有两条黏膜皱襞,前方的称为腭舌弓,后方的称为腭咽弓。腭垂、两侧的腭舌弓及舌根共同围成咽峡,是口腔和咽的分界(图 2-3)。

知识链接

当上、下颌牙咬合时,口腔前庭和固有口腔借第三磨牙后方的间隙相通,临床上进行急救插管或灌药时可通过第三磨牙后方的间隙进行。

(二)舌

舌由舌肌外覆黏膜构成,具有感受味觉、搅拌食物、协助咀嚼和发音的功能。

1. 舌的形态　舌的上面称为舌背,前 2/3 称为舌体,其前端称为舌尖,后 1/3 称为舌根。舌下面正中有一纵行的黏膜皱襞,称为舌系带,舌系带根部两侧各有一黏膜隆起,称为舌下阜。舌下阜后外侧延续为舌下襞(图 2-4)。

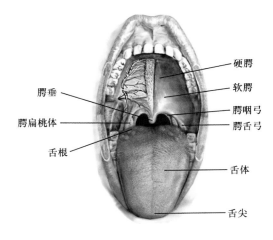

图 2-3　口腔与咽峡

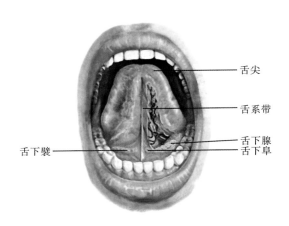

图 2-4　舌下面

2. 舌黏膜　舌体背面黏膜上有许多舌乳头,有味觉和一般感觉功能。舌根背面黏膜内有淋巴组织构成的舌扁桃体。

3. 舌肌　舌肌属于骨骼肌,分为舌内肌和舌外肌。舌内肌收缩改变舌的形状,舌外肌收缩改变舌的位置。舌外肌中颏舌肌在临床上较为重要,该肌起于下颌骨内面中线两侧,肌束呈扇形,向后上方止于舌中线两侧,一侧收缩时,舌尖伸向对侧;两侧同时收缩时,舌前伸。

(三)牙

牙是人体最坚硬的器官,具有咀嚼食物、辅助发音等功能。

1. 牙的形态和构造　牙包括牙冠、牙颈、牙根三部分。暴露于口腔内的,称为牙冠;嵌于牙槽内的,称为牙根;介于两者之间的部分,称为牙颈。

牙由牙质、釉质、牙骨质和牙髓构成。在牙冠部,牙质外面覆有牙釉质,是人体最坚硬的组织;在牙颈和牙根部,牙质外面覆有牙骨质;牙内部的空腔,称为牙髓腔,容纳牙髓。牙髓由结缔组织、神经和血管共同组成(图 2-5)。

2. 牙周组织　牙周组织包括牙周膜、牙龈和牙槽骨。牙周膜是牙根和牙槽骨之间的致密结缔组织。牙龈是覆盖在牙颈和牙槽骨周围的口腔黏膜。牙槽骨指牙周围的骨。牙周组织对牙有保护、支持和固定作用。

3. 牙的分类　牙分为乳牙和恒牙。乳牙共 20 个,分为乳切牙、乳尖牙和乳磨牙(图 2-6)。一般出生后约 6 个月乳牙开始萌出,3 岁左右出齐,6 岁左右乳牙开始脱落逐渐更换成恒牙,恒牙全部出齐共 32 个,

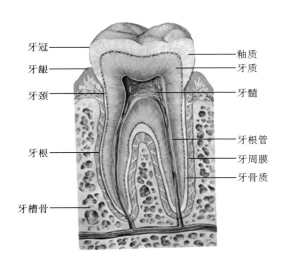

图 2-5　牙的构造模式图(纵切)

分为切牙、尖牙、前磨牙和磨牙(图 2-7)。

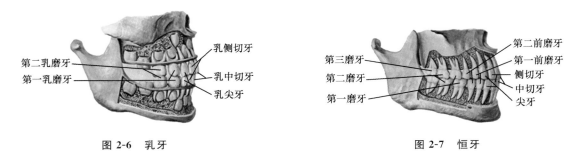

图 2-6　乳牙　　　　　　　　　　　　　　　图 2-7　恒牙

临床上记录牙的位置,通常以牙式表示,即以被检查者方位为准,采用"十"字划分成四个区,乳牙在上、下颌牙的左、右半侧,各 5 个,用罗马数字 Ⅰ～Ⅴ 表示;恒牙在上、下颌牙的左、右半侧,各 8 个,用阿拉伯数字 1～8 表示。

 知识链接

　　恒牙中,第一磨牙首先长出,除第三磨牙外其他各牙14 岁左右出齐。第三磨牙萌出时间最晚,通常到青春期才萌出,又称为迟牙或智牙。第三磨牙终生不萌出者占 30%。

二、咽

咽是消化道和呼吸道的共同通道。咽为漏斗形的肌性管道,长约 12 cm,位于第1～6 颈椎前方,上方起于颅底,下方在第 6 颈椎下缘与食管相接,前方分别与鼻腔、口腔和喉腔相通。因此,咽分为鼻咽、口咽和喉咽三部分(图 2-8)。

(一) 鼻咽

鼻咽位于颅底和软腭平面之间,是咽的上部,向前经鼻后孔通鼻腔。在侧壁上,有通中耳鼓室的咽鼓管咽口。在咽鼓管咽口后方有一纵行的凹陷,称为咽隐窝,是鼻咽癌的好发部位。在后上壁黏膜内有淋巴组织构成的咽扁桃体。

(二) 口咽

口咽位于软腭和会厌上缘平面之间,向前经咽峡通口腔。在口咽侧壁上,位于腭舌弓和腭咽弓之间

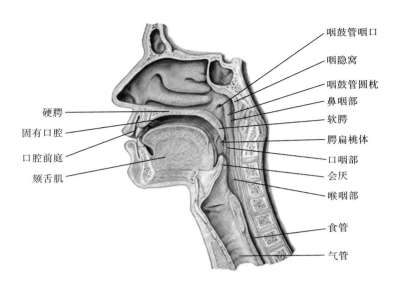

图 2-8 头颈部正中矢状面

的扁桃体窝内有腭扁桃体。

腭扁桃体、舌扁桃体、咽扁桃体共同围成咽淋巴环,具有重要的防御功能。

（三）喉咽

喉咽位于会厌上缘和第 6 颈椎体下缘之间,向前经喉口通喉腔。在喉口两侧各有一个深窝称为梨状隐窝,是异物易滞留的部位。

三、食管

（一）食管的形态、位置和分部

食管为前后略扁的肌性管道,上端续于咽,沿脊柱前方下行,穿过膈的食管裂孔进入腹腔,与胃的贲门相续,全长约 25 cm。以胸骨颈静脉切迹和膈肌为界,可将食管分为颈部、胸部和腹部(图 2-9)。

（二）食管的生理狭窄

食管有三处生理狭窄,第一个狭窄在食管起始处,距中切牙约 15 cm;第二个狭窄在食管与左主支气管交叉处,距中切牙约 25 cm;第三个狭窄在食管穿过膈的食管裂孔处,距中切牙约 40 cm(图 2-9)。

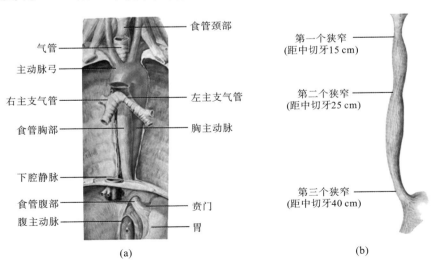

(a)　　　　　　　　　　　　(b)

图 2-9 食管的位置和三个狭窄

知识链接

食管的狭窄处是异物容易滞留和肿瘤的好发部位。临床上进行食管内插管操作时,应注意上述狭窄,以免造成损伤。

四、胃

胃是消化管最膨大的部分,具有容纳和消化食物的功能。

(一)胃的形态和位置

胃有两壁、两口和两缘。两壁即前壁和后壁;胃的入口,称为贲门,接食管;胃的出口,称为幽门,续于十二指肠;胃的上缘凹向上,称为胃小弯,其最低点的明显转折处,称为角切迹;胃的下缘凸向左下,称为胃大弯(图 2-10)。

胃的位置随体位和充盈程度的不同而改变,胃中等充盈时,大部分位于左季肋区,小部分位于腹上区。

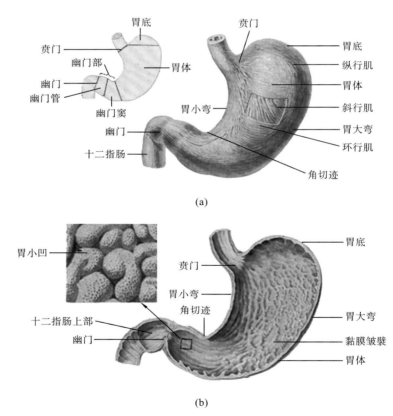

(a)

(b)

图 2-10 胃的形态、分部和黏膜

(二)胃的分部

胃分为四部分。位于贲门周围的部分称为贲门部;贲门平面以上,向左上方突出的部分称为胃底;胃底与角切迹之间的部分称为胃体;角切迹与幽门之间的部分称为幽门部(图 2-10)。临床上称幽门部为胃窦,胃溃疡和胃癌多发生于胃窦近胃小弯处。

知识链接

胃插管术应用解剖

胃插管术是经口腔或鼻腔将导管经咽、食管插入胃内,进行洗胃或输入营养物质,也可用于胃组织活检。牙关紧闭患者经口腔插管,宜从第三磨牙后方的间隙进行。经鼻插入时,应注意易出血区。

五、小肠

小肠全长5～7 m,是消化和吸收的主要器官。小肠上起胃的幽门,下止于盲肠,分为十二指肠、空肠和回肠三部分。

(一)十二指肠

十二指肠起于胃的幽门,长约25 cm,呈"C"字形包绕胰头,分为上部、降部、水平部和升部四部分(图2-11)。

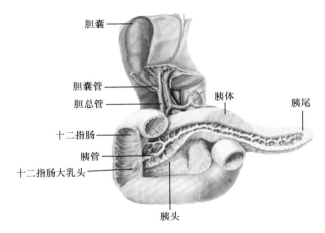

图 2-11　十二指肠、胆道和胰腺

1. 上部　上部起自幽门,向右至肝门下方转折向下,移行为降部。上部近幽门处的肠壁薄、管腔大、黏膜光滑、无环状襞,临床上称为十二指肠球部,是十二指肠溃疡的好发部位(图2-10)。

2. 降部　降部沿第1～3腰椎体右侧下行,至第3腰椎水平,转折向左移行为水平部。降部黏膜形成发达的环状襞,后内侧壁上有一纵行皱襞,称为十二指肠纵襞,其下端的圆形突起,称为十二指肠大乳头,是胆总管和胰管的共同开口处。

3. 水平部　水平部向左横过第3腰椎,移行为升部。

4. 升部　升部最短,斜向左上,至第2腰椎左侧,急转向前下方,移行为空肠。十二指肠与空肠转折处形成的弯曲,称为十二指肠空肠曲,由十二指肠悬肌固定于腹后壁。

知识链接

十二指肠悬肌是手术时确定空肠起点的标志。十二指肠空肠曲是上、下消化道的分界。十二指肠大乳头是胆总管和胰管的共同开口处,距中切牙约75 cm,可作为插放十二指肠引流管深度的参考。

(二)空肠和回肠

空肠和回肠盘曲在腹腔中,由肠系膜连于腹后壁,两者无明确界限。空肠位于腹腔左上部,占近侧的

2/5,壁厚腔大,血管丰富颜色较红,黏膜皱襞高而密,绒毛较多,有散在的孤立淋巴滤泡。回肠位于腹腔右下部,占远侧的 3/5,壁薄腔小,颜色较淡,黏膜皱襞、绒毛低而疏,除有孤立淋巴滤泡外,还有集合淋巴滤泡(图 2-12)。

六、大肠

大肠续于回肠,止于肛门,全长约为 1.5 m,分为盲肠、阑尾、结肠、直肠和肛管五部分。

盲肠和结肠具有三种特征性结构,即结肠带、结肠袋和肠脂垂。结肠带有三条,由肠壁纵行肌增厚形成,与纵轴平行;结肠袋是肠管长度长于结肠带而向外膨出形成的囊状突起;肠脂垂是沿结肠带两侧分布的脂肪小突起。以上特征是肉眼区别小肠与大肠的重要依据(图 2-13)。

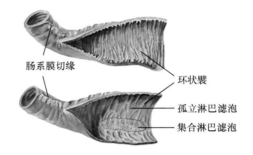

图 2-12　空肠和回肠(内面观)

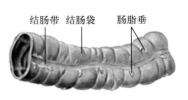

图 2-13　结肠(外面观)

(一)盲肠

盲肠位于右髂窝内,接回肠,续结肠,长为 6～8 cm。回肠在盲肠的开口处,上、下方有两个半月形的皱襞,称为回盲瓣,可防止小肠内容物过快地流入大肠,还可阻止盲肠内容物逆流回小肠(图 2-14)。

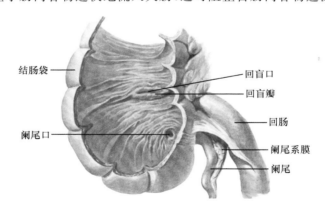

图 2-14　盲肠和阑尾

(二)阑尾

阑尾是蚓状盲管,连于盲肠的后内侧壁,长为 5～7 cm。阑尾的位置变化较多,但阑尾根部的位置较固定,位于三条结肠带的汇集处,是手术时寻找阑尾的重要标志。阑尾根部的体表投影在脐与右髂前上棘连线的中外 1/3 交界处,临床上称为麦氏点(McBurney 点),急性阑尾炎时,此处常有明显压痛。

(三)结肠

结肠围绕在空、回肠周围,分为升结肠、横结肠、降结肠和乙状结肠四部分。升结肠起于盲肠,上升至肝右叶下方,转折向左移行于横结肠,转折处的弯曲称为结肠右曲。横结肠向左行至脾下方,转折向下移行于降结肠,转折处的弯曲称为结肠左曲。降结肠自结肠左曲下行至左髂嵴处续乙状结肠。乙状结肠呈"乙"字形弯曲,至第 3 骶椎平面续于直肠。

（四）直肠

直肠在第 3 骶椎前方起自乙状结肠，穿过盆膈移行至肛管，全长为 10～14 cm。在矢状面上形成两个弯曲，上段沿骶尾骨盆面下降，形成凸向后的骶曲；下段绕过尾骨尖转向后下，形成凸向前的会阴曲（图 2-15）。直肠下部肠腔膨大，称为直肠壶腹。腔面黏膜有 2 或 3 个半月形皱襞，称为直肠横襞（图 2-16）。

> **知识链接**
>
> 最大的直肠横襞位于直肠前右侧壁，位置恒定，距肛门约 7 cm，可作为直肠镜检查定位的标志。临床上做直肠镜或乙状结肠镜检查时，应注意直肠的两个弯曲和横襞，以免造成直肠损伤。

（五）肛管

肛管上接直肠，下端止于肛门，长为 3～4 cm。肛管内面有 6～10 条纵行黏膜皱襞，称为肛柱。肛柱下端之间的半月形黏膜皱襞称为肛瓣。肛瓣和肛柱下端共同围成的小隐窝，称为肛窦。肛柱下端与肛瓣边缘连成锯齿状的线，称为齿状线，齿状线是黏膜和皮肤的分界线。肛管周围有肛门内、外括约肌，肛门内括约肌为平滑肌，可协助排便；肛门外括约肌为骨骼肌，可控制排便（图 2-16）。

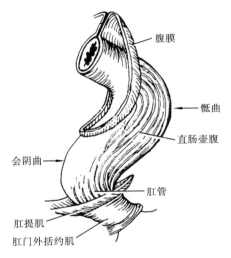

图 2-15　直肠和肛管外形

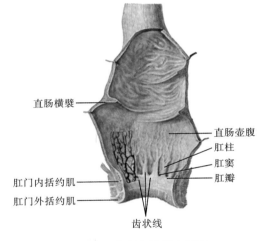

图 2-16　直肠和肛管内面观

> **知识链接**
>
> 肛窦常积存粪便，易感染，引起肛窦炎。肛管黏膜下层和皮下组织都含有丰富的静脉丛，若静脉丛曲张，则称为痔。齿状线以上的痔，称为内痔；齿状线以下的痔，称为外痔；两处均有称为混合痔。

第三节　消　化　腺

一、唾液腺

唾液腺分泌唾液，开口于口腔。大的唾液腺主要有腮腺、下颌下腺和舌下腺三对（图 2-17）。

（一）腮腺

腮腺最大，形状不规则，位于耳前下方，导管开口于上颌第二磨牙相对的颊黏膜。

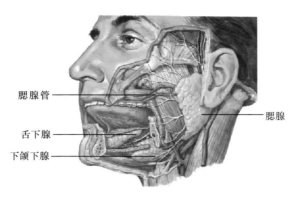

腮腺管

舌下腺

下颌下腺

腮腺

图 2-17　唾液腺

（二）下颌下腺

下颌下腺呈扁椭圆形，位于下颌骨体深面，导管开口于舌下阜。

（三）舌下腺

舌下腺较小，位于口腔底舌下襞的深面，导管开口于舌下阜和舌下襞。

二、肝

（一）肝的形态和位置

1. 肝的形态　肝是人体最大的腺体，成人的肝重为 1 100～1 500 g，占体重的1/50～1/40。肝呈楔形，红褐色，质软而脆。

肝分前后两缘，上下两面。肝的前缘锐利，后缘钝圆。肝的上面隆凸紧贴膈，称为膈面。膈面被镰状韧带分为左、右两叶，下面凹陷邻腹腔脏器，称为脏面。其中部有"H"形的沟，中央的横沟是肝固有动脉、门静脉、肝管、神经和淋巴管等出入的部位，称为肝门；右纵沟较宽而浅，前方是胆囊窝，容纳胆囊；后方是腔静脉窝，有下腔静脉通过。左纵沟较窄而深，前部有肝圆韧带通过，后部容纳静脉韧带（图2-18、图 2-19）。

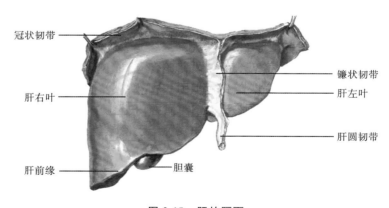

冠状韧带

肝右叶

肝前缘

胆囊

镰状韧带

肝左叶

肝圆韧带

图 2-18　肝的膈面

2. 肝的位置　肝大部分位于右季肋区和腹上区，小部分位于左季肋区。肝上界与膈穹窿一致，右侧相当于右锁骨中线与第 5 肋的交点处；左侧相当于左锁骨中线与第 5 肋间隙的交点处。肝下界，右侧与肋弓一致，中部位于剑突下约 3 cm，左侧被肋弓掩盖，故正常成人右肋弓下缘不能触及肝。小儿的肝体积相对较大，肝下界可低于右肋弓下缘 1.5～2 cm，7 岁以后，在右肋弓下缘不能触及肝。

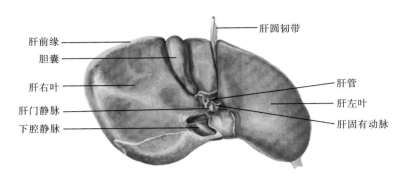

图 2-19 肝的脏面

 知识链接

肝穿刺术应用解剖

肝穿刺术是将穿刺针直接刺入肝的技术,适用于抽出肝脓液以治疗肝脓肿或辅助确诊肝脏疾病等。穿刺部位:右腋前线第 8、9 肋间隙或肝区压痛最明显处。穿经结构:依次经过皮肤、浅筋膜、深筋膜、腹外斜肌、肋间肌、壁腹膜、膈、膈下间隙,进入肝实质。

（二）胆囊和输胆管道

1. 胆囊 胆囊位于胆囊窝内,呈梨形,容量为 40～60 mL,具有储存和浓缩胆汁的作用。胆囊分为底、体、颈、管四部分(图 2-19)。

知识链接

胆囊底多露出肝前缘,体表投影在右锁骨中线与右肋弓交点稍下方。急性胆囊炎时,此处有压痛。胆囊颈和胆囊管内面黏膜形成螺旋皱襞,有控制胆汁进出的作用,胆囊结石常嵌顿于此。

2. 输胆管道 输胆管道是将胆汁运送至十二指肠的管道。胆汁由肝细胞生成,进入胆小管,胆小管合成小叶间胆管,再汇合成肝左管、肝右管,出肝后汇合成肝总管。肝总管与胆囊管汇合成胆总管,下行至胰头与十二指肠降部之间,与胰管汇合成膨大的肝胰壶腹,开口于十二指肠大乳头(图 2-11)。胆汁的排出途径如图 2-20 所示。

肝细胞 —→ 胆小管 —→ 小叶间胆管 —→ 肝左、右管 —→ 肝总管 $\xrightarrow{\text{进食}}$ 胆总管 —→ 十二指肠

未进食 ↓

胆囊 ⇌ 胆囊管

图 2-20 胆汁的排出途径

三、胰腺

胰位于胃的后方,在第 1、2 腰椎水平横贴于腹后壁。胰质软,灰红色,呈长的三棱形,分为头、体、尾三部分,胰头被十二指肠包绕,胰尾较细伸至脾门。胰管在胰实质内,贯穿胰全长,与胆总管汇合成肝胰壶腹,开口于十二指肠大乳头(图 2-11)。

<h1 style="text-align:center">第四节　腹　　膜</h1>

一、腹膜与腹膜腔

腹膜为一层浆膜,薄而光滑。衬于腹、盆壁内面的腹膜,称为壁腹膜,覆盖于腹、盆腔脏器表面的部分,称为脏腹膜。脏腹膜与壁腹膜互相移行,围成的潜在性腔隙称为腹膜腔。男性腹膜腔为一封闭的腔隙,女性腹膜腔则借输卵管腹腔口经输卵管、子宫、阴道与外界相通。腹膜具有分泌、吸收、固定、修复和防御等功能(图 2-21)。

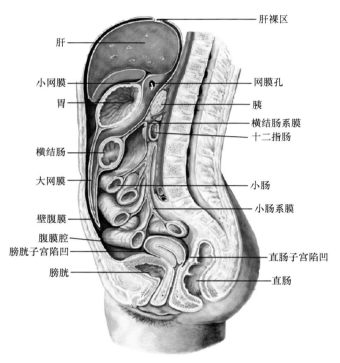

图 2-21　腹膜腔正中矢状面(女性)

知识链接

腹膜腔穿刺术应用解剖

　　腹膜腔穿刺术是将穿刺针直接从腹前壁刺入腹膜腔的技术,目的是抽出腹膜腔内的积液进行检查或向腹膜腔内注射药物。穿刺部位:下腹部正中旁穿刺点、左下腹部穿刺点、侧卧位穿刺点。穿经结构:依次经过皮肤、浅筋膜、腹肌、腹横筋膜、腹膜外组织、壁腹膜进入腹膜腔。

二、腹膜与器官的关系

（一）腹膜内位器官

腹膜内位器官是指各面均被腹膜覆盖的器官,如胃、空肠、回肠、盲肠、阑尾、横结肠、乙状结肠、脾、卵巢和输卵管等,这类器官活动性大。

（二）腹膜间位器官

腹膜间位器官是指大部分的面被腹膜覆盖的器官,如肝、胆囊、升结肠、降结肠、膀胱、子宫等。

（三）腹膜外位器官

腹膜外位器官是指仅一面被腹膜覆盖的器官，如肾、肾上腺、输尿管、胰等。

三、腹膜形成的结构

（一）网膜

1. 小网膜 小网膜是肝门至胃小弯和十二指肠上部的双层腹膜结构，包括肝门至胃小弯之间的肝胃韧带，肝门与十二指肠上部之间的肝十二指肠韧带（图 2-22、图2-23）。

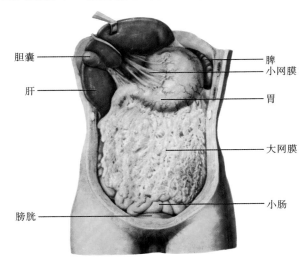

图 2-22 网膜

2. 大网膜 大网膜是连于胃大弯和横结肠之间的四层腹膜结构，呈围裙状覆盖于空肠、回肠和横结肠前方（图 2-22）。大网膜中含有大量巨噬细胞，具有防御功能。当腹腔脏器局部有炎症时，大网膜可向病灶移动，包绕病灶，具有防止炎症扩散的功能。因此，手术时可根据大网膜集中的方向寻找病变位置。

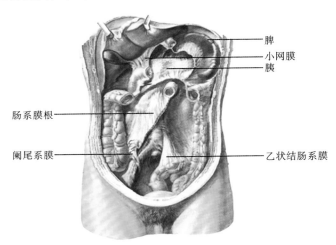

图 2-23 腹膜形成的结构

（二）系膜

系膜是将肠管连于腹后壁的双层腹膜结构，如小肠系膜、阑尾系膜、横结肠系膜和乙状结肠系膜。小肠系膜、乙状结肠系膜较长，易引起肠扭转（图 2-23）。

（三）韧带

韧带是腹、盆壁与器官之间或相邻器官之间的双层腹膜结构，内含血管、神经等，主要有肝镰状韧带、肝冠状韧带、胃脾韧带、脾肾韧带，对器官起固定作用。

(四)陷凹

腹膜在盆腔脏器之间移行形成的间隙，称为陷凹。男性在膀胱与直肠之间有直肠膀胱陷凹；女性在膀胱与子宫之间有膀胱子宫陷凹，直肠与子宫之间为直肠子宫陷凹，该陷凹邻近阴道穹后部。站立或坐位时，男性的直肠膀胱陷凹和女性的直肠子宫陷凹是腹膜腔最低点，积液多聚积于此(图2-20)。

(史　杰)

 # 思考与练习

一、名词解释

上消化道、咽峡、麦氏点、齿状线、肝门、腹膜腔。

二、简答题

1. 腹部有哪些主要标志线及分区?

2. 简述牙的分类。

3. 简述食管三处狭窄的位置及其临床意义。

4. 简述胆囊底和阑尾根部的体表投影。

5. 简述胃、肝的形态和位置。

6. 如何区分小肠和大肠?

7. 简述胆汁的产生部位和排出途径。

三、单项选择题

1. 胃窦是指(　　)。

A. 胃小弯　　　　　B. 幽门部　　　　　C. 幽门窦　　　　　D. 幽门管

2. 内、外痔的分界线是(　　)。

A. 肛柱　　　　　B. 肛瓣　　　　　C. 肛窦　　　　　D. 齿状线

3. 女性腹膜腔最低的部位是(　　)。

A. 网膜囊　　　　　　　　　　B. 膀胱子宫陷凹

C. 直肠子宫陷凹　　　　　　　D. 直肠膀胱陷凹

四、案例分析

患者，男性，30岁，3天前无明显诱因突然出现腹部疼痛，呈持续性隐痛，开始以脐周为主，进行抗炎、对症治疗，症状无明显缓解，疼痛逐渐转移至右下腹。

体格检查：体温38.7℃，脉搏85次/分，血压120/80 mmHg，下腹部有压痛、反跳痛及腹肌紧张，尤以右下腹为重。肝、脾未触及肿大，未及其他包块，肠鸣音稍弱。

辅助检查：查白细胞$16×10^9$个/L，血红蛋白120 g/L，中性粒细胞90%，肝功能正常。

临床诊断：急性阑尾炎。

分析思考：

1. 阑尾为什么容易发炎?

2. 手术时如何寻找阑尾?

3. 阑尾手术切口的层次?

"案例分析"答案提示：

1. 阑尾炎是急腹症中发病率最高的常见病，这与阑尾的结构特点分不开。阑尾一端通盲肠，另一端为盲端，加之阑尾细长易发生转折与扭曲，注定了阑尾引流不畅的弊病。当阑尾开口于盲肠的口缘处瓣膜缺失或闭合不全时，盲肠内的粪便即可进入阑尾腔内，积存于阑尾腔的粪便里包含了许多的细菌，细菌在阑尾腔内繁殖导致阑尾炎。

　　2．阑尾根部恰位于盲肠 3 条结肠带的汇集处，其体表投影在脐与右髂前上棘连线的中、外 1/3 交界处，临床上称麦氏点。手术时可沿结肠带寻找阑尾。

　　3．阑尾手术切口的层次：皮肤、浅筋膜、腹外斜肌、腹内斜肌、腹横肌、腹横筋膜、壁腹膜。

第三章 呼吸系统

呼吸系统由呼吸道和肺组成，主要功能是进行气体交换（图 3-1）。

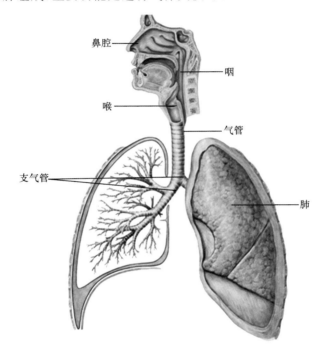

图 3-1 呼吸系统概况

第一节 呼 吸 道

呼吸道包括鼻、咽、喉、气管和支气管等。临床上以喉为界，将鼻、咽、喉称为上呼吸道，将气管和各级支气管称为下呼吸道。

一、鼻

鼻是呼吸道的起始部，又是重要的嗅觉器官，并有辅助发音的功能。鼻分为外鼻、鼻腔和鼻窦三部分。

（一）外鼻

外鼻位于颜面中央，呈棱锥形，以鼻骨和软骨为支架，外被皮肤、内覆黏膜。外鼻上窄下宽，上部位于两眶之间，为鼻根；其向下移行为鼻背，鼻背末端隆起，称为鼻尖；鼻尖两侧隆起处称鼻翼，两鼻翼下方为鼻孔。从鼻翼两旁至口角两侧各有一浅沟，称鼻唇沟（图 3-2）。

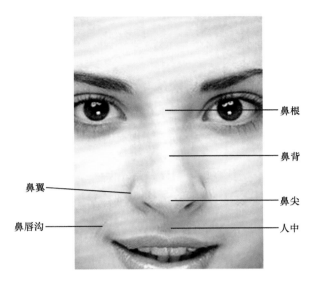

图 3-2 外鼻

📚 **知识链接** ————————————————

　　平静呼吸时鼻翼无明显运动,用力呼吸时,鼻肌收缩会牵动鼻翼翕动。因此,在呼吸困难时,患者多有鼻翼翕动,小儿呼吸困难时尤为明显。

(二)鼻腔

　　鼻腔被鼻中隔分为左、右两半。鼻中隔由筛骨垂直板和犁骨被覆黏膜构成。每侧鼻腔向前下经鼻孔与外界相通,后经鼻后孔与鼻咽相通,其以鼻阈为界分为鼻前庭和固有鼻腔两部分(图 3-3)。

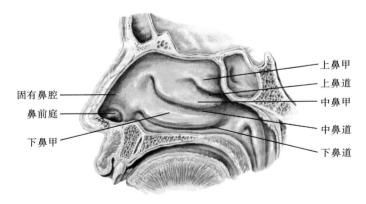

图 3-3 鼻腔

　　1. 鼻前庭　鼻前庭大部为鼻翼所遮盖,位于鼻前下部,内衬皮肤上生有鼻毛,可阻挡异物进入呼吸道,起过滤空气的作用。

　　2. 固有鼻腔　固有鼻腔即通常所谓的鼻腔,主要由骨性鼻腔内覆黏膜构成。两侧固有鼻腔以鼻中隔相隔,其前下部黏膜较薄、血管丰富,是鼻出血的好发部位。外侧壁自上而下有上、中、下三个鼻甲,各鼻甲下方可见上、中、下三个鼻道。上鼻甲后上部有一凹陷,称为蝶筛隐窝(图 3-4)。

　　固有鼻腔的黏膜分为嗅区和呼吸区两部分。上鼻甲以上及与之对应的鼻中隔黏膜称为嗅区,嗅区富含嗅细胞,可感受嗅觉刺激;嗅区以外的黏膜,称为呼吸区,呼吸区内含丰富的血管和纤毛,可对吸入的空气进行加温、湿润和净化。

知识链接

　　正常成人鼻中隔多偏向左侧,若偏离过度则称为鼻中隔偏曲,从而引起鼻内畸形。临床上常表现为间歇性或持续性鼻塞、流涕、头晕、头痛、反复流鼻血等,须行手术治疗。

(三)鼻窦

　　鼻窦由骨性鼻窦内覆黏膜构成,又称副鼻窦,具有对吸入空气进行加温和湿润的作用,也可在发音时产生共鸣,是发音的辅助装置(图3-4)。

　　鼻窦共四对,分别为上颌窦、额窦、筛窦和蝶窦,分别位于同名颅骨内,开口见骨性鼻窦。

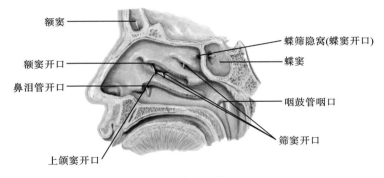

图3-4　鼻窦及其开口

知识链接

　　鼻窦黏膜发炎,称为鼻窦炎。由于鼻窦黏膜与鼻腔黏膜相连续,因此鼻腔发炎时,经常可迁入鼻窦内,引起鼻窦炎。在四对鼻窦中,上颌窦的窦腔最大,且窦口开口高于窦底,致分泌物不易排出,故临床上以上颌窦的慢性炎症最为多见。

二、咽

　　详见第二章消化系统。

三、喉

　　喉既是呼吸通道,又是发音器官。正常成人喉的位置大多平对第5～6颈椎体,女性与小儿略高。喉由喉软骨与喉肌构成,上连喉咽,下接气管,前有皮肤及舌骨下肌群覆盖,后方邻咽。

(一)喉软骨

　　喉软骨是构成喉的支架,包括成对的杓状软骨和不成对的甲状软骨、会厌软骨和环状软骨等(图3-5)。

　　1. 会厌软骨　会厌软骨上宽下窄,呈叶状,下端连于甲状软骨后面,表面被覆黏膜构成会厌。吞咽时会厌封闭喉口,防止食物进入喉腔,呼吸时会厌正常开放。

　　2. 甲状软骨　甲状软骨为最大的喉软骨,由左、右两软骨板愈合而成,上缘突向前方,称为喉结,成年男性较为明显。两软骨板后缘向上发出的突起,称为上角,借韧带与舌骨相连。向下的突起,称为下角,与环状软骨相关节。

　　3. 环状软骨　环状软骨位于甲状软骨下方,呈环状,是呼吸道中唯一完整的软骨环。其前部低而窄,称为环状软骨弓,后部高而宽阔,称为环状软骨板。环状软骨可支撑呼吸道,防止其塌陷,损伤后常引起

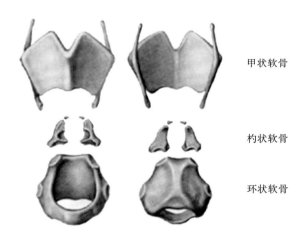

图 3-5 喉软骨

喉狭窄。

4. 杓状软骨 杓状软骨左右各一,位于环状软骨后上方,呈三棱锥形。底部向前的突起有声带附着,称为声带突;向外侧的突起有喉肌附着,称为肌突。

（二）喉的连结

喉的连结包括喉软骨之间的连结及喉软骨与舌骨、气管间的连结,连结形式有关节连结和膜性连结两类。其中,关节连结包括环杓关节和环甲关节,膜性连结指连于甲状软骨与舌骨之间的甲状舌骨膜(图3-6)。

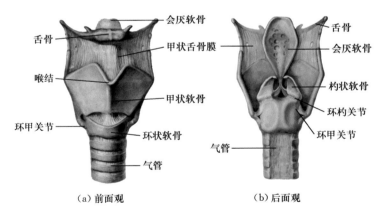

（a）前面观　　　　　　（b）后面观

图 3-6 喉的连结

（三）喉肌

喉肌为附着于喉软骨表面的骨骼肌,小而多,具有紧张或松弛声带、缩小或开大声门裂的作用,可以调节音调的高低和音量的大小。

（四）喉腔

喉腔是以喉软骨为支架,内覆黏膜而形成的腔隙,向上借喉口通咽,向下连于气管。喉腔侧壁有两对黏膜皱襞向腔内突出,上方一对,称为前庭襞,两襞间的裂隙,称为前庭裂;下方一对,称为声襞,两声襞之间的裂隙,称为声门裂,是喉腔最狭窄处(图3-7)。

喉腔以前庭襞和声襞为界分为三部分,自喉口至前庭襞之间,称为喉前庭;前庭襞至声襞之间,称为喉中间腔;声襞以下,称为声门下腔。声门下腔的黏膜下组织较疏松,炎症时易引起水肿,常可致急性喉水肿,引起呼吸困难,以婴幼儿多见。

四、气管和主支气管

（一）气管

气管上端起于环状软骨下缘（与第 6 颈椎相平），至胸骨角高度分为左、右主支气管，分叉处称为气管杈（与第 4 胸椎下缘相平）。气管由 14～17 个"C"字形的气管软骨、平滑肌和结缔组织构成，气管软骨开口向后，由平滑肌和结缔组织封闭（图 3-8）。

根据气管的行程和位置，可将气管分为颈部和胸部。颈部短且位置表浅，可在胸骨颈静脉切迹上方触及，在第 2～4 气管软骨前方有甲状腺峡，两侧为颈部大血管及甲状腺侧叶，后方与食管相贴。临床上气管切开常选第 3～4 或第 4～5 气管软骨处施行。胸部较长，位于后纵隔内。

（二）主支气管

主支气管分为左右两部，上起自气管杈，向下分别经左右肺门入左右肺。左主支气管细而长，略呈水平位走行，全长为 4.5～5.2 cm；右主支气管粗而短，略呈垂直位走行，全长为 1.9～2.6 cm，故气管内异物多坠入右主支气管。

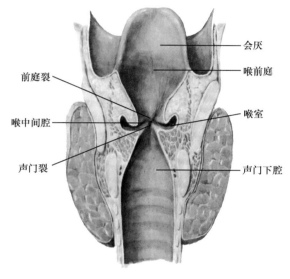

图 3-7　喉的冠状切面

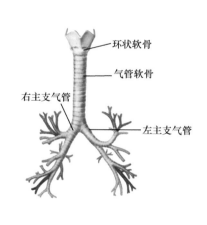

图 3-8　气管与主支气管

第二节　肺

肺是气体交换的场所，是呼吸系统重要的器官。

一、肺的位置和形态

肺位于胸腔内，纵隔两侧，左右各一。幼儿时肺呈淡红色，随着年龄的增长，由于吸入空气中的灰尘在肺内不断沉积，使肺的颜色不断变灰暗，甚至呈蓝黑色。肺质地柔软，富有弹性，似海绵状。

肺呈圆锥形，有一尖、一底、两面、三缘。右肺由于受肝影响，宽而短，左肺由于受心的影响，较狭长（图 3-9）。肺尖较圆钝，经胸廓上口突至颈根部，可达锁骨中内 1/3 交界处上方 2.5 cm；肺底又称膈面，稍向上凹；外侧面又称肋面，与肋及肋间肌相邻；内侧面又称纵隔面，贴于纵隔，中部有一圆形凹陷处，称为肺门，为主支气管、肺动脉、肺静脉、淋巴管、神经等出入肺的部位，出入肺门的结构被结缔组织包绕后，称为肺根（图 3-10）；肺前缘较锐利，其中左肺前缘下部有一弧形切迹，称为心切迹；下缘较锐，伸入肋膈隐窝中；后缘较钝圆，位于脊柱两侧。

左肺被自后上斜向前下的斜裂分为上、下两叶；右肺除有一斜裂外，另有一水平裂，将右肺分为上、中、下三叶。

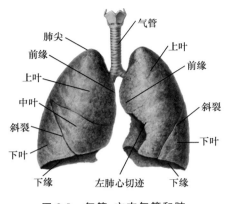

图 3-9 气管、主支气管和肺

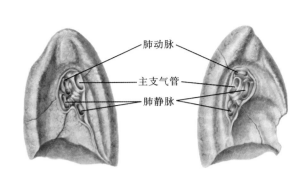

图 3-10 肺的内侧面

二、肺的体表投影

肺的体表投影以上界和下界临床应用较多,所以主要介绍肺上界和下界的体表投影。两肺的上界,即肺尖的高度,高出锁骨内侧 1/3 处 2～3 cm;两肺下界的体表投影相同,比胸膜下界高出 2 个肋间隙的距离,在锁骨中线处与第 6 肋相交,在腋中线处与第 8 肋相交,在肩胛线处与第 10 肋相交。

三、肺段支气管和支气管肺段

左右主支气管进入肺门后,分支进入肺叶,称为肺叶支气管。肺叶支气管在肺叶内的直接分支,称为肺段支气管,肺段支气管逐级分支,最终连于肺泡,其分支多而细,呈树状分支,故称为支气管树。每一肺段支气管及所属的肺组织共同构成一个支气管肺段,简称为肺段。相邻肺段间以结缔组织相隔。由于每一肺段结构和功能相对独立,故临床上常将肺段作为病变的定位诊断与手术切除的依据。

四、肺的血管

肺有两套血管,即功能性血管和营养性血管。肺的功能性血管由肺动脉和肺静脉组成。肺动脉入肺后逐级分支,在肺泡周围形成毛细血管网,完成气体交换后,逐级汇合形成肺静脉出肺。肺的营养性血管由支气管动脉和支气管静脉组成。支气管动脉入肺后与支气管伴行,不断分支形成毛细血管网,最后汇集形成支气管静脉出肺。

第三节 胸膜和纵隔

一、胸膜

(一)胸膜与胸膜腔

1. 胸膜 胸膜为衬贴于胸腔内面和被覆于肺表面的浆膜,分为壁胸膜和脏胸膜。壁胸膜衬贴于胸壁的内面、膈上面及纵隔两侧,分别称为肋胸膜、膈胸膜和纵隔胸膜;脏胸膜被覆于肺表面,并陷入肺裂内(图 3-11)。

2. 胸膜腔 同侧的壁胸膜与脏胸膜在肺根处相互移行,形成完全密闭的腔隙,称为胸膜腔,腔内呈负压,有少量滑液,可减少呼吸时的摩擦。左右两侧的胸膜腔互不相通。肋胸膜与膈胸膜在其移行处反折形成一间隙,称为肋膈隐窝(或肋膈窦),这是胸膜腔的最低处,故胸膜炎时渗出物或损伤出血常积于此处,临床上行胸膜腔穿刺和引流多选该处施行。

 知识链接

胸膜腔穿刺术一般常选腋后线与肩胛下角线之间第 7～9 肋间。

（二）胸膜的体表投影

胸膜的体表投影是指壁胸膜各部之间移行处形成的反折线的投影。

胸膜前界上端起自胸膜顶，与肺上界相同；左右胸膜下界为肋胸膜与膈胸膜的反折线，其中左侧起自第 6 肋软骨，右侧起自第 6 胸肋关节处，然后斜向外下，在锁骨中线处与第 8 肋相交，在腋中线处与第 10 肋相交，在肩胛线处与第 11 肋相交。

二、纵隔

纵隔为左右纵隔胸膜间全部器官和组织的总称。纵隔的界限，上达胸廓上口，下至膈肌，前界至胸骨后壁，后界到脊柱胸段，两侧以纵隔胸膜为界（图 3-12）。

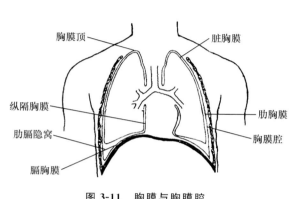

图 3-11　胸膜与胸膜腔

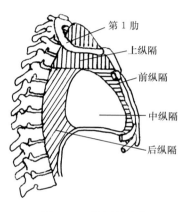

图 3-12　纵隔的分部

纵隔以胸骨角平面为界，分为上纵隔和下纵隔。上纵隔有胸腺、出入心的大血管、迷走神经、膈神经、食管、气管、胸导管等结构；下纵隔以心包为界，又分为前纵隔、中纵隔和后纵隔，前纵隔指胸骨与心包前方之间的结构，中纵隔指心包及其包裹的心脏，后纵隔指心包后方与脊柱之间的结构。

（闫天杰　王　珂）

 思考与练习

一、名词解释

上呼吸道、下呼吸道、纵隔、胸膜腔。

二、简答题

1. 简述鼻旁窦的位置和开口部位。

2. 简述左、右主支气管的特点。

3. 简述肺的位置、形态及分叶。

4. 简述气体进入肺泡所经过的各段结构名称。

三、单项选择题

1. 鼻黏膜易出血区在（　　）。

A. 下鼻道前端　　　　　　　　　　B. 上鼻甲以下部分

C. 上鼻甲以上和鼻中隔上部　　　　D. 鼻中隔前下部

2. 喉腔炎症易发生水肿的部位是（　　）。

A. 喉前庭　　　　B. 喉室　　　　　C. 喉中间腔　　　D. 声门下腔

四、案例分析

患者，男性，30 岁，自诉右侧胸痛、呼吸困难 12 天，加重 3 天遂来院就诊。患者于 1 个月余前无明显诱因出现右侧胸部隐痛、咳嗽并伴有白色黏痰。自服镇咳药无效后遂来院就诊。

体格检查:体温 38.0 ℃,心率 84 次/分,呼吸 32 次/分,血压 120/80 mHg。右下胸廓扩张度减弱,右下肺触觉语颤减弱,右侧肩胛下角线第 7 肋间以下有叩诊浊音、听诊有少许湿啰音,心界向左移位,心右界叩不清,心率 120 次/分,律齐,无杂音,腹平软,无压痛,肝脾未及。

实验室检查:X 线片示两肺纹理增粗、紊乱,肋间隙增宽,两肺野透亮度增加。

临床诊断:结核性胸膜炎致胸腔积液。

分析思考:

1. 患者胸腔的积液积聚在何处?

2. 若对患者施行胸膜腔穿刺引流术,穿刺部位如何选择?

"案例分析"答案提示:

1. 患者胸腔积液的积聚位置在右侧肋膈隐窝内。

2. 胸膜腔穿刺术一般常选腋后线与肩胛下角线之间第 7～9 肋间。

第四章 泌尿系统

学习目标

掌握:泌尿系统的组成和功能;肾的位置及冠状切面上的主要结构;膀胱三角的位置、黏膜特点;输尿管的狭窄和临床意义。

熟悉:肾的被膜;女性尿道的特点及尿道外口的位置;膀胱的位置。

了解:肾的血液循环特点。

泌尿系统由肾、输尿管、膀胱和尿道四部分组成。泌尿系统的主要功能是排泄,排出机体代谢过程中所产生的各种废物和多余的水分等,调节体液和电解质的平衡,从而保持内环境相对稳定。肾是产生尿液的器官。输尿管是输送尿液到膀胱的管道。膀胱是贮尿器官,当尿液在膀胱内达一定量时,可经尿道排出体外(图 4-1)。

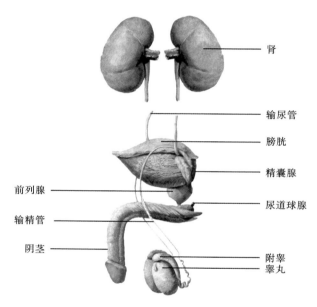

图 4-1 男性泌尿生殖系统概观

第一节 肾

一、肾的形态和位置

肾是实质性器官,似蚕豆状,左右各一,红褐色(图 4-2)。肾分上下两端,前后两面,内外侧两缘。内侧缘中部凹陷,称为肾门。出入肾门的结构有肾盂、肾的血管、神经和淋巴管,这些结构被结缔组织包裹在一起形成肾蒂。肾门向肾实质内凹陷,形成一个较大的腔隙,称为肾窦。肾窦内容纳肾血管、神经、淋巴管、肾盂、肾盏及脂肪组织等。

肾位于腹后壁脊柱的两旁,是腹膜外位器官。左肾上端平第 12 胸椎体的上缘,下端平第 3 腰椎体上缘;右肾由于受肝的影响,略比左肾低半个椎体。成人肾门约平第 1 腰椎体(图 4-3)。

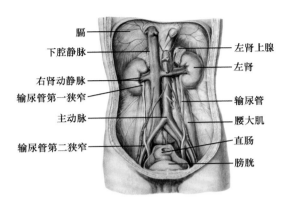

图 4-2　肾与输尿管

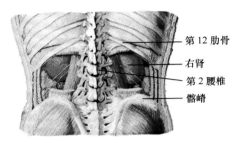

图 4-3　肾与肋骨和椎骨的位置关系

知识链接

　　肾门在腰背部的体表投影相当于竖脊肌外侧缘与第 12 肋之间形成的夹角区,称为肾区。当肾有病变时,叩击或触压该区,常可引起疼痛。

二、肾的内部结构

　　肾的冠状切面上,可见肾实质分为肾皮质和肾髓质两部分。肾皮质位于浅层,富含血管,新鲜标本呈红褐色,其伸入肾锥体之间的部分称为肾柱。肾髓质位于肾皮质的深层,由 15~20 个肾锥体组成,血流量少,故色淡。肾锥体基底朝向肾皮质,钝圆的尖端朝向肾窦,称为肾乳头,其顶部有许多乳头管的开口。肾乳头被漏斗状的肾小盏包绕,肾形成的尿液由乳头管流入肾小盏内。2~3 个肾小盏合成一个肾大盏,2~3 个肾大盏再汇成一个漏斗状的肾盂。肾盂出肾门后,逐渐变细移行为输尿管(图 4-4)。

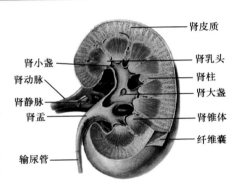

图 4-4　右肾冠状切面(后面观)

知识链接

　　在正常状态下,肾血流量中,肾皮质占 95%,肾髓质占 5%。由于青霉素过敏性休克等原因致机体有效循环血量急剧减少时,肾血流量减少,同时肾内血液重新分布,即肾皮质血流明显减少,较多血流转入髓质,导致肾皮质缺血,肾小球滤过率降低,尿量明显减少,严重时肾小管变性坏死,发生急性肾衰竭,危及生命。肾是休克时最早受累且易被损害器官之一。

三、肾的被膜

　　肾的表面自内向外有三层被膜包绕,依次为纤维囊、脂肪囊和肾筋膜(图 4-5)。

　　1. 纤维囊　纤维囊主要由致密结缔组织构成,紧贴在肾实质的表面,易与肾实质剥离。

　　2. 脂肪囊　脂肪囊是在纤维囊外面的囊状脂肪组织,对肾起弹性垫样的保护作用。肾囊封闭就是将药物注入该层内。

　　3. 肾筋膜　肾筋膜在肾脂肪囊的外周,分为前后两层,包被肾和肾上腺。在肾的上方和外侧,两层互相融合;在下方,前后两层互相分离,其间有输尿管通过;在内侧,筋膜的前层与对侧筋膜前层相延续,筋膜的后层与腰大肌筋膜相融合。

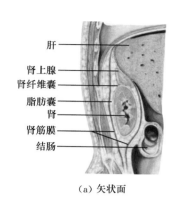
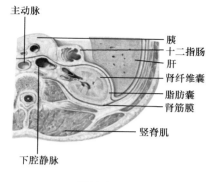

（a）矢状面　　　　　　　　　　（b）横断面

图 4-5　肾的被膜

知识链接

　　肾的正常位置除依赖于肾的被膜外,邻近器官的承托、肾血管、腹膜及腹内压对肾也有固定作用。当这些因素不健全时,可造成肾向下移位,形成肾下垂或游走肾。

第二节　输　尿　管

　　输尿管是输送尿液的肌性管道(图 4-1、图 4-2),左右各一,全长为 20～30 cm,管径为 0.5～0.7 cm。上端起自肾盂,经腹后壁沿腰大肌的前面下行,在小骨盆入口处越过髂总动脉分叉处的前方,进入骨盆腔,斜穿膀胱壁,开口于膀胱底内面的输尿管口。依据输尿管的行程,将其分为腹段、盆段和壁内段。输尿管全长有三处生理性狭窄,分别位于输尿管起始处,越过髂总动脉分叉处,斜穿膀胱壁处。三处狭窄是结石容易嵌顿处。

第三节　膀　　胱

　　膀胱是一个肌性囊状贮尿器官,其形状、大小和位置随尿充盈程度而异。成年人正常容量为 300～500 mL,新生儿膀胱容量约为成年人的 1/10。

一、膀胱的形态、位置和毗邻

　　空虚的膀胱呈三棱锥状,分为尖、底、体和颈四部分,尖朝向前上方,底部呈三角形朝向后下方,尖、底之间的部分为膀胱体。膀胱的最下部,称为膀胱颈,其内腔与尿道内口相通。膀胱充盈时呈卵圆形。

　　成人的膀胱位于盆腔内、耻骨联合的后方。空虚时,其尖不超过耻骨联合上缘;充盈时,膀胱尖高出耻骨联合而膨入腹腔,其前下壁与腹前壁相贴。膀胱底在男性与精囊腺、输精管壶腹和直肠相邻(图4-6),在女性则与子宫颈和阴道相邻。

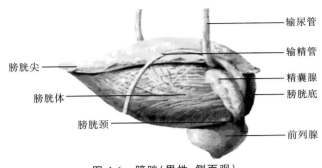

图 4-6　膀胱（男性，侧面观）

膀胱尖
膀胱体
膀胱颈
输尿管
输精管
精囊腺
膀胱底
前列腺

知识链接

　　尿潴留时，膀胱充满尿液，升入腹腔，此时由腹前壁折向膀胱上面的腹膜也随之上移，在耻骨联合上缘正中部穿刺，可不进入腹膜腔，从而避免腹膜损伤和腹膜腔感染。

　　穿刺层次依次为皮肤、浅筋膜、腹白线、腹横筋膜、膀胱前下壁。

二、膀胱壁的构造

　　膀胱壁由黏膜、肌层和外膜构成。黏膜为变移上皮，在膀胱空虚时有许多皱襞，充盈时皱襞消失。在膀胱底的内面，两侧输尿管口与尿道内口之间的三角形区域，称为膀胱三角。无论膀胱空虚或充盈，膀胱三角的黏膜都光滑无皱襞，是肿瘤、结核和炎症的好发部位。肌层由三层平滑肌构成，合称逼尿肌，其中环形平滑肌在尿道内口形成膀胱括约肌，该肌功能失调可导致尿潴留或尿失禁。外膜仅膀胱上部是浆膜，其余为纤维膜（图 4-7）。

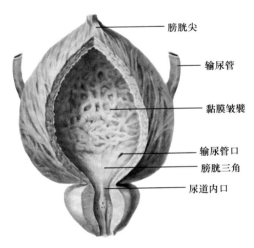

膀胱尖
输尿管
黏膜皱襞
输尿管口
膀胱三角
尿道内口

图 4-7　膀胱（男性，冠状切面）

第四节　尿　　道

　　女性尿道长 3～5 cm，起自尿道内口，止于阴道前庭的尿道外口，位于阴道的前方。其特点是短、宽、直，易引起泌尿系统逆行感染（图 4-8）。男性尿道见第五章第一节内容。

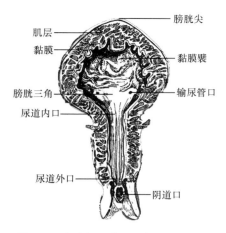

图 4-8 膀胱与尿道(女性,冠状切面)

 知识链接

导 尿 术

导尿术是在无菌技术操作下,将导尿管由尿道插入膀胱引出尿液的方法。女性尿道外口较小,位于阴道口的前方。

(张兴勤 史 杰)

 思考与练习

一、名词解释

肾门、肾区、膀胱三角。

二、简答题

1. 简述肾的形态和位置。

2. 肾的剖面结构上可以看到哪些结构?

3. 简述输尿管的三个狭窄及临床意义。

三、单项选择题

1. 临床做肾囊封闭是将药物注入(　　　)。

A. 纤维囊　　　　　　　　　　　　B. 脂肪囊

C. 肾实质　　　　　　　　　　　　D. 肾周结缔组织

2. 下列关于膀胱的描述正确的是(　　　)。

A. 为腹膜内位器官　　　　　　　　B. 空虚时全部位于小骨盆腔内

C. 充盈时不超过耻骨联合的上缘　　D. 其大小、形态、位置永恒不变

四、案例分析

患者,男性,45岁,平时健康。1小时前无诱因突然出现左侧腰部疼痛,阵发性加重,伴恶心,左大腿内侧有放射疼,急诊入院。

体格检查:体温 36.8 ℃,呼吸 22 次/分,脉搏 90 次/分,血压 140/80 mmHg,神志清,精神差,表情痛苦,被动体位,双肾区无叩击痛。

辅助检查:血红蛋白 120 g/L,白细胞 8.0×10^9/L;尿蛋白阴性,尿镜检 RBC＋＋/HP;B 超显示左侧

输尿管中段可见 6 mm×5 mm 结石。

临床诊断:左侧输尿管中段结石。

分析思考:

1. 肾结石为什么容易嵌顿在输尿管?

2. 患者出现疼痛和血尿的原因是什么?

"案例分析"答案提示:

1. 输尿管为细长的肌性管道,全长有三处狭窄,分别位于输尿管起始处、越过髂总动脉分叉处和斜穿膀胱壁处,肾结石在排出过程中易滞留在输尿管三个狭窄处。

2. 该患者因结石嵌顿,造成急性梗阻,导致肾盂、输尿管平滑肌痉挛,发生肾绞痛;由于结石在肾或输尿管内移动,损伤肾或输尿管黏膜,从而引起镜下血尿。

第五章 生殖系统

学习目标

掌握：男、女性生殖系统的组成；睾丸的位置、形态；精索的概念；男性尿道的分部、狭窄和弯曲；卵巢的位置、形态；输卵管的分部；子宫的位置、形态和分部；输精管和输卵管的结扎部位。

熟悉：输精管的行程；射精管的行程和开口部位；前列腺的位置和临床意义；子宫的固定装置及作用；会阴的概念。

了解：男、女性外生殖器的位置、形态、结构和作用。

生殖系统包括男性生殖系统和女性生殖系统，均由内生殖器和外生殖器组成，具有产生生殖细胞、繁殖新个体和分泌性激素等功能。

第一节 男性生殖系统

男性内生殖器包括生殖腺（睾丸）、生殖管道（附睾、输精管、射精管、男性尿道）和附属腺（精囊、前列腺、尿道球腺），外生殖器包括阴囊和阴茎。

一、睾丸

睾丸是男性的生殖腺，能产生精子和分泌雄性激素。

（一）形态和位置

睾丸位于阴囊内，左右各一，以阴囊中隔相隔。睾丸为扁圆形的实质性器官，表面光滑，分为上下两端、内外侧两面和前后两缘。上端有附睾覆盖，下端游离。外侧面稍凸，内侧面较平坦。后缘有睾丸的血管、淋巴管和神经出入，并与附睾及输精管起始部相邻。睾丸表面被覆鞘膜，分为脏、壁两层，两者在睾丸后缘相互移行，形成鞘膜腔，内含少量浆液，起润滑作用（图 5-1）。

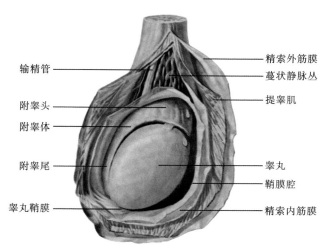

图 5-1 （右侧）睾丸及附睾

知识链接

隐　睾　症

　　男性生殖腺在胚胎时期最早是由系膜悬吊于体腔腰部的。后因胚体生长、腰部直立和引带牵拉作用,至第 3 个月时,睾丸下降至盆腔,停留在腹股沟管内口处,至第 7～8 个月,睾丸穿过腹股沟管下降至阴囊。凡胚胎时期睾丸下降异常,导致睾丸不能降至阴囊而停留在腹腔、腹股沟管或是阴囊入口处者都称为隐睾症。因腹腔或腹股沟管的温度较阴囊内温度高,不利于产生精子,常造成男性不育。

（二）结构

　　睾丸的表面覆有白膜,是一层坚厚的纤维膜。白膜在睾丸后缘增厚并深入睾丸实质内,形成睾丸纵隔。由睾丸纵隔发出的许多睾丸小隔,将睾丸分成若干睾丸小叶。将睾丸小叶放大,可见小叶内含数条迂曲盘绕的精曲小管和填充于小管间的睾丸间质。精曲小管是产生精子的部位,睾丸间质则具有分泌雄激素的功能。精曲小管在近睾丸纵隔侧相互汇合,形成精直小管。精直小管向后进入睾丸纵隔交汇成网,称为睾丸网。睾丸网发出数条输出小管通向附睾,将精子送入附睾(图 5-2)。

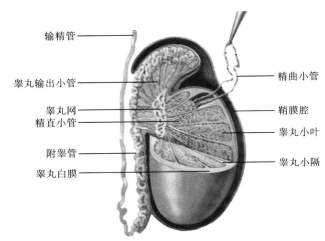

图 5-2　睾丸内部结构模式图

二、附睾

（一）形态与位置

　　附睾呈新月形,分为头、体、尾三部,紧贴睾丸的上端与后缘,经睾丸输出小管与睾丸相接,是男性输精管道的起始部。不仅是提供精子输出的管道,而且能储存精子、产生分泌液,提供营养并促进精子的进一步成熟,使其运动能力显著增加(图 5-1)。

（二）结构

　　附睾头由睾丸输出小管盘绕而成,位于最上端。输出小管向下合并为一根附睾管,在附睾的中下部迂曲形成附睾的体和尾。附睾尾末端弯曲向上,续于输精管(图 5-2)。

三、输精管和射精管

（一）输精管

　　输精管为成对的肌性管道,起于附睾管末端,沿睾丸后缘行至睾丸上端,向上穿腹股沟管进入盆腔,长约 50 cm。两侧输精管于膀胱底后面相互靠近,形成膨大,称为输精管壶腹(图 5-3)。

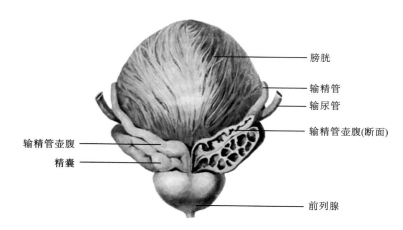

膀胱
输精管
输尿管
输精管壶腹(断面)
输精管壶腹
精囊
前列腺

图 5-3　膀胱、前列腺及精囊腺(后面观)

（二）射精管

射精管由输精管末端与精囊的排泄管汇合而成,行程较短,约为 2 cm,穿过前列腺实质,开口于男性尿道的前列腺部。

（三）精索

精索为一对介于睾丸上端与腹股沟管深环之间的圆索状结构,由输精管、睾丸动脉、蔓状静脉丛、输精管血管、神经、淋巴管组成。

知识链接

输精管结扎术

输精管结扎术是男性绝育手术的一种,是手术切断、结扎输精管,阻断生殖管道的一种持久性节育措施。输精管全程分为四部分,即睾丸部、精索部、腹股沟管部和盆部。精索部介于睾丸上端与腹股沟管浅环之间,位于皮下,位置表浅,容易定位,触之呈柔软圆索状,为临床输精管结扎常选部位。输精管绝育术后要求再生育者,可进行输精管吻合术。

四、附属腺

附属腺包括精囊、前列腺和尿道球腺,其分泌物参与构成精液,有保持精子活性和促进精子活动的作用。

（一）精囊

精囊又称精囊腺,是长椭圆形囊性器官,左右各一,位于膀胱底的后面、输精管壶腹的下方,分泌液参与构成精液。精囊的排泄管与输精管壶腹末端汇合形成射精管(图 5-3)。

（二）前列腺

前列腺为单一的实质性器官,由平滑肌组织和腺组织构成,外覆有坚韧的前列腺囊。小儿前列腺较小,腺组织不发达,性成熟期开始发育,至老年逐渐萎缩。

前列腺的形状及大小似倒置的栗子,后面平坦,邻直肠,中央有纵行的前列腺沟,直肠指检可触及该面,前列腺增生时,此沟变浅或消失。前列腺位于膀胱与尿生殖膈之间,中央有男性尿道穿过,故前列腺增生患者因尿道受挤压,常见排尿困难(图 5-4)。

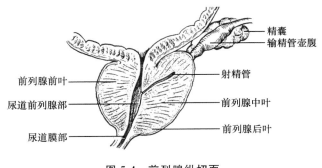

前列腺前叶
尿道前列腺部
尿道膜部

精囊
输精管壶腹
射精管
前列腺中叶
前列腺后叶

图 5-4　前列腺纵切面

知识链接

前列腺肥大

前列腺肥大,又称前列腺增生症,是以前列腺中叶增生为实质性改变而引起的一组综合征,是老年男性的常见病。主要临床表现为排尿障碍,如尿频、尿急、排尿困难、尿失禁、急性尿潴留、血尿及用力排尿引起的各种综合征。症状轻微者要注意减少水分摄取,避免憋尿。若造成生活上的困扰,可用口服药治疗,病情严重者需手术治疗。

(三)尿道球腺

尿道球腺为包埋于尿生殖膈内的一对球状腺体,形似豌豆,排泄管开口于尿道球部。

知识链接

精液的组成

精液呈乳白色,弱碱性,由精子和精浆两部分构成。精子由睾丸产生,精浆是由附属腺体和生殖管道分泌。正常成年男性一次射精为 2～5 mL,含 3 亿～5 亿个精子。

五、阴囊和阴茎

男性的外生殖器包括阴囊和阴茎。

(一)阴囊

阴囊是位于阴茎后下方的囊袋状结构,中央以阴囊中隔分为左右两部分,分别容纳左、右睾丸和附睾。阴囊壁由外至内分别为皮肤、肉膜、精索外精膜、提睾肌和精索内筋膜。皮肤柔软,肤色较深,有少许阴毛。肉膜内含平滑肌组织,平滑肌舒缩可调节阴囊内温度,为精子的发育提供适宜的内环境。

(二)阴茎

阴茎为男性性交的器官,分为头、体、根三部。阴茎根向后固定于耻骨下支、坐骨支和尿生殖膈。阴茎体位于根与头之间,呈圆柱状,以韧带悬于耻骨联合的前下方。阴茎头膨大,其尖端有尿道外口(图5-5)。

构成阴茎的主要结构是三条紧贴的海绵体,分别是位于阴茎背侧的两条阴茎海绵体和位于阴茎腹侧的一条尿道海绵体。阴茎海绵体左右各一,紧密结合,尖端变细嵌入阴茎头,后端分离,分别固定于两侧的耻骨下支和坐骨支。尿道海绵体内贯穿男性尿道的海绵体部,前端膨大为阴茎头,后端膨大为尿道球。三条海绵体外被覆筋膜和皮肤。皮肤在阴茎头处向内反折形成双层环形皱襞,称为阴茎包皮。阴茎包皮与阴茎头尿道外口下端处相连的皮肤皱襞,称为包皮系带(图5-6)。

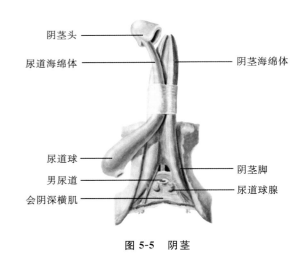

图 5-5　阴茎

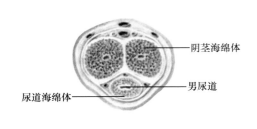

图 5-6　阴茎中部水平切片

知识链接

包皮环切术

　　男性幼儿时期包皮较长,包绕整个阴茎头。随着年龄增长,包皮逐渐向后退缩显露阴茎头。若成年后阴茎头仍被包皮包裹或包皮口过小不能完全暴露阴茎头,则分别称为包皮过长或包茎,易藏污纳垢而致炎症,甚至诱发阴茎癌。临床上建议包皮过长或包茎患者行治疗性包皮环切术,手术切除部分或全部包皮。术中注意不能误伤包皮系带,以免术后影响阴茎的正常勃起。

六、男性尿道

　　男性尿道起自膀胱的尿道内口,止于阴茎的尿道外口,兼具排尿和排精的功能。男性尿道全长 16～22 cm,管径平均为 5～7 cm。根据尿道的走行,将其分为三部,即尿道前列腺部、尿道膜部和尿道海绵体部。临床上称尿道海绵体部为前尿道,将尿道前列腺部和膜部合称为后尿道。

　　(一)前列腺部

　　前列腺部长约 3 cm,是尿道穿行于前列腺的部分,故此部管径大小易受前列腺的影响。前列腺部的后上部有射精管和前列腺排泄管的开口。

　　(二)膜部

　　膜部为尿道穿过尿生殖膈的部位,行程最短,长约 1.5 cm,位置相对固定。膜部周围有尿道膜部括约肌环绕,此肌肉收缩有控制排尿的作用。骨盆骨折易造成膜部的损伤。

　　(三)海绵体部

　　海绵体部贯穿阴茎的尿道海绵体,开口于阴茎前端的尿道外口,行程最长,长 12～17 cm。此部起始处膨大,形成尿道球部,尿道球腺开口于此。

　　男性尿道全长可见三处狭窄和两处弯曲。三处狭窄分别为尿道内口、膜部和尿道外口,其中以外口最为狭窄。在男性盆腔的正中矢状切面上可清楚看到,当阴茎自然下垂时,男性尿道在耻骨联合下方 2 cm 处和耻骨联合的前下方分别有一弯曲,分别称为耻骨下弯和耻骨前弯。耻骨下弯恒定存在,由前列腺部、膜部和海绵体部的起始段构成,耻骨前弯在阴茎勃起或上提阴茎时消失(图 5-7)。

知识链接

男性导尿术

　　由于男性尿道存在弯曲和狭窄,因此在导尿时要上提阴茎使耻骨前弯消失,将导尿管沿耻骨下弯方向轻柔插入尿道,至尿道海绵体中段(插入 7～8 cm 时),若顶住尿道球腺开口处的陷窝出现阻力时,可轻轻转动导尿管使其通过。当导尿管进入尿道膜部或尿道内口狭窄处产生阻力时,切勿强行插入。当见有尿液自导尿管流出(插入约 20 cm 时)时,则继续插入 2 cm 后固定尿管,完成导尿。

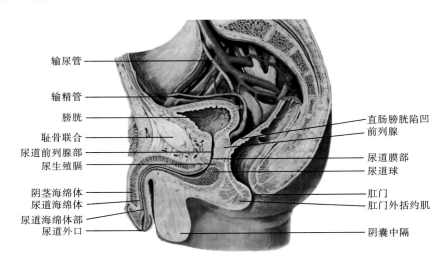

输尿管
输精管
膀胱
耻骨联合
尿道前列腺部
尿生殖膈
阴茎海绵体
尿道海绵体
尿道海绵体部
尿道外口

直肠膀胱陷凹
前列腺
尿道膜部
尿道球
肛门
肛门外括约肌
阴囊中隔

图 5-7　男性盆腔(正中矢状切面)

第二节　女性生殖系统

女性内生殖器包括卵巢、输卵管、子宫、阴道及前庭大腺等,外生殖器即女阴(图 5-8)。

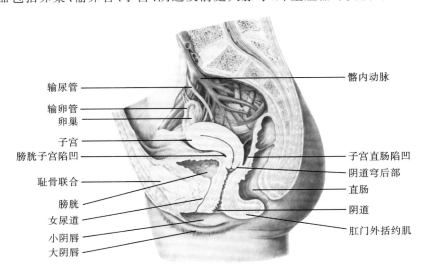

输尿管
输卵管
卵巢
子宫
膀胱子宫陷凹
耻骨联合
膀胱
女尿道
小阴唇
大阴唇

髂内动脉
子宫直肠陷凹
阴道穹后部
直肠
阴道
肛门外括约肌

图 5-8　女性盆腔(正中矢状切面)

一、卵巢

(一)形态与位置

卵巢是女性的生殖腺,成对,卵圆形,呈灰红色。卵巢位于子宫的两侧,盆腔侧壁、髂总动脉分叉处的卵巢窝内。成年女性的卵巢略大于杏仁,长为2～3 cm,宽约2 cm,厚为1～1.5 cm。卵巢的大小在每次月经周期和妊娠期都会有所改变(图5-8)。

(二)结构

卵巢的表面覆有一层单层立方上皮,其深面为一层结缔组织膜,称为白膜。卵巢实质可分为皮质和髓质两部分,皮质内含有不同发育程度的卵泡,髓质内则由网状的结缔组织填充,含卵巢的血管、神经及淋巴管。

知识链接

女性生命中卵巢形态的变化

卵巢的大小和形态,伴随女性年龄的增长发生相应改变。幼年女性的卵巢较小,表面光滑。之后卵巢体积逐渐增大,至青春期性成熟阶段体积达到最大,并因开始排卵而使卵巢表面出现瘢痕。进入中年(35～40岁)后,卵巢功能减弱,体积开始缩小,卵巢表面因多次排卵而凸凹不平。至绝经期,卵巢逐渐萎缩。

二、输卵管

输卵管是成对的肌性管道,连于卵巢与子宫之间,分为输卵管漏斗、输卵管壶腹、输卵管峡和输卵管子宫部(图5-9)。

(一)输卵管漏斗

输卵管漏斗为开放的漏斗状结构,有许多独立的指状结构,称为输卵管伞,是临床手术中识别输卵管的标志。卵巢排卵后,输卵管伞立即将卵细胞包裹,故输卵管漏斗部是卵细胞进入输卵管的门户。

(二)输卵管壶腹

输卵管壶腹为输卵管中膨大的部分,约占输卵管全长的2/3,是卵细胞与精子正常相遇受精的部位。

(三)输卵管峡

输卵管峡介于输卵管子宫部和输卵管壶腹之间,管径小、行程短,为临床常用的输卵管结扎部位。

(四)输卵管子宫部

输卵管子宫部即输卵管走行于子宫壁内的一段,向外延续于输卵管峡。

三、子宫

子宫是孕育胎儿、产生月经的器官。

(一)形态与位置

1. 子宫的形态　子宫呈倒置的梨形,是壁厚腔小的肌性器官,两侧连接输卵管,向下经子宫口开口于阴道。子宫由上至下分为三部分,即子宫底、子宫体和子宫颈。两侧输卵管子宫口以上的部分为子宫底,宽而圆,凸向上;下端缩窄成圆柱状的子宫颈,子宫颈突入阴道的部分称为子宫颈阴道部,其上未突入阴道的部分称为子宫颈阴道上部;子宫底与子宫颈之间为子宫体。在子宫体与子宫颈相交处较为狭细,称为子宫峡,该部位在妊娠期会增长为子宫下段,为临床剖宫产术的常用手术部位(图5-9)。

子宫的内腔狭小,上方为倒三角形的子宫腔,下方为梭形的子宫颈管。子宫腔上部有输卵管的开口,子宫颈管向下以子宫口开口于阴道。未产妇的子宫口为圆形,经产妇的子宫口呈横裂状(图5-9)。

2. 子宫的位置　子宫位于盆腔、膀胱与直肠之间,受周围韧带的牵拉,呈前倾前屈位。前倾是指子宫

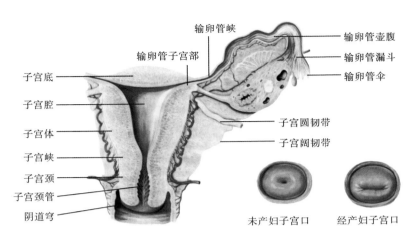

图 5-9 子宫的分布与固定装置

长轴与阴道长轴之间形成的向前开放的钝角,前屈是指子宫体与子宫颈之间形成的向前开放的钝角。正常女性,未受孕的子宫位于骨盆上口平面以下,妊娠子宫的位置则随妊娠月份的增长而变化。子宫位置异常是女性不孕原因之一。

（二）构造

子宫壁由外至内依次是外膜、肌层和内膜。外膜大部分为浆膜,是腹膜的脏层;肌层由平滑肌组成;内膜较厚,随着月经周期发生相应的变化。

（三）固定结构

子宫借周围韧带和毗邻器官保持其前倾前屈位。固定子宫的韧带如下:

1. 子宫阔韧带 子宫阔韧带为覆盖子宫前后两面的腹膜在子宫两侧延伸而成的双层腹膜结构,内有出入子宫的血管、神经、淋巴管等结构通过,有限制子宫向两侧倾倒的作用(图 5-9)。

2. 子宫圆韧带 子宫圆韧带为扁索状,由结缔组织和平滑肌构成,左右各一,分别起自子宫前面上外侧,向前穿腹股沟管终止于大阴唇皮下,是维持子宫前倾的结构。

3. 子宫主韧带 子宫主韧带较为坚韧,由结缔组织和平滑肌构成,位于子宫阔韧带的下部,从子宫颈连至盆腔侧壁,能固定子宫颈,防止子宫脱垂。

4. 子宫骶韧带 子宫骶韧带又称骶子宫韧带,由结缔组织和平滑肌构成,起于子宫颈后面,向后绕过直肠终止于骶骨前面,是维持子宫前屈位的重要结构。

知识链接

剖 宫 产

剖宫产,即以手术切开腹部及子宫,用以分娩出胎儿,临床上通常选用的手术部位为子宫下段。但近年来有部分产妇选择以剖宫产替代自然分娩。世界卫生组织建议,剖腹生产不应超过15%。

四、阴道

阴道位于小骨盆中央,前方为膀胱、尿道,后与直肠相邻,是女性性交、排出月经和娩出胎儿的管道(图 5-8)。

阴道上端宽阔,包绕子宫颈阴道部,两者之间形成的环形凹陷,称为阴道穹。根据部位不同,将阴道穹分为前穹、后穹和两侧穹。阴道后穹最深,后上方紧邻子宫直肠陷凹,临床上可经阴道后穹穿刺引流积血或积液,以辅助诊断。阴道下端较窄,以阴道口开口于阴道前庭。处女的阴道口周围有处女膜附着,其形态各异,可为环形、半环形、伞状或筛状。处女膜破裂后,阴道口周围留有处女膜痕。

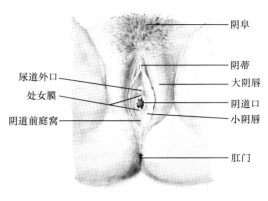

图 5-10　女阴

阴阜
阴蒂
大阴唇
阴道口
小阴唇
肛门

尿道外口
处女膜
阴道前庭窝

五、女阴

女阴即女性的外生殖器,包括阴阜、大阴唇、小阴唇、阴道前庭、阴蒂等结构。阴阜是耻骨联合前方的皮肤隆起,皮肤上附有阴毛。大阴唇为隆起的皮肤皱襞,左右各一,向前和向后相互连合。小阴唇位于大阴唇的内侧,为较薄的皮肤皱襞,其内侧的裂隙称为阴道前庭。阴道前庭前方有女性尿道外口,后方为阴道口,阴道口两侧有前庭大腺的开口。阴蒂位于小阴唇的前方,富含神经末梢,感觉敏锐。前庭大腺是女性生殖器官中的附属腺体,形似豌豆,左右成对,位于阴道口两侧的深面,能产生分泌物,润滑阴道口。

临床上给女性插导尿管时,要特别注意阴道口与尿道口的相对位置,避免发生导尿管误插的医疗事故(图5-10)。

六、乳房和会阴

(一)乳房

男性乳房不发达,乳头平对第4肋间隙。

女性乳房为哺乳器官,于青春期开始发育,随月经周期和妊娠发生一系列变化。

1. 位置与形态　乳房固定于胸前壁的浅筋膜内,向后与胸大肌筋膜相邻,两者之间形成的乳腺后间隙为临床隆乳术植入假体的常用部位。成年女性的乳房成半球状,中央有乳头,有输乳管的开口。乳头周围环绕乳晕,为环形的色素沉着区,该区在妊娠和哺乳期面积扩大,着色加深。乳头和乳晕皮肤较薄,易损伤导致感染,故哺乳期应加强护理(图5-11)。

2. 结构与固定装置　乳房由皮下脂肪、纤维组织和乳腺组织填充而成,表面被覆皮肤。纤维组织包绕乳腺,将乳房内部分隔为15～20个乳腺叶。每个乳腺叶的导管汇集为一条输乳管,输乳管在近乳头处膨大,合并为输乳管窦。由于输乳管围绕乳头呈放射状排列,故临床施行乳房手术时,多采用放射状切口,尽可能避免损伤输乳管。乳房的固定装置主要为连于胸大肌筋膜和乳腺之间的结缔组织束,称为乳房悬韧带(图5-12)。

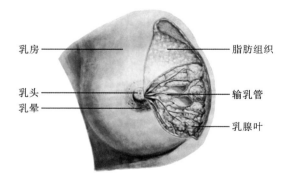

乳房
乳头
乳晕
脂肪组织
输乳管
乳腺叶

图 5-11　成年女性乳房

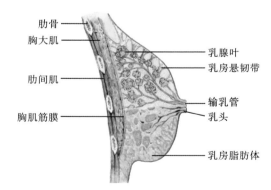

肋骨
胸大肌
肋间肌
胸肌筋膜
乳腺叶
乳房悬韧带
输乳管
乳头
乳房脂肪体

图 5-12　成年女性乳房矢状切面

知识链接

乳腺癌发生时,癌变波及乳房悬韧带,该韧带缩短,引起局部皮肤凹陷,即酒窝征;若淋巴管被癌细胞堵塞,致局部出现淋巴水肿而局部出现"橘皮样变"。

（二）会阴

会阴有广义和狭义之分。

广义的会阴是指封闭小骨盆下口的所有软组织,呈菱形,以坐骨结节连线为界,分为前方的尿生殖三角和后方的肛三角。尿生殖三角在女性有尿道和阴道开口,在男性有尿道通过,肛门三角内有肛管通过（图5-13）。

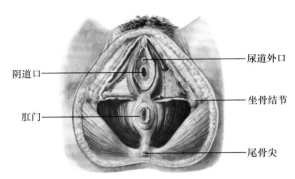

阴道口 —

尿道外口

肛门 —

坐骨结节

尾骨尖

图5-13　会阴

狭义的会阴,又称产科会阴,是指肛门与外生殖器之间狭小区域的软组织。女性经阴道分娩时,助产士需以手掌紧压此区,以防止此区因承受较大压力而撕裂。

（时　洋）

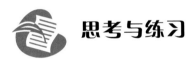 **思考与练习**

一、名词解释

精索、输卵管伞、狭义会阴。

二、简答题

1. 简述输卵管的分部及各部的临床意义。

2. 简述精子产生的部位及排出体外所经过的结构。

3. 简述子宫的形态、位置与分部。

4. 简述男性尿道的特点及临床意义。

三、单项选择题

1. 男性生殖腺是（　　　）。

A. 睾丸　　　　　　　B. 附睾　　　　　　　C. 前列腺　　　　　　　D. 精囊腺

2. 手术时识别输卵管的标志是（　　　）。

A. 子宫部　　　　　　　　　　　　　　　B. 输卵管峡

C. 输卵管壶腹　　　　　　　　　　　　　D. 输卵管伞

四、案例分析

患者,女性,39岁,既往月经正常,停经46天,出现早孕反应,5 h前出现下腹部剧烈撕裂样疼痛,伴头晕,眼花,恶心,呕吐,全身酸痛,伴少量阴道流血,无血块。患者起床时晕厥,急入院。

体格检查:患者神志不清,呈浅昏迷状态,面色苍白,四肢发冷,血压测不清,心率118次/分,呼吸急促表浅。妇科检查:外阴发育正常,已婚经产式,阴道畅,见少量暗红色血液流出,阴道后穹穿刺抽出不凝血5 mL,宫颈呈紫蓝色。宫颈举痛,光滑,口开,宫体较正常,左侧附件压痛（＋＋＋）。

辅助检查:血Hb 12.4 g/L,尿孕试阳性;超声检查提示宫外孕,腹盆腔积液。

术后病理诊断:左侧卵巢妊娠破裂。

分析思考:

1. 何谓宫外孕?

2. 宫外孕大出血时为何能在阴道后穹穿刺抽出血液?

3. 正常妊娠时,受精卵着床的部位应为何处?

"案例分析"答案提示:

1. 受精卵在子宫腔以外着床称为异位妊娠,习惯称宫外孕。

2. 阴道后穹为阴道包绕子宫颈阴道部后部形成的结构,阴道后穹最深,后上方紧邻子宫直肠陷凹。宫外孕大出血时,血液可因重力作用堆积于子宫直肠陷凹中,临床上经阴道后穹穿刺引流阴道后穹的积血或积液,可作为辅助诊断依据。

3. 正常情况下,受精卵应该着床于子宫体或子宫底的子宫壁内。

第六章 脉 管 系 统

掌握:脉管系统的组成;心的位置、心腔的构造和心的体表投影;全身动脉主干及其分支;全身静脉主干及其主要属支和临床上常用的静脉。

熟悉:心的传导系统、心的血管分布、全身常用的压迫止血点;肝门静脉的组成、收集范围及与上、下腔静脉的吻合途径;淋巴系统的组成。

了解:胸导管和右淋巴导管的组成、收集范围及注入部位;全身主要淋巴结群的位置与引流。

脉管系统是由一系列封闭和连续的管道构成的,分布于人体各部,包括心血管系统和淋巴系统。在心血管系统内循环流动着血液,在淋巴系统内向心流动着淋巴,淋巴最后通过静脉流回血液。脉管系统的主要功能是将消化系统和呼吸系统吸收的营养物质和氧运送到全身器官的组织和细胞,同时将代谢产物及二氧化碳运送到肾、肺及皮肤,排出体外。

第一节 心血管系统

一、概述

(一)心血管系统组成

心血管系统由心、动脉、毛细血管和静脉组成,血液在其中循环流动(图 6-1)。

1. 心脏 心脏是心血管系统的"动力泵",是连接动静脉的枢纽。心是中空的肌性器官,内部被心间隔分为互不相通的左右两半,每半又各分为上方的心房和下方的心室,故心有 4 个腔,即右心房、右心室、左心房和左心室,同侧心房和心室经房室口相通。心房连接静脉,心室发出动脉。在房室口和动脉口处均有瓣膜,顺血流而开启,逆血流而关闭,保证血液定向流动。

2. 动脉 动脉是运送血液离心的血管。动脉在其行程中不断分支,分为大动脉、中动脉和小动脉,愈分愈细,最后移行为毛细血管。动脉管壁较厚、管腔较小、压力高、血流速度快、富有弹性,随心的舒缩明显搏动。

3. 静脉 静脉是运送血液回心的血管。小静脉由毛细血管汇合而成,在向心回流过程中不断接受属支,逐渐汇合成中静脉、大静脉,最后注入心房。静脉管壁薄、管腔大、压力低、弹性小、血流速度慢。

4. 毛细血管 毛细血管是连接小动脉、小静脉之间的血管。毛细血管彼此吻合成网,除软骨、角膜、晶状体、毛发、牙釉质和被覆上皮外,遍布全身各处。毛细血管数量多、管壁薄、通透性大,管内血流缓慢,是血液与组织液进行物质交换的场所。

(二)血液循环

血液由心室流经动脉、毛细血管和静脉后返回心房,这种周而复始的循环流动,称为血液循环,包括体循环和肺循环(图 6-2)。

1. 体循环(大循环) 体循环起于左心室(动脉血)→主动脉→主动脉各级分支→全身毛细血管→各级静脉(静脉血)→上、下腔静脉→右心房。体循环的特点是行程长、流经范围广,以动脉血滋养全身,并将全身各部的代谢产物和二氧化碳收纳入血,运回心脏。

2. 肺循环(小循环) 肺循环起于右心室(静脉血)→肺动脉干→肺动脉各级分支→肺泡毛细血管→肺内各级静脉(动脉血)→左、右肺静脉→左心房。肺循环的特点是行程短,血液与肺泡进行气体交换,释

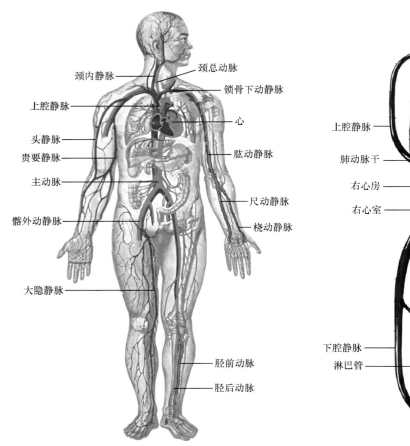

图 6-1　心血管概观

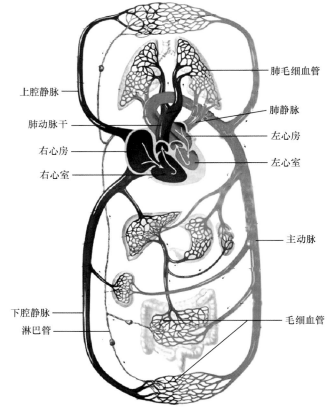

图 6-2　血液循环示意图

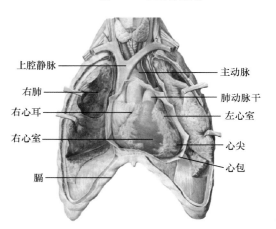

图 6-3　心的位置

放二氧化碳,同时吸入氧。

二、心

(一)心的位置、外形和体表投影

1. 心的位置和毗邻　心是一个中空的肌性器官,位于中纵隔内,约 2/3 位于正中线的左侧,1/3 位于正中线的右侧。心的前面大部分被胸膜和肺遮盖,后面毗邻食管、胸主动脉,上方连出入心的大血管,下方毗邻膈,两侧是纵隔胸膜。心的位置可因体型或体位的不同而有所改变(图 6-3)。

2. 心的外形　心似倒置的、前后略扁的圆锥体,大小似本人拳头,可分一尖、一底、两面、三缘和三条沟。

(1)心尖和心底:心尖圆钝,由左心室构成,朝向左前下方,在左侧第 5 肋间隙、左锁骨中线内侧 1～2 cm 处,可触及心尖搏动。心底朝向右后上方,主要由左心房和小部分右心房构成。上、下腔静脉分别从上、下注入右心房,左、右肺静脉分别从两侧注入左心房。

(2)两面:心的胸肋面(前面)朝向前上方,大部分由右心房和右心室构成,因与胸骨及肋软骨相邻,故称为胸肋面;膈面(下面)朝向后下方,大部分由左心室、小部分由右心室构成,因与膈毗邻,故称为膈面。

(3)三缘:心的下缘由右心室和心尖构成;左缘的绝大部分由左心室构成;右缘不明显,由右心房构成。

(4)三条沟:冠状沟(房室沟)呈冠状位,近似环形,前方被肺动脉干所中断,该沟为心房和心室在心表面的分界;前室间沟和后室间沟分别在心室的胸肋面和膈面,是左右心室在心表面的分界。三条沟内有血管走行,并被脂肪组织填充(图6-4、图6-5)。

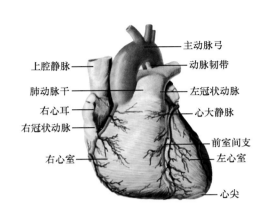

图6-4　心的外形与血管(前面)

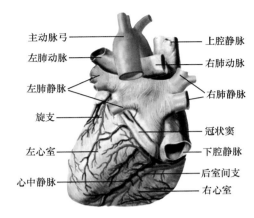

图6-5　心的外形与血管(后面)

3. 体表投影　心外形的体表投影个体差异较大,也可因体位而有变化,通常采用四点连线法来确定(图6-6)。了解心的体表投影对诊断心脏疾病具有重要的临床意义。

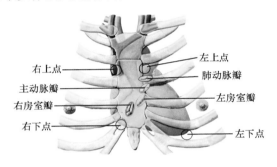

图6-6　心的体表投影

(1) 左上点:位于左侧第2肋软骨的下缘,距胸骨左缘约1.2 cm。
(2) 右上点:位于右侧第3肋软骨上缘,距胸骨右缘约1 cm。
(3) 右下点:位于右侧第6胸肋关节处。
(4) 左下点:位于左侧第5肋间隙,距前正中线7~9 cm。

(二) 心的血管

1. 动脉　心的动脉主要有左、右冠状动脉,均发自升主动脉(图6-4)。

(1) 左冠状动脉:起于升主动脉根部的左侧,在肺动脉干和左心耳之间向左行,随后分为前室间支和旋支。前室间支沿前室间沟走行,绕心尖右侧至膈面,与后室间支吻合,沿途分支营养左心室前壁、右心室前壁和室间隔前上2/3部分。旋支沿冠状沟左行,绕过心左缘至左心室膈面,沿途分支营养左心房及左心室膈面。

(2) 右冠状动脉:起于升主动脉根部的右侧,经右心耳与肺动脉干之间,入冠状沟向右后行,至冠状沟后部分为两支,一支粗大称为后室间支,沿后室间沟下行,与前室间支吻合。另一支较细小,分布于左心室后壁,右冠状动脉沿途发出分支营养右心房、右心室、室间隔后下1/3部分。

据统计,窦房结的血液供应,60%的人起于右冠状动脉,40%的人起于左冠状动脉。

2. 静脉　心的静脉绝大部分汇入冠状窦,经冠状窦口流入右心房,其主要属支有心大静脉、心中静脉和心小静脉(图6-7)。

(三) 心腔

1. 右心房　右心房位于心的右上部,向左前方突出的部分,称为右心耳。右心房有三个入口和一个

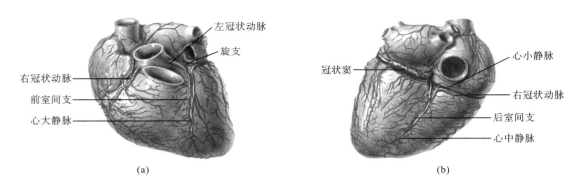

(a)   (b)

图 6-7 心的血管

出口。入口有上腔静脉口、下腔静脉口和位于下腔静脉口与右房室口之间的冠状窦口,它们分别引导人体上、下半身和心壁的静脉血汇入右心房;出口为右房室口,通向右心室。房间隔较薄,其下部有一浅窝,称为卵圆窝(图 6-8)。

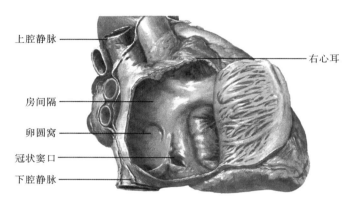

图 6-8 右心房

2. 右心室 右心室位于右心房左前下方,构成心胸肋面的大部分。右房室口为入口,周围的纤维环上附着三个三角形的瓣膜,称为三尖瓣,瓣的游离缘借腱索连于乳头肌;出口为肺动脉口,周围的纤维环上附有三个袋口朝上的半月形瓣膜,称为肺动脉瓣(图 6-9)。

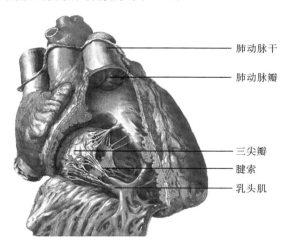

图 6-9 右心室

3. 左心房 左心房位于右心房的左后方,构成心底的大部分。向前突出的部分称为左心耳。左心房有四个入口和一个出口。四个入口分别是后部两侧的左肺上、下静脉口和右肺上、下静脉口,肺静脉的动脉血经此流入左心房;出口为左房室口,左心房的血液经此流入左心室(图 6-10)。

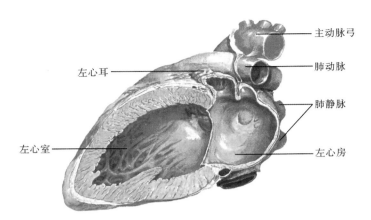

图 6-10　左心房与左心室

4. 左心室　左心室位于右心室的左后方,呈圆锥形,构成心尖及心的左缘(图6-11)。左心室壁最厚,约为右室壁厚度的三倍。左房室口为其入口,周围的纤维环上附有两个三角形的瓣膜,称为二尖瓣。出口为主动脉口,周围的纤维环上附有三个袋口朝上的半月形瓣膜,称为主动脉瓣。

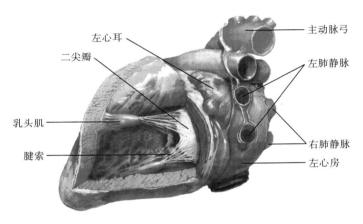

图 6-11　左心室

瓣膜的作用是阻止血液逆流,保证血液在心腔内单向流动。当心室收缩时,二尖瓣和三尖瓣关闭,肺动脉瓣和主动脉瓣开放,血液射入动脉;当心室舒张时,肺动脉瓣和主动脉瓣关闭,二尖瓣和三尖瓣开放,血液由心房流入心室(图6-12)。

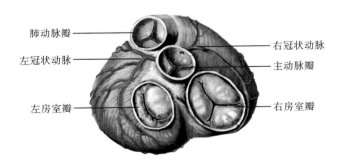

图 6-12　心脏的瓣膜(上面观)

知识链接

心内注射术应用解剖

心内注射术是将急救药物通过在心前区穿刺注入右心室,从而尽快恢复患者的心跳,是临床上抢救心脏停搏常用的方法之一。注射部位为心前区,在左侧第4肋间隙、胸骨左缘旁0.5~1 cm处,沿肋上缘垂直刺入右心室。

(四)心的构造

1. 心壁的构造 心壁由心内膜、心肌层和心外膜组成。心内膜是衬在心腔内面的一层光滑薄膜;心肌层为心壁的主体,心室肌比心房肌肥厚。心房肌和心室肌不相连,故心房、心室不同时收缩;心外膜是被覆于心肌层和大血管根部的一层透明而光滑的浆膜。

2. 房间隔与室间隔 房间隔较薄,由两层心内膜夹少量心肌和结缔组织构成,卵圆窝处最薄;室间隔较厚,由心肌和心内膜构成,下部主要由心肌构成,称为肌部。上部有一卵圆形薄弱区域,缺乏肌层,称为膜部,是室间隔缺损的好发部位(图6-13)。

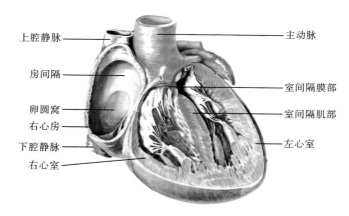

图6-13 房间隔和室间隔

知识链接

常见的先天性心脏病:①房间隔缺损,最常见的是卵圆孔未闭,卵圆孔一般在出生后1岁左右闭合,形成卵圆窝;②室间隔缺损,分室间隔膜部缺损和肌部缺损,其中以膜部缺损常见;③动脉导管未闭,是最常见的血管畸形;④法洛四联症,包括肺动脉狭窄、室间隔缺损、主动脉骑跨和右心室肥大。

(五)心的传导系统

心传导系统由特殊心肌细胞构成,包括窦房结、房室结、房室束及其分支,具有产生兴奋、传导冲动、维持心正常节律性搏动的功能(图6-14)。

1. 窦房结 窦房结呈长椭圆形,位于上腔静脉与右心房交界处的心外膜深面。窦房结能自动地发出节律性冲动并传至房室结,是心的正常起搏点。

2. 房室结 房室结位于冠状窦口与右房室口之间的心内膜深面,房室结的作用是将窦房结传来的冲动传至心室,保证心房收缩后再开始心室的收缩。

3. 房室束及其分支 房室束又称His束,由房室结发出,向下至室间隔肌部上缘分左、右束支。左、

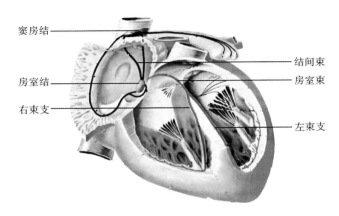

图 6-14　心的传导系统

右束支沿室间隔两侧心内膜的深面下行,再分成浦肯野(Purkinje)纤维,分布到室壁的肌纤维上。

（六）心包

心包是包裹心及大血管根部的锥体形膜性囊,可分为浆膜心包和纤维心包。纤维心包是坚韧的结缔组织囊,上方与大血管的外膜相续,下方附着在膈的中心腱上。浆膜心包又分脏、壁两层,脏层为紧贴在心和大血管根部的浆膜,位于心表面的部分又称心外膜;壁层衬在纤维心包的内面。脏、壁两层在大血管根部相互移行,围成密闭的心包腔,腔内有少量浆液。心包可减少心脏跳动时的摩擦,并可以防止心过度扩张,具有保护作用(图 6-15)。

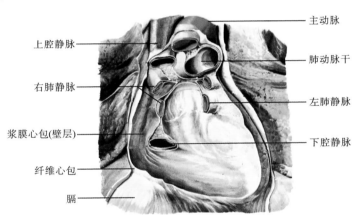

图 6-15　心包

知识链接

心包腔穿刺术

心包腔穿刺术的穿刺部位一般在剑突与左肋弓夹角处。心包腔穿刺术常用于判定心包积液的性质;有心包填塞症状时,可穿刺抽液以减轻症状;化脓性心包炎时,可穿刺排脓或注入药物。

三、肺循环的血管

（一）肺循环的动脉

肺动脉干短而粗,起自右心室,在升主动脉左侧向左后上方斜行,至主动脉弓的下方分为左、右肺动脉。左肺动脉较短,水平向左,在左肺门处分为上、下两支,分别进入左肺上、下叶;右肺动脉较长,水平向右,在右肺门处分为三支,分别进入右肺上、中、下叶。

在肺动脉干分叉处与主动脉弓下缘之间有一结缔组织索,称为动脉韧带,是胚胎时期动脉导管闭锁后的遗迹。

(二)肺循环的静脉

肺静脉左、右各两条,无静脉瓣,均起自肺门,注入左心房,肺静脉内为含氧量较高的动脉血。

四、体循环的血管

(一)体循环的动脉

体循环的动脉以主动脉起于左心室,经主动脉的各级分支将动脉血运输到全身各处,为器官和组织提供营养。

器官外动脉的分布规律是:①对称性,与人体左右对称的结构一致;②躯干部的动脉分为脏支和壁支;③伴行性,动脉常与静脉、神经和淋巴管相伴行,形成血管神经束;④隐蔽性,动脉多居于四肢屈侧、深部较安全的隐蔽处;⑤最短性,动脉多以最短的距离到达营养的器官;⑥动脉的分布形式与器官的形态相适应,动脉管径的大小与器官功能相适应。

器官内动脉的分布规律是:①实质性器官,动脉由门进入器官后呈放射状分布;②中空器官,有的横行分布,有的纵行分布。

1. 主动脉 主动脉为全身最粗大的动脉,也是体循环的动脉主干,以胸骨角平面为界,把主动脉分为升主动脉、主动脉弓和降主动脉三部分。降主动脉又以膈的主动脉裂孔为界分为胸主动脉和腹主动脉。腹主动脉沿脊柱前方下行,在第4腰椎下缘高度分为左、右髂总动脉(图 6-16)。

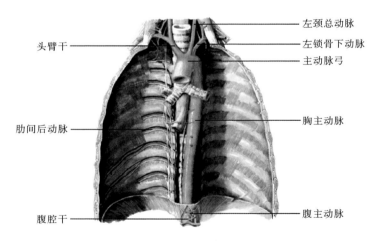

左颈总动脉
左锁骨下动脉
主动脉弓
头臂干
胸主动脉
肋间后动脉
腹主动脉
腹腔干

图 6-16　主动脉

知识链接

各动脉主干大体分布范围如下:颈总动脉—头颈部;锁骨下动脉—上肢;胸主动脉—胸部;腹主动脉—腹部;股动脉—下肢;髂内动脉—盆部。

(1)升主动脉:其根部发出左、右冠状动脉,营养心脏。

(2)主动脉弓:位于胸骨柄的后方,其凸侧发出三个分支,从右到左分别为头臂干、左颈总动脉和左锁骨下动脉。头臂干向右上斜行至右侧胸锁关节的后方,分为右颈总动脉和右锁骨下动脉。主动脉弓壁内含有压力感受器,可感受血压的变化,具有调节血压的作用。主动脉弓的下方有 2～3 个粟粒状小体,称为主动脉小球,属于化学感受器,可感受血液中二氧化碳浓度的变化。

2. 头颈部的动脉　头颈部的动脉主干是颈总动脉。

1）颈总动脉　成对,左侧起自主动脉弓,右侧发自头臂干。两侧颈总动脉均经胸锁关节后方进入颈部,沿气管、喉和食管的外侧上行,至甲状软骨上缘水平分为颈内动脉和颈外动脉。在喉两侧可触及颈总动脉搏动。

在颈总动脉分叉处有两个重要结构:颈动脉窦和颈动脉小球。颈动脉窦为压力感受器,当血压升高时,反射性引起心跳减慢,血压下降;颈动脉小球为化学感受器,当血液中二氧化碳浓度升高时,反射性引起呼吸加深、加快。

2）颈外动脉　起自颈总动脉,上行穿腮腺实质后,分为颞浅动脉和上颌动脉两个终支。主要分支有面动脉、甲状腺上动脉(图 6-17)。

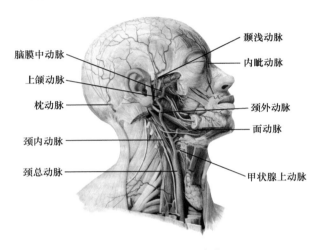

图 6-17　头颈部的动脉

（1）甲状腺上动脉:于颈外动脉起始处发出,分布到甲状腺和喉。

（2）面动脉:平下颌角发自颈外动脉,于咬肌前缘绕过下颌骨体下缘至面部,沿口角和鼻翼的外侧上行到内眦,改称为内眦动脉。沿途分支分布于下颌下腺、面部和腭扁桃体等。

（3）颞浅动脉:在外耳门前方上行,至颞部皮下,分支分布于腮腺及额部、颞部和顶部的软组织。

（4）上颌动脉:由颈外动脉发出后,经下颌支的最深面行进,分支分布于外耳道、中耳、牙、咀嚼肌、鼻腔、腭和脑硬膜等,其中分布到硬脑膜的一支,称为脑膜中动脉,该动脉发出后向上穿棘孔进入颅腔,其分支经过翼点内面,当该处骨折时,易受损伤而导致硬脑膜外血肿。

3）颈内动脉　在颈部无分支。自颈总动脉发出后,经颈动脉管入颅中窝,分支分布于脑与视器。

 知识链接

头颈部的压迫止血部位

颈总动脉的压迫止血部位:可在胸锁乳突肌前缘、平喉的环状软骨高度,向后内将颈总动脉压向第 6 颈椎横突,进行压迫止血。

面动脉的压迫止血部位:当面部出血时,可在咬肌前缘与下颌骨下缘交叉处,向内将面动脉压向下颌骨,进行压迫止血。

颞浅动脉的压迫止血部位:在外耳门前方 1 cm 处,位置表浅可触及其搏动,当额部、颞部及顶部软组织出血时,在此进行压迫止血(图 6-18)。

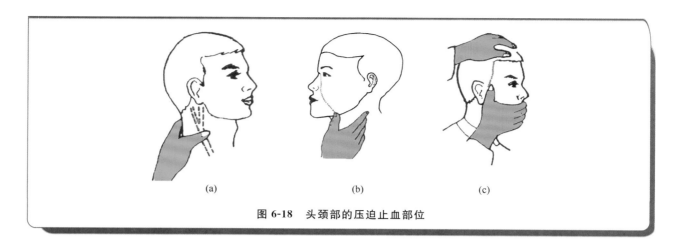

图 6-18　头颈部的压迫止血部位

3. 上肢的动脉　上肢的动脉主干是锁骨下动脉。

1）锁骨下动脉　左侧起自主动脉弓,右侧起自头臂干,至第 1 肋外侧缘移行为腋动脉(图 6-19)。锁骨下动脉的主要分支如下。

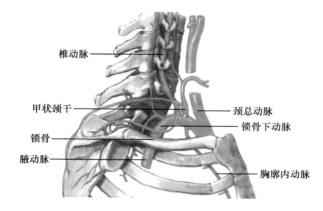

图 6-19　锁骨下动脉

（1）椎动脉:上行穿第 6 至第 1 颈椎横突孔,经枕骨大孔入颅腔,分支营养脑和脊髓。

（2）胸廓内动脉:贴第 1 至第 7 肋软骨后面下行至膈,穿膈后改称为腹壁上动脉,营养胸前壁、心包、膈和腹直肌等。

（3）甲状颈干:为一短干,起始后立即分成数支至颈部和肩部,其中一支为甲状腺下动脉,分布于甲状腺下部。

2）腋动脉　腋动脉位于腋窝的深部,行向外下,至臂部移行为肱动脉,分支分布于肩部、胸前外侧壁及乳房等处(图 6-20)。

3）肱动脉　肱动脉沿肱二头肌内侧下行,至肘窝深部分为桡动脉和尺动脉。肱动脉沿途分支营养臂部及肘关节(图 6-20)。

 知识链接

　　在肘窝的内上方,肱二头肌内侧可触到肱动脉的搏动,该处是临床上测量血压时常用的听诊部位。

4）桡动脉　桡动脉在肘窝处起自肱动脉,沿前臂桡侧下行,绕过桡骨的茎突至手背,穿第 1 掌骨间隙入手掌,与尺动脉的掌深支吻合成掌深弓。在桡腕关节处,桡动脉又分出掌浅支。桡动脉分支主要营养前臂桡侧诸肌。

5）尺动脉　尺动脉从肱动脉起始后沿前臂尺侧下行,在桡腕关节的前方入手掌,终支与桡动脉的掌浅支吻合成掌浅弓。主要营养前臂尺侧诸肌。

6）掌浅弓和掌深弓　掌浅弓位置较浅,掌深弓位置较深。由两弓发出分支,营养手掌和手指(图 6-21)。

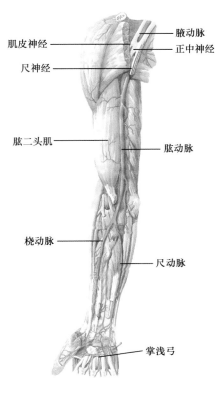

图 6-20　上肢的动脉

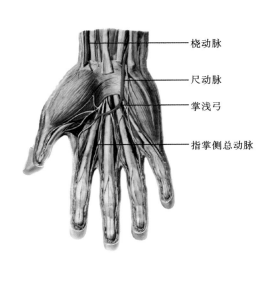

图 6-21　手的动脉

 知识链接

上肢的压迫止血部位

锁骨下动脉的压迫止血部位:当上肢出血时,可在锁骨中点上方的锁骨上窝处,向后下将锁骨下动脉压向第 1 肋,进行压迫止血。

肱动脉的压迫止血部位:在肱二头肌内侧缘,肱动脉位置表浅,可触到其搏动,当前臂和手部出血时,在臂中部,向后外侧将肱动脉压向肱骨,进行压迫止血(图 6-22)。

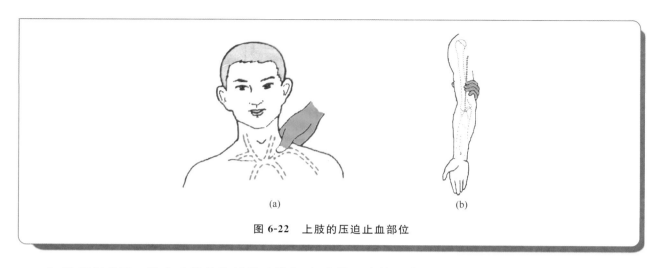

(a)　　　　　　　　　　　　(b)

图 6-22　上肢的压迫止血部位

4. 胸部的动脉　胸主动脉是胸部的动脉主干,在第 4 胸椎下缘续于主动脉弓,下行至第 12 胸椎高度穿过膈的主动脉裂孔入腹腔,移行为腹主动脉。胸主动脉的分支分为壁支和脏支。壁支粗大,有肋间后动脉、肋下动脉和膈上动脉,主要营养胸壁、腹壁上部、背部和脊髓等部位;脏支细小,分为支气管支、食管支和心包支,分别营养肺、支气管、食管和心包(图 6-23)。

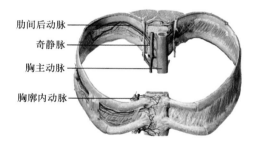

肋间后动脉

奇静脉

胸主动脉

胸廓内动脉

图 6-23　胸壁的动脉

5. 腹部的动脉　腹主动脉是腹部的动脉主干,在膈的主动脉裂孔处续于胸主动脉,沿脊柱左前方下行,达第 4 腰椎下缘分为左、右髂总动脉(图 6-24)。腹主动脉的分支也分为壁支和脏支,但脏支比壁支粗大。

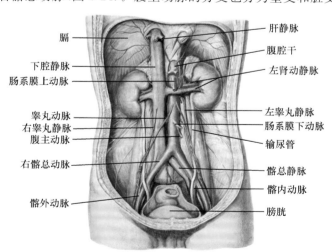

膈

下腔静脉

肠系膜上动脉

睾丸动脉

右睾丸静脉

腹主动脉

右髂总动脉

髂外动脉

肝静脉

腹腔干

左肾动静脉

左睾丸静脉

肠系膜下动脉

输尿管

髂总静脉

髂内动脉

膀胱

图 6-24　腹部血管

1) 壁支　腰动脉共 4 对,分支营养腹后壁、背部肌肉和脊髓等处。

2) 脏支　脏支分为成对的肾上腺中动脉、肾动脉、睾丸动脉或卵巢动脉,以及不成对的腹腔干、肠系膜上动脉和肠系膜下动脉。

（1）肾上腺中动脉：约平第 1 腰椎水平，起自腹主动脉侧壁，分布到肾上腺中部，并与肾上腺上、下动脉吻合。

（2）肾动脉：平第 2 腰椎高度，起自腹主动脉侧壁，管径较粗，横行向外经肾门入肾，右侧比左侧稍长（图 6-24）。

（3）睾丸动脉：细而长，在肾动脉根部的稍下方起自腹主动脉前壁的两侧，沿腰大肌表面斜向外下，跨过输卵管前面，穿经腹股沟管至阴囊，主要营养睾丸和附睾（图6-24）。在女性则为卵巢动脉，在卵巢悬韧带内下降入盆腔，分支营养卵巢和输卵管。

（4）腹腔干：为一粗短的动脉干，在主动脉裂孔的稍下方起自腹主动脉前壁，立即分为胃左动脉、肝总动脉和脾动脉（图 6-25）。

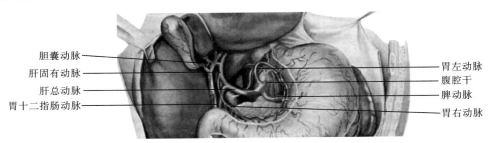

图 6-25　腹腔干

① 胃左动脉：沿胃小弯右行，与胃右动脉吻合，分支营养食管腹段、贲门和胃小弯附近的胃壁。

② 肝总动脉：在十二指肠上部的上缘分为肝固有动脉和胃十二指肠动脉。肝固有动脉在肝十二指肠韧带内上行至肝门，分为左、右支进入肝的左、右叶，右叶在入肝门之前发出一支胆囊动脉，分布于胆囊。肝固有动脉发出的胃右动脉，沿胃小弯左行；胃十二指肠动脉在十二指肠后方下降，在幽门处分为胃网膜右动脉和胰十二指肠上动脉。胃网膜右动脉在大网膜内沿胃大弯由右向左行，分布于胃和大网膜，胰十二指肠上动脉在胰头与十二指肠降部之间下行，分支营养胰头和十二指肠（图 6-26）。

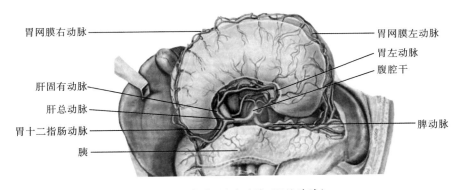

图 6-26　腹腔干（脾动脉、肝总动脉）

③ 脾动脉：是腹腔干最粗大的分支，沿胰上缘左行至脾门，分数支入脾。脾动脉在入脾前发出 3～5 支胃短动脉和胃网膜左动脉，胃短动脉经脾胃韧带分布于胃底，胃网膜左动脉沿胃大弯右行，与胃网膜右动脉相吻合，分支营养胃大弯和大网膜（图 6-26）。

（5）肠系膜上动脉：在腹腔干稍下方由腹主动脉前壁发出，分支营养胰和十二指肠至结肠左曲之间的消化管（图 6-27），主要分支有：①空肠动脉和回肠动脉，有 13～18 支，行于小肠系膜内，反复分支并吻合形成多级动脉弓，由最后一级动脉弓发出直行小动脉入肠壁，营养空肠和回肠。②回结肠动脉，分布于回肠末端、盲肠、阑尾和升结肠，其中行于阑尾系膜游离缘的分支，称为阑尾动脉，营养阑尾。③右结肠动脉，分布于升结肠，其分支和回结肠动脉、中结肠动脉相吻合，营养升结肠。④中结肠动脉，分支营养横结肠。

（6）肠系膜下动脉：平第 3 腰椎高度，发自腹部主动脉前壁，分支营养降结肠、乙状结肠和直肠上部

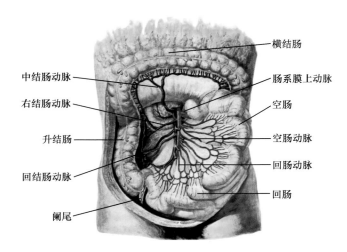

图 6-27　肠系膜上动脉

(图 6-28),主要分支:①左结肠动脉,分支营养降结肠。②乙状结肠动脉,2 或 3 支,进入乙状结肠系膜内,分支营养乙状结肠。③直肠上动脉,为肠系膜下动脉的直接延续,沿直肠两侧布于直肠上部,并与直肠下动脉相吻合。

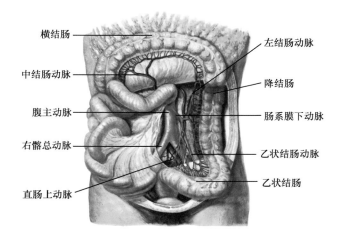

图 6-28　肠系膜下动脉

6.盆部的动脉　左右髂总动脉从腹主动脉发出后,在骶髂关节前方分为髂内动脉和髂外动脉。

1)髂内动脉　髂内动脉短而粗,沿盆腔侧壁下行,发出脏支和壁支。脏支主要有阴部内动脉、直肠下动脉、膀胱下动脉和子宫动脉等,分别营养相应的器官;壁支主要有闭孔动脉、臀上动脉和臀下动脉等(图6-29)。

(1)阴部内动脉:从梨状肌下孔出骨盆腔,经坐骨小孔至坐骨肛门窝,发出肛动脉、会阴动脉和阴茎(蒂)动脉等分支,分布于肛门、会阴部及外生殖器等。

(2)子宫动脉:为较大的分支,沿盆腔侧壁在子宫阔韧带内下行,在子宫颈外侧 1～2 cm 处从输尿管前方跨过,然后上升至子宫底,分支营养子宫、阴道、输卵管和卵巢等。

(3)直肠下动脉:分布于直肠下部,并与直肠上动脉分支相吻合。

(4)膀胱下动脉:分布于膀胱底、前列腺、精囊腺和输尿管下段等处。

(5)闭孔动脉:沿骨盆侧壁前行向下,穿闭孔至大腿内侧,分支营养髋关节和大腿内侧肌群。

(6)臀上动脉:经梨状肌上孔穿出至臀部,分支营养臀中肌、臀小肌。

(7)臀下动脉:经梨状肌下孔穿出至臀部,分支营养臀大肌。

2)髂外动脉　髂外动脉沿腰大肌内缘下降,经腹股沟韧带中点的深面入股部,移行为股动脉。髂外

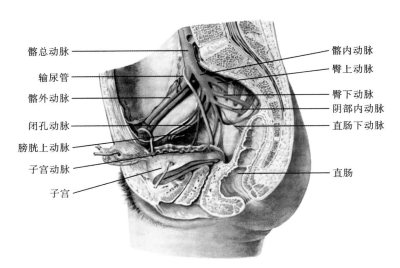

图 6-29 女性盆腔的动脉

动脉的主要分支为腹壁下动脉,分布于腹直肌并与腹壁上动脉相吻合。

7. 下肢的动脉 下肢的动脉主干为股动脉。

（1）股动脉:为髂外动脉的延续,在股三角内下行,向后下至腘窝,移行为腘动脉,分支分布于髋关节和股部肌肉(图 6-30)。

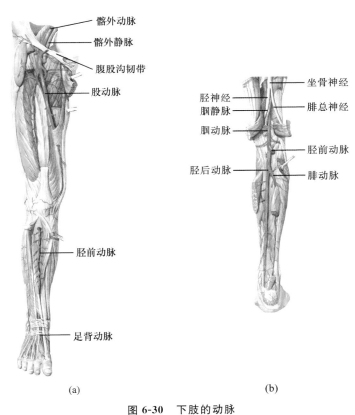

(a)   (b)

图 6-30 下肢的动脉

（2）腘动脉:经腘窝深部下行,到小腿骨间膜上方分为胫前动脉、胫后动脉,发出分支营养膝关节和附近诸肌(图 6-30)。

（3）胫前动脉:经腘动脉发出后,随即穿小腿骨间膜至小腿前群肌之间下行,至踝关节前方移行为足背动脉,发出分支营养小腿前群肌和附近皮肤。足背动脉至第 1 趾骨间隙近端分为第 1 趾背动脉和足底深支,分支营养足背、足趾等处。

（4）胫后动脉：在小腿后面浅、深肌之间下行，经内踝后方入足底，分为足底内侧动脉和足底外侧动脉两个终支。足底内侧动脉沿足底内侧前行，分布于足底内侧。足底外侧动脉与足背动脉的足底深支吻合成足底弓，由弓上发出动脉，营养足趾。

 知识链接

下肢的压迫止血部位

股动脉的压迫止血部位：在股三角内，股动脉位置表浅，在腹股沟韧带中点稍内侧的下方可触到其搏动。当下肢出血时，可向后内将股动脉压向耻骨下支，进行压迫止血，此处也是动脉穿刺和插管最便捷的部位。

足背动脉的压迫止血部位：当足部出血时，可在踝关节前方，内、外踝连线的中点处，向后下将足动脉压向足背，进行压迫止血（图6-31）。

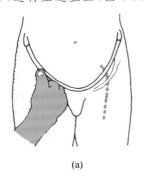
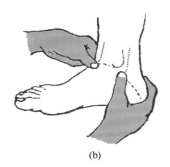

(a)　　　　(b)

图 6-31　下肢的压迫止血部位

8. 体循环的动脉属支　体循环的动脉属支如图 6-32 所示。

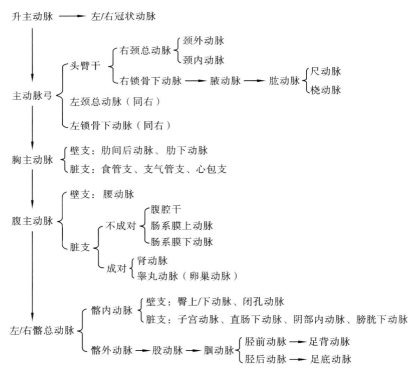

图 6-32　体循环的动脉分支

（二）体循环的静脉

静脉与动脉相比,虽然有许多相同之处,但在结构和配布上有以下特点:①静脉起于毛细血管,在向心汇集的过程中,不断接受属支,管径越来越粗。②体循环的静脉可分为浅、深两类。浅静脉又称皮下静脉,数量多,不与动脉伴行,且位置表浅,临床上常借浅静脉进行输液、输血或采血,浅静脉最后注入深静脉。深静脉多与同名动脉相伴行,故又称伴行静脉,在四肢往往是两条静脉伴行一条同名动脉。③静脉之间有丰富的吻合。④静脉内壁上有静脉瓣(图6-33),其袋口向心开放,可防止血液逆流。静脉瓣的分布不均匀,四肢静脉的静脉瓣最多,全身的大静脉、门静脉及头部的静脉一般无静脉瓣。

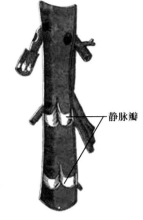

图 6-33　静脉瓣

体循环的静脉可分为上腔静脉系、下腔静脉系(包括肝门静脉系)和心静脉系(详见心脏)。

1. 上腔静脉系　上腔静脉系的主干是上腔静脉,主要收集头颈、上肢、胸壁和部分胸腔器官(心脏除外)的静脉血。

上腔静脉由左、右头臂静脉在右侧第1胸肋结合处的后方汇合而成,下行于升主动脉右侧,注入右心房。上腔静脉在注入右心房之前接受奇静脉(图6-34)。

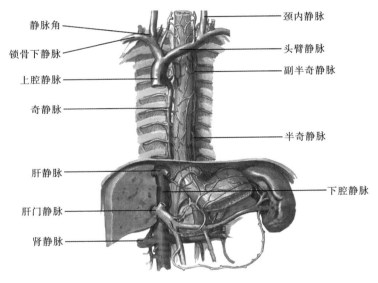

图 6-34　上腔静脉

头臂静脉左右各一,在胸锁关节后方由同侧的颈内静脉和锁骨下静脉汇合而成。汇合处的夹角,称为静脉角,是淋巴导管的注入部位。

1) 头颈部的静脉　头颈部有两条静脉主干,即颈内静脉和颈外静脉(图6-35)。

(1) 颈内静脉:颈部最大的静脉干,上部在颈静脉孔处与颅内的乙状窦相续,伴颈内动脉和颈总动脉下降。

颈内静脉的属支有颅内支和颅外支。颅内支通过颅内静脉和硬脑膜窦,收集脑膜、脑、视器、前庭蜗器及颅骨等处的静脉血。颅外支主要收集咽、舌、甲状腺、面部和颈部的静脉血,其主要属支为面静脉,在内眦处起自内眦静脉,与面动脉伴行,至舌骨平面注入颈内静脉。面静脉在口角平面以上缺少静脉瓣,并可通过内眦静脉、眼静脉与颅内海绵窦相交通。

当口角以上部位,尤其是鼻根至两侧口角间的三角区发生感染处理不当时,细菌可经上述途径进入颅内,引起颅内感染,故临床上称此区为"危险三角区"。

(2) 颈外静脉:颈部最大的浅静脉,沿胸锁乳突肌表面下行注入锁骨下静脉。

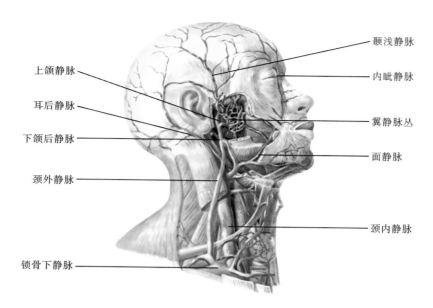

图 6-35　头颈部的静脉

知识链接

颈外静脉及头皮静脉的临床应用

颈外静脉位置表浅,管径较大,由于颈部皮肤移动性大,不易固定,通常颈外静脉不作为穿刺输液的血管。但在小儿患者四肢浅静脉采血不成功的情况下,常被选作穿刺抽血的静脉。

头皮静脉分布于颅外软组织内,数目多,在额部及颞区相互交通呈网状分布,表浅易见,静脉管壁被头皮纤维隔固定,不易滑动,而且头皮静脉内没有瓣膜,正逆方向都能穿刺,故特别适用于小儿静脉穿刺输液,常选用额静脉、颞浅静脉、耳后静脉等。

2)上肢的静脉

(1)锁骨下静脉:它是上肢的静脉主干,续于腋静脉,伴同名动脉走行。

(2)上肢深静脉:与同名动脉相伴行,包括桡静脉、尺静脉、肱静脉,最后经腋静脉汇入锁骨下静脉。

(3)上肢浅静脉:起于手背静脉网,向上汇合形成头静脉、贵要静脉、肘正中静脉(图 6-36)。头静脉起自手背静脉网的桡侧,绕至前臂前面的外侧上升,在肱二头肌外侧缘上行,注入腋静脉。贵要静脉起自手背静脉网的尺侧,转至前臂前面的内侧上升,在肘窝处接受肘正中静脉后,沿肱二头肌内侧继续上行,至臂中点稍下方注入肱静脉。肘正中静脉斜行于肘窝皮下,连接头静脉和贵要静脉。

知识链接

手背静脉网是临床上静脉点滴的常用部位,常用肘正中静脉进行药物注射、输血或采血。

3)胸部的静脉

(1)奇静脉:起自右腰升静脉,穿膈入胸腔,沿脊柱右侧上行至第 4 胸椎高度,注入上腔静脉。奇静脉收集食管静脉、支气管静脉、右肋间后静脉及半奇静脉的血液(图6-34)。

(2)半奇静脉:起自左腰升静脉,沿脊柱左侧上行,在第 8～9 胸椎高度注入奇静脉。半奇静脉收集左侧下部的肋间后静脉及副半奇静脉的血液。副半奇静脉收集左侧中上部的肋间后静脉的血液。

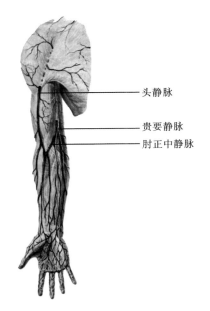

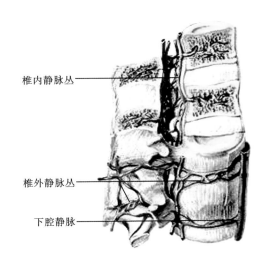

图 6-36 上肢的浅静脉   图 6-37 椎静脉丛

（3）椎静脉丛：纵贯脊柱全长，可分为椎内静脉丛和椎外静脉丛（图 6-37），分别位于椎管内、外，两者之间有广泛的吻合。椎静脉丛收集脊髓、椎骨及其周围组织的静脉血。

2．下腔静脉系　下腔静脉系由下腔静脉及其属支（包括肝门静脉系）构成，主干是下腔静脉，主要收集下肢、盆部和腹部的静脉血。下腔静脉是人体最粗大的静脉（图 6-25），由左、右髂总静脉在第 5 腰椎水平汇合而成，在腹主动脉的右侧沿脊柱上行，经肝的后方，穿过膈的腔静脉孔入胸腔，注入右心房。

1）下肢的静脉

（1）下肢的深静脉：与同名动脉相伴行，收集同名动脉分布区的静脉血，包括足背静脉、胫前静脉、足底静脉、胫后静脉、腘静脉，最后汇入股静脉。股静脉在腹股沟韧带的深面向上移行为髂外静脉。

（2）下肢的浅静脉：主要有大隐静脉和小隐静脉。大隐静脉是全身最长的浅静脉，起自足背静脉弓的内侧，经内踝前方，沿小腿内侧、膝关节后内侧、大腿前内侧上行，在腹股沟韧带下方注入股静脉，收集小腿、大腿内侧的浅静脉（图 6-38）。小隐静脉起自足背静脉弓的外侧，经外踝后方，沿小腿后面上升，至腘窝处注入腘静脉（图 6-39）。

知识链接

　　大隐静脉在内踝前方位置表浅且恒定，临床上常在此进行大隐静脉穿刺或切开术。大隐静脉是浅静脉曲张的好发部位。

2）盆部的静脉

（1）髂内静脉：与同名动脉伴行，粗而短，收集同名动脉分布区的血液。其属支分为脏支和壁支，壁支主要有臀上静脉、臀下静脉；脏支在脏器周围或壁内形成广泛的静脉丛，如直肠静脉丛、子宫静脉丛和膀胱静脉丛（图 6-24）。

知识链接

　　臀部肌内注射的药物主要通过臀上静脉、臀下静脉吸收。

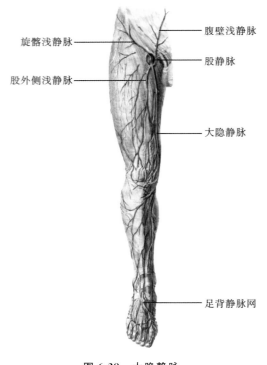

图 6-38 大隐静脉   图 6-39 小隐静脉

（2）髂外静脉：髂外静脉是股静脉的直接延续，伴同名动脉上行，主要收集下肢的静脉血（图 6-24）。

（3）髂总静脉：髂总静脉由髂内静脉和髂外静脉在骶髂关节前方汇合而成，斜向内上方，与对侧的髂总静脉在第 5 腰椎右前方汇合成下腔静脉（图 6-24）。

3）腹部的静脉 腹部的静脉直接或间接地注入下腔静脉，其主要属支如下。

（1）肾静脉：与同名动脉伴行，直接注入下腔静脉，左肾静脉长于右肾静脉（图 6-24）。

（2）睾丸静脉：起自睾丸和附睾，在精索内彼此吻合成蔓状静脉丛，在腹股沟管深环处合成睾丸静脉，伴睾丸动脉上行。右侧睾丸静脉直接注入下腔静脉；左侧睾丸静脉以直角注入左肾静脉（图 6-24）。

 知识链接

左侧睾丸静脉血液回流的阻力大于右侧，故睾丸静脉曲张多见于左侧。

（3）肝静脉：有 2 或 3 支，本干很短，包埋于肝实质内，收集肝回流的静脉血，在肝后缘注入下腔静脉。

4）肝门静脉系 肝门静脉系由肝门静脉及其属支组成，收集除肝以外的腹腔不成对器官的静脉血。

（1）肝门静脉的组成：肝门静脉由肠系膜上静脉和脾静脉在胰头后方合成。肠系膜下静脉注入脾静脉。肝门静脉长 6～8 cm，经肝十二指肠韧带至肝门，分左、右两支入肝左、右叶。

（2）肝门静脉的主要属支：肠系膜上静脉、脾静脉、肠系膜下静脉、胃左静脉、胃右静脉、胆囊静脉和附脐静脉等（图 6-40）。

（3）肝门静脉与上、下腔静脉的吻合：其吻合途径主要有三处，即经食管静脉丛与上腔静脉相吻合；经直肠静脉丛与下腔静脉相吻合；经脐周静脉网分别与上、下腔静脉相吻合（图 6-41）。

在正常情况下，肝门静脉与上、下腔静脉之间的吻合支细小，血液量较少，并按照正常方向分别引流所属静脉系的血液。当肝门静脉血液回流受阻时（如肝硬化所引起的门静脉高压），肝门静脉的血液可通过吻合的静脉丛流入上、下腔静脉系，此时，通过侧支循环的血流量增多，造成食管静脉丛、直肠静脉丛和

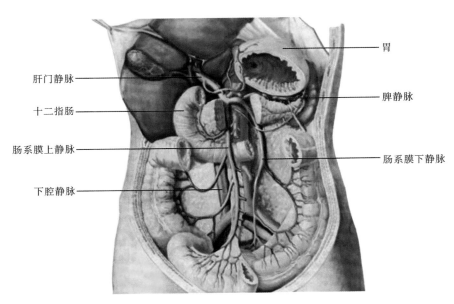

图 6-40 肝门静脉及其属支

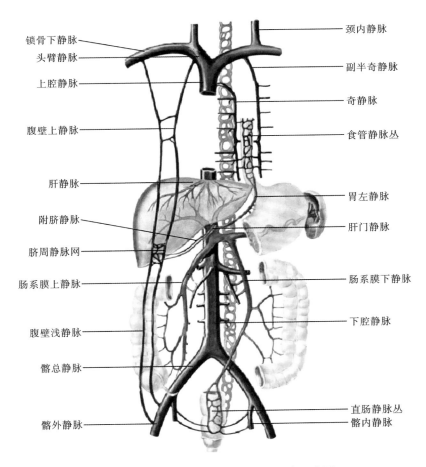

图 6-41 肝门静脉与上、下腔静脉吻合示意图

脐周围静脉网曲张,因食管静脉丛、直肠静脉丛位于黏膜下,曲张的静脉易破裂,可出现呕血和便血现象。

3. 体循环的静脉属支 体循环的静脉属支如图 6-42 所示。

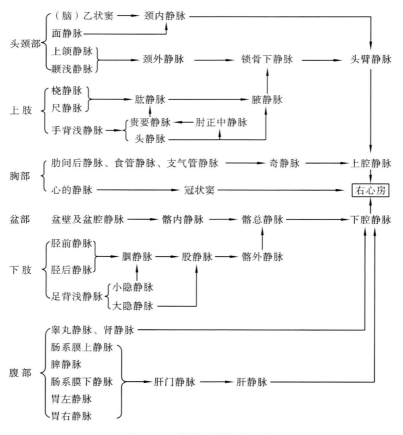

图 6-42　体循环的静脉属支

第二节　淋　巴　系　统

一、概述

淋巴系统由淋巴管道、淋巴组织和淋巴器官组成。淋巴管道内流动着无色透明液体,称为淋巴液。淋巴组织分布于消化管和呼吸道等处的黏膜内。淋巴器官是以淋巴组织为主构成的器官,包括淋巴结、脾、胸腺及扁桃体等(图 6-43)。

当血液流经毛细血管动脉端时,水和营养物质经毛细血管壁到达组织间隙,形成组织液。组织液与细胞进行物质交换后,大部分经毛细血管静脉端回流入静脉,小部分含水及大分子物质的组织液进入毛细淋巴管成为淋巴液。淋巴沿各级淋巴管道向心流动,途经诸多淋巴结的滤过,最终汇入静脉,此过程称为淋巴循环,因此可将淋巴系统视为血液回流的辅助部分。淋巴系统不仅协助静脉进行血液回流,淋巴器官和淋巴组织还具有产生淋巴细胞,滤过淋巴液和产生抗体并参与免疫反应等功能。

二、淋巴管道

淋巴管道分为毛细淋巴管、淋巴管、淋巴干和淋巴导管。

(一)毛细淋巴管

毛细淋巴管是淋巴管道的起始部,位于组织间隙内,以膨大的盲端起始,彼此吻合交织成网。毛细淋巴管管壁很薄,仅由一层内皮细胞构成,内皮细胞之间有较大的间隙,所以毛细淋巴管的通透性较毛细血管大。除脑、脊髓、上皮、角膜及牙釉质等外,毛细淋巴管遍布全身。

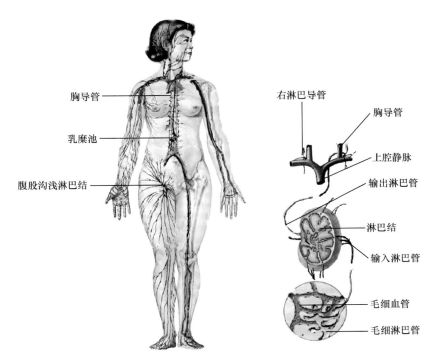

图 6-43　淋巴系统模式图

 知识链接

　　一些不易经毛细血管壁透入血液的大分子物质,如蛋白质、细菌、异物、癌细胞等,较易进入毛细淋巴管内,随淋巴转移到各处。

（二）淋巴管

淋巴管由毛细淋巴管汇合而成,其结构类似静脉,管壁内有丰富的瓣膜。淋巴管分浅、深两种,浅淋巴管位于浅筋膜内,多与浅静脉伴行;深淋巴管与深部血管伴行。浅、深淋巴管之间有广泛的交通支。淋巴管在向心行程中,通常要经过一个或多个淋巴结,以防淋巴液中的细菌等有害物质进入血液。

（三）淋巴干

全身的浅、深淋巴管经过一系列淋巴结群后,最后汇集成九条较大的淋巴干(图6-44)。

1. 左、右颈干　左、右颈干分别收集头颈部左、右半侧的淋巴。

2. 左、右锁骨下干　左、右锁骨下干分别收集左、右侧上肢及胸壁的淋巴。

3. 左、右支气管纵隔干　左、右支气管纵隔干收集胸腔器官和胸、腹壁的淋巴。

4. 肠干　肠干收集腹腔内不成对脏器的淋巴。

5. 左、右腰干　左、右腰干收集下肢、盆部、腹后壁和腹腔内成对器官的淋巴。

（四）淋巴导管

淋巴导管共两条,即胸导管和右淋巴导管,分别注入左、右静脉角。

1. 胸导管　胸导管是全身最大的淋巴管道,在第1腰椎体前面起于乳糜池,乳糜池由左、右腰干和肠干汇合而成。胸导管起始后穿膈的主动脉裂孔进入胸腔,上行于脊柱前方,出胸廓上口到左颈根部,呈弓状弯曲,向前注入左静脉角。在注入之前,胸导管还接纳左支气管纵隔干、左颈干和左锁骨下干的淋巴。通过上述六条淋巴干,胸导管收集整个下半身及左侧上半身,即全身3/4的淋巴(图6-44)。

2. 右淋巴导管　右淋巴导管为一短干,长为1～1.5 cm,由右颈干、右锁骨下干和右支气管纵隔干汇

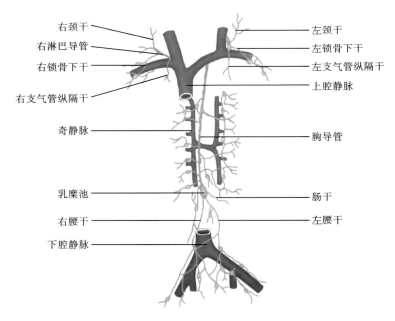

右颈干 —— 左颈干

右淋巴导管 —— 左锁骨下干

右锁骨下干 —— 左支气管纵隔干

右支气管纵隔干 —— 上腔静脉

奇静脉 —— 胸导管

乳糜池 —— 肠干

右腰干 —— 左腰干

下腔静脉

图 6-44 淋巴干和淋巴导管

合而成,注入右静脉角。右淋巴导管收集右侧上半身,即全身 1/4 的淋巴(图 6-44)。

三、淋巴器官

淋巴器官包括淋巴结、脾、胸腺及扁桃体等。

(一)淋巴结

1. 淋巴结的位置、形态与功能 淋巴结数量很多,分布于淋巴管的行程中。淋巴结为椭圆形小体,质软,灰红色,其一侧隆凸,连有数条输入淋巴管;另一侧凹陷,称为淋巴结门,连有 1 或 2 条输出淋巴管及血管、神经等。淋巴结常集聚成群,有浅、深之分。浅淋巴结群在浅筋膜内,多位于头、颈、躯干和肢体的屈侧或凹窝等部位;深淋巴结群在深筋膜下,或沿血管分布,或位于器官的门处。淋巴结具有产生淋巴细胞、清除细菌和异物等功能,同时还具有参与体液免疫和细胞免疫的功能。

2. 人体各部的主要淋巴结群

1)头颈部的淋巴结

(1)下颌下淋巴结:位于下颌下腺附近,收纳颜面和口腔的淋巴,输出管注入颈外侧深淋巴结,面部及口腔内的感染可使该淋巴结增大。

(2)颈外侧浅淋巴结:位于胸锁乳突肌表面,沿颈外静脉排列,收纳耳后、枕部和颈浅部的淋巴,其输出管注入颈外侧深淋巴结(图 6-45)。

(3)颈外侧深淋巴结:共 15～30 个,沿颈内静脉排列,为一条从颅底到颈根的纵行淋巴结链,位于该链上部的主要有咽后淋巴结(收纳鼻咽部、鼻窦等处的淋巴),位于该链下部的主要有锁骨上淋巴结,位于锁骨下动脉和臂丛周围。颈外侧深淋巴结直接或间接地收纳头颈部、胸壁上部的淋巴,其输出管汇合成左、右颈干(图 6-46)。

知识链接

鼻咽癌患者,癌细胞常转移到咽后淋巴结;食管癌或胃癌患者,癌细胞常经胸导管由左颈干逆流转移到左锁骨上淋巴结(颈干内无瓣膜),引起该淋巴结增大。

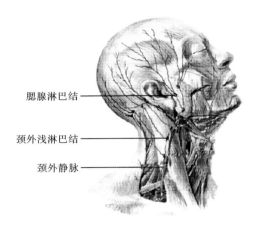

图 6-45 头颈部的浅淋巴结

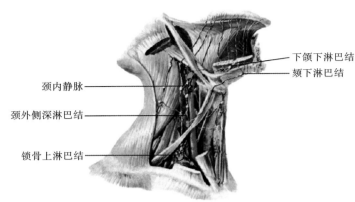

图 6-46 头颈部的深淋巴结

2）上肢的淋巴结 上肢的淋巴结主要有腋淋巴结群,位于腋窝内,是上肢最大的淋巴结群,数目较多,收纳上肢、胸前外侧壁、乳房和腹壁上部的淋巴,其输出管汇成锁骨下干(图 6-47)。

3）胸部的淋巴结 胸部的淋巴结主要有支气管肺门淋巴结。支气管肺门淋巴结位于肺门处,收纳肺表面及肺内部的淋巴,其输出管注入位于气管杈处的气管、支气管淋巴结,气管、支气管淋巴结的输出管注入位于气管周围的气管旁淋巴结,气管旁淋巴结的输出管与纵隔前淋巴结的输出管汇合成支气管纵隔干(图 6-48)。

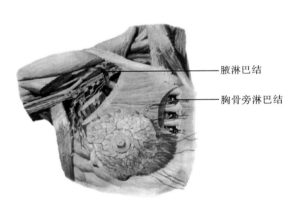

图 6-47 腋淋巴结

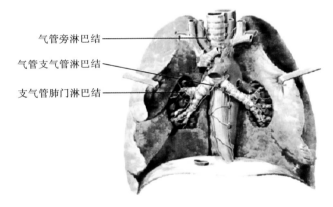

图 6-48 气管、支气管及肺门的淋巴结

 知识链接

临床上,肺癌和肺结核患者常出现肺门淋巴结肿大。

4）下肢的淋巴结

（1）腹股沟浅淋巴结:分上、下两群,一群沿腹股沟韧带排列,另一群沿大隐静脉末端两侧排列,收纳脐以下腹前壁、外生殖器和下肢的浅淋巴,在女性还收纳子宫的淋巴,其输出管注入腹股沟深淋巴结。

（2）腹股沟深淋巴结:位于股静脉末端内侧,收纳腹股沟浅淋巴结和下肢深淋巴管的淋巴,其输出管注入髂外淋巴结。

5）盆部的淋巴结

（1）髂外淋巴结:沿髂外动脉排列,收纳腹股沟深淋巴结的淋巴,其输入管注入髂总淋巴结(图 6-49)。

（2）髂内淋巴结:沿髂内动脉排列,收纳盆壁、盆内脏器、会阴和臀部深淋巴管的淋巴,其输出管注入

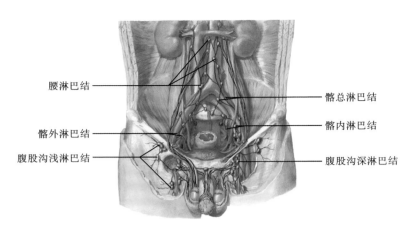

图 6-49　腹部的淋巴结

髂总淋巴结(图 6-49)。

(3)髂总淋巴结:位于髂总动脉周围,收纳髂内、外淋巴结输出管,其输出管注入腰淋巴结(图 6-49)。

6)腹部的淋巴结

(1)腰淋巴结:位于腹后壁,沿腹主动脉和下腔静脉排列,收纳髂总淋巴结输出管、腹后壁及腹腔内成对脏器淋巴管的淋巴,其输出管汇合成腰干(图 6-49)。

(2)腹腔淋巴结:位于腹腔干周围,收纳腹腔干分布区淋巴管的淋巴,其输出管汇入肠干。

(3)肠系膜上淋巴结和肠系膜下淋巴结:分别位于同名动脉根部周围,收纳同名动脉分布区淋巴管的淋巴,其输出管汇入肠干。

(二)脾

1. 脾的位置、形态　脾位于左季肋区,胃底与膈之间,平对第 9～11 肋,其长轴与第 10 肋一致,正常情况下,脾在左肋弓下不能触及。脾是实质性器官,红褐色,质地柔软脆弱,受暴力打击易破裂。脾呈扁椭圆形,分为两面、两端和两缘(图 6-50)。脏面凹陷,中央为脾门,是血管、神经出入之处。上缘朝向前上,有 2～3 个脾切迹,为临床脾肿大时触诊脾的标志。

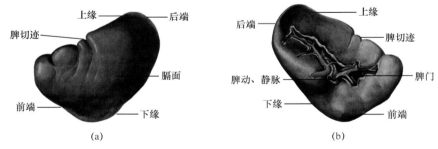

图 6-50　脾的形态

2. 脾的功能　脾是人体最大的淋巴器官,主要功能是储血、造血、滤血、清除衰老的红细胞及参与机体免疫反应等。

(三)胸腺

胸腺大部分位于胸骨柄的后方,胸腔上纵隔前份,小部分向下伸入前纵隔,上方窄小有时可伸入颈部。胸腺分为大小不对称的左、右两叶,其大小有明显的年龄变化,新生儿的胸腺体积相对较大,性成熟后开始萎缩,逐渐变小,成年后退化。

胸腺的主要功能是产生 T 淋巴细胞和分泌胸腺素,参与细胞免疫功能。

(雷有杰)

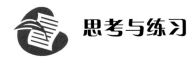 思考与练习

一、名词解释

动脉、静脉、静脉角、胸导管、乳糜池。

二、简答题

1. 简述体循环、肺循环的途径。

2. 简述心各腔的入口、出口及瓣膜。

3. 简述左、右冠状动脉的分支及分布。

4. 说出心传导系统的组成。

5. 体表能触摸到搏动的动脉有哪些？

6. 全身可作静脉穿刺、输液的浅静脉有哪些？

7. 门静脉回流受阻时，为什么会出现呕血和便血？

8. 从手背静脉注射药物，经何途径到达阑尾？

三、单项选择题

1. 不直接发自主动脉弓的是（　　）。

A. 头臂干　　　　　　B. 左颈总动脉　　　　C. 右颈总动脉　　　D. 左锁骨下动脉

2. 测量血压常选用下列哪条血管？（　　）

A. 锁骨下动脉　　　　B. 肱动脉　　　　　　C. 尺动脉　　　　　D. 桡动脉

3. 面部及口腔内的感染可使何处淋巴结肿大？（　　）

A. 下颌下淋巴结　　　　　　　　　　B. 颈外侧深淋巴结

C. 颈外侧浅淋巴结　　　　　　　　　D. 颏下淋巴结

四、案例分析

患者，女性，58 岁，阵发性胸闷、心慌 4 年，今天急速上楼时，突然胸部剧烈疼痛，当时被迫停止活动。经检查心率 66 次/分，呼吸 16 次/分，血压 90/60 mmHg，口唇轻度发绀，室性早搏二联律。

临床诊断：冠心病。

分析思考：

冠心病的解剖学基础是什么？

"案例分析"答案提示：

冠心病，全称冠状动脉粥样硬化性心脏病，又称缺血性心脏病，系冠状动脉壁因发生粥样硬化，导致管腔狭窄或阻塞，引起所分布区域的心肌发生急性暂时性或慢性持久性的缺血、缺氧。当心肌发生急性暂时性的缺血、缺氧时会引起心绞痛，当心肌发生慢性持久性的缺血、缺氧时会引起部分心肌坏死，称心肌梗死。

第七章 感觉器官

学习目标

掌握：眼球壁的层次、各层的分部及形态结构特点；眼球内容物的名称和作用；房水循环途径；咽鼓管的形态、功能及小儿咽鼓管的特点和临床意义；内耳的感受器。

熟悉：泪器的组成和鼻泪管的开口部位；眼外肌的名称和作用；鼓膜的位置、形态和分部；中耳的组成及鼓室各壁的名称。

了解：皮肤的层次及结构。

感觉器官由感受器和附属器组成，包括视器、前庭蜗器等。

感受器是机体感受内外环境各种刺激的结构，是认识世界的物质基础。感受器感受到刺激后，能把刺激转化为神经冲动，神经冲动沿感觉神经传至中枢，产生相应的感觉。根据其发育和分化程度，通常把感受器分为一般感受器和特殊感受器。一般感受器结构简单，主要配布于皮肤、脏器、血管、肌腱及关节等处。特殊感受器结构复杂，有专门的感受细胞，还有附属器。

本章主要介绍视器、前庭蜗器和皮肤等。

第一节 视　　器

视器又称为眼，由眼球及眼副器两部分组成，能感受光的刺激。

一、眼球

眼球位于眼眶内，近似球形，后部借视神经连于视交叉。眼球由眼球壁及其内容物组成（图7-1）。

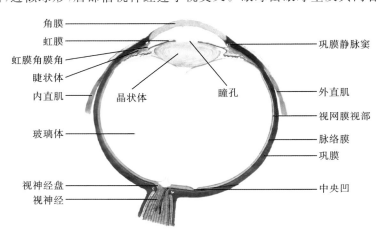

图 7-1　右侧眼球水平断面模式图

（一）眼球壁

眼球壁由外、中、内三层膜构成。

1. 外膜　外膜又称纤维膜，由致密结缔组织组成，具有维持眼球外形和保护眼球内容物的作用，分为角膜和巩膜两部分。

（1）角膜：占外膜的前1/6，无色透明，屈度大，有折光作用。角膜无血管，但有丰富的神经末梢，感觉灵敏。角膜再生能力强，角膜外伤可引起白斑，影响视力。

（2）巩膜：占外膜的后 5/6，呈乳白色，不透明。巩膜与角膜相交处的深面有一环形的小管，称为巩膜静脉窦。

2. 中膜　中膜因含丰富的血管及色素细胞又称血管膜，有营养眼球壁和遮光作用。中膜由前向后分为虹膜、睫状体和脉络膜三部分。

（1）虹膜：位于中膜的最前部，冠状位，椭圆形，中央有一圆孔，称为瞳孔。虹膜的颜色因人种而有差异，中国人的虹膜多呈棕色。虹膜内含有两种排列方向不同的平滑肌，在瞳孔周围呈环形排列，称为瞳孔括约肌，收缩时使瞳孔缩小；由瞳孔周缘向外呈放射状排列的称为瞳孔开大肌，收缩时使瞳孔开大。瞳孔的开大与缩小可调节进入眼球光线的量。

（2）睫状体：位于角膜与巩膜移行部的深面。睫状体前面有许多呈放射状排列的突起，称为睫状突。睫状体内的平滑肌，称为睫状肌，此肌收缩或舒张，能增加或减少晶状体的屈度。

（3）脉络膜：占中膜的后 2/3，外面与巩膜结合较松。

3. 内膜　内膜又称视网膜，贴附于中膜的内面。视网膜分两部分，贴附于虹膜和睫状体内面、无感光作用的称为盲部；贴附于脉络膜内面、有感光作用的称为视部。视网膜后部的中央稍偏鼻侧处，有一白色的圆盘状隆起，称为视神经盘，此处由节细胞轴突集中而成，不能感光，所以，生理学上称为盲点。在视神经盘颞侧 3～4 mm 处，有一黄色小斑，称为黄斑。黄斑的中央略凹陷，称为中央凹，是视物最清晰、辨色能力最强的部位。

视网膜视部分为两层，外层称为色素上皮层，内层称为神经层。色素上皮层为单层上皮，细胞内含有黑色素，能吸收光线，使感光细胞免受强光刺激。神经层由三层细胞构成，由外向内分别为视细胞层、双极细胞层和节细胞层，三层细胞之间有突触。视细胞层包括视锥细胞和视杆细胞，视锥细胞有感受强光和辨别颜色的能力，视杆细胞能感受弱光，无辨色能力。双极细胞层的神经元有联系视细胞层和节细胞层的作用。节细胞属多极神经元，其轴突向视神经盘处汇集，形成视神经。

知识链接

视网膜的色素上皮层和神经层结合疏松。在病理情况下，如果两层分离，称为视网膜剥离症。

（二）眼球内容物

眼球内容物包括房水、晶状体和玻璃体三部分。

1. 房水　房水是充满眼房内的无色透明的液体。眼房指位于角膜后方及晶状体前方的不规则腔隙，眼球前房和眼球后房借瞳孔相通。眼球前房的边缘，虹膜与角膜相交处形成的夹角，称为虹膜角膜角，又称前房角。房水由睫状体产生，由眼球后房经瞳孔流入眼球前房，再经虹膜角膜角渗入巩膜静脉窦，最后汇入眼静脉。房水有营养晶状体和角膜、折光和维持正常眼压的功能。

知识链接

如果房水回流受阻引起眼压增高，造成视力减退，甚至失明，临床上称为青光眼。

2. 晶状体　晶状体位于虹膜的后方，无色透明且有弹性，不含神经和血管，呈双凸透镜状。晶状体由晶状体纤维构成，外面包被透明而且有弹性的薄膜，称为晶状体囊，周缘借睫状小带与睫状突相连。晶状体的曲度，可随睫状肌的舒缩而改变。视远物时，睫状肌舒张，睫状小带被拉紧，晶状体变扁，折光力减弱；视近物时，睫状肌收缩，睫状小带松弛，晶状体由于本身的弹性回缩而变凸，折光力增强。通过晶状体折光力的调节，使从不同距离的物体反射出来的光线都能聚集于视网膜上，形成清晰的物像（图 7-2）。

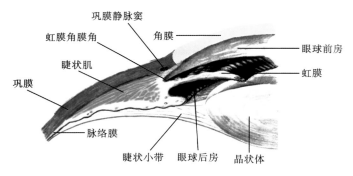

图 7-2　眼球前面的断面结构

 知识链接

　　随着年龄的增大,晶状体的弹性减小、调节能力减退,出现老视(俗称老花眼)。如果晶状体因外伤或其他病因变混浊时,临床上称为白内障。

　　3. 玻璃体　玻璃体充满于晶状体与视网膜之间,为无色透明的胶状物质,约占眼球内容积的 4/5。玻璃体有折光和支撑视网膜的作用。如果玻璃体因炎症或外伤出现不透明时,临床上称为玻璃体混浊。

　　角膜、房水、晶状体和玻璃体均无血管、无色透明,具有折光作用,故称为眼的折(屈)光系统。

二、眼副器

　　眼副器包括眼睑、结膜、泪器和眼球外肌等,有保护、支持和运动眼球的功能(图 7-3)。

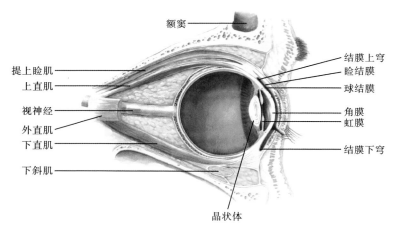

图 7-3　眼副器

　　(一)眼睑

　　眼睑位于眼球前方,分为上眼睑和下眼睑两部分,具有保护眼球的作用。眼睑的游离缘称为睑缘。睑缘生有睫毛,睫毛的根部有睫毛腺。上、下睑缘之间的裂隙,称为睑裂;睑裂的外侧端较锐,称为外眦;内侧端钝圆,称为内眦。近内眦的上、下睑缘各有一小孔,称为泪点,泪点是泪小管的入口。

　　眼睑的构造由外向内依次为皮肤、皮下组织、肌层、睑板和睑结膜。

　　睑的皮肤薄而柔软,皮下组织疏松无脂肪,低蛋白血症或局部炎症时易出现水肿。肌层主要由眼轮匝肌、提上睑肌和平滑肌构成,能使睑裂开大或缩小。睑板由致密结缔组织构成,为半月形,其内有睑板腺,该腺体与睑缘垂直排列,开口于睑缘。睑板腺分泌脂性液体,有润滑睑缘和阻止泪液外溢的作用。

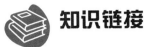

知识链接

　　睫毛反向生长,称为倒睫;睑缘的炎症,称为睑缘炎;睫毛腺的炎症,称为睑腺炎。睑板腺的慢性炎症易形成睑板腺囊肿,临床上称为霰粒肿。结膜易发的疾病是沙眼和结膜炎。

（二）结膜

　　结膜是一层薄而透明的黏膜。覆盖于巩膜（前部）外面、止于角膜缘的结膜部分为球结膜,球结膜透明,故巩膜出血或胆汁黄染易被发现;位于上下眼睑内面的结膜部分,称为睑结膜,可透见其深面的毛细血管。上下睑结膜与球结膜转折移行部,分别形成结膜上穹和结膜下穹,关闭睑裂时全部结膜围成一囊状腔隙,称为结膜囊。

（三）泪器

　　泪器包括泪腺和泪道两部分（图7-4）。

　　1. 泪腺　泪腺位于眶上壁的泪腺窝内,以10～20条排泄小管开口于结膜上穹外侧部。泪腺分泌泪液,泪液有湿润、清洁角膜和结膜囊的作用,另外,泪液尚含有溶菌酶,具有灭菌的作用。

　　2. 泪道　泪道包括泪点、泪小管、泪囊和鼻泪管。

　　（1）泪小管:起于泪点,上下各一,先分别向上、下垂直走行,后向内侧汇合,开口于泪囊。

　　（2）泪囊:位于泪囊窝,上为盲端,向下接鼻泪管。

　　（3）鼻泪管:位于骨性鼻泪管内,开口于下鼻道。

　　泪腺分泌泪液,于瞬目时分布于眼球表面,经泪点、泪小管、泪囊及鼻泪管流入下鼻道。泪道堵塞可引起溢泪症。

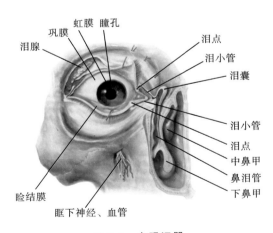

图7-4　右眼泪器

（四）眼球外肌

　　眼球外肌分布于眼球周围,共7块,包括运动眼球的6块肌和提上睑肌。运动眼球的肌分别为:内直肌,使眼球转向内侧;外直肌,使眼球转向外侧;上直肌,使眼球转向内上;下直肌,使眼球转向内下;上斜肌,使眼球转向外下方;下斜肌,使眼球转向外上方。提上睑肌收缩时上提上睑,重症肌无力患者可出现上睑下垂（图7-5）。

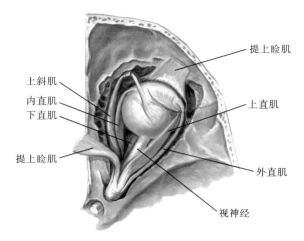

图 7-5 右侧眼球外肌上面观

 知识链接

正常情况下,眼球外肌运动时互相配合,协调一致,如某一肌麻痹或力量减弱,可引起斜视,患者则有复视现象。

三、眼的血管

(一)眼的动脉

眼的血液供应主要来自眼动脉。眼动脉由颈内动脉发出,分支供应眼球、眼睑、泪腺及眼球外肌等。其中,眼动脉最主要的分支是视网膜中央动脉,可营养视网膜。

(二)眼的静脉

视网膜中央静脉及其属支与同名动脉伴行,注入眼静脉,再汇入海绵窦。眼静脉向前与内眦静脉相交通,故面部感染可经眼静脉侵入颅内,引起海绵窦炎症。

第二节 前庭蜗器

前庭蜗器又称耳,包括外耳、中耳和内耳三部分。外耳和中耳收集和传导声波,内耳有听觉感受器和位觉感受器(图 7-6)。

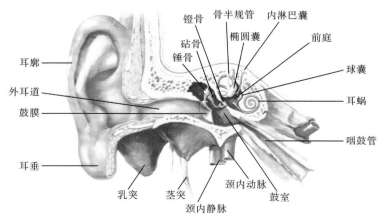

图 7-6 右侧前庭蜗器模式图

一、外耳

外耳包括耳廓、外耳道和鼓膜三部分(图7-7)。

(一)耳廓

耳廓位于头部两侧。耳廓以弹性软骨为支架,表面被覆以皮肤。下部仅有皮肤和皮下脂肪,称为耳垂。耳廓外面深凹的底部有外耳门,外耳门前方的突起,称为耳屏。

(二)外耳道

外耳道是由外耳门至鼓膜的弯曲管道,外侧 1/3 为软骨部,内侧 2/3 为骨部。软骨部朝向后内上方,骨部朝向前内下方,故观察鼓膜时,须将耳廓向后上方牵拉。婴儿因颞骨尚未骨化,其外耳道几乎全由软骨支持。婴儿外耳道短而直,鼓膜近似水平位,故观察婴儿的鼓膜时,须将耳廓向后下方牵拉。外耳道皮肤薄,皮下组织少且与软骨膜及骨膜紧密结合,故外耳道发生疖肿时疼痛剧烈。外耳道的皮肤内有皮脂腺和耵聍腺,耵聍腺分泌黏稠液体,干后为耵聍,有保护外耳道的作用,若积存过多形成耵聍栓塞,可影响听力。

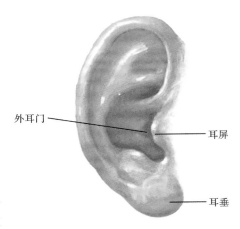

图 7-7 耳廓

外耳门
耳屏
耳垂

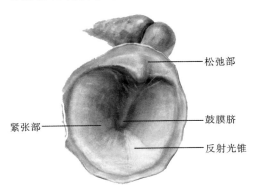

松弛部
鼓膜脐
反射光锥
紧张部

图 7-8 右侧鼓膜外面观

(三)鼓膜

鼓膜是位于外耳道与鼓室之间的半透明薄膜,外侧面向前下方倾斜,与外耳道下壁约成 45°。鼓膜呈椭圆形,中心略向内凹陷,称鼓膜脐。鼓膜的前上 1/4 部分,称为松弛部,其余 3/4 为紧张部。活体检查鼓膜时,可观察到紧张部呈灰白色,松弛部呈浅红色,鼓膜脐前下部的三角形反光区,称为光锥,鼓膜内陷时光锥可变小或消失(图7-8)。

二、中耳

中耳包括鼓室、咽鼓管和乳突小房三部分。

(一)鼓室

鼓室为颞骨岩部内不规则的含气小腔,位于鼓膜和内耳之间,内有听小骨、血管及神经等。鼓室内衬的黏膜与咽鼓管和乳突窦的黏膜相延续。

1. 鼓室的壁 鼓室有 6 个壁:①上壁,又称盖壁,即鼓室盖,为一分隔鼓室及颅中窝的薄骨板;②下壁,又称颈静脉壁,是将鼓室与颈内静脉起始部隔开的薄骨板;③前壁,为颈动脉壁,即颈动脉管的后壁,壁的上部有咽鼓管的开口;④后壁,为乳突壁,上部有乳突窦的开口,经乳突窦通乳突小房;⑤外侧壁,即鼓膜壁,由鼓膜构成;⑥内侧壁,又称迷路壁,即内耳的外侧壁,此壁后上部卵圆形的孔称为前庭窗,附有镫骨底;后下部的圆形的孔称为蜗窗,被第二鼓膜封闭。

 知识链接

　　中耳炎治疗不及时可引起鼓膜穿孔,扩展至乳突引起乳突炎,也可因骨质坏死等引起颅中窝感染或其他颅内外并发症。

2. 听小骨 听小骨每侧有三块,由外向内依次为锤骨、砧骨和镫骨,三块骨依次以关节相连形成一听骨链。锤骨有一头一柄,柄紧附于鼓膜内面。镫骨底借韧带附于前庭窗的周缘。当声波振动鼓膜时,引起听骨链运动,使镫骨底在前庭窗上摆动,将声波传入内耳(图7-9)。

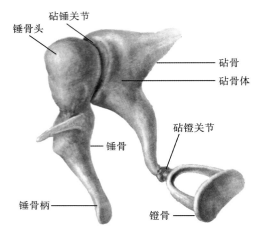

图 7-9　听小骨

（二）咽鼓管

咽鼓管是连通鼻咽部和鼓室的管道,近鼓室的 1/3 为骨部,近鼻咽部的 2/3 为软骨部。小儿的咽鼓管短而平直,管腔较大,故咽部的感染易沿此管侵入鼓室引起中耳炎。咽鼓管的作用是使鼓室的气压与外界的大气压相等,以保持鼓膜内外两面的压力平衡。

（三）乳突小房

乳突小房为颞骨乳突内许多相互连通的含气小腔,前部借乳突窦通鼓室。乳突小房内面所衬黏膜与鼓室黏膜相续,如中耳炎不及时治疗,可引起乳突炎。

三、内耳

内耳位于颞骨岩部内,鼓室内侧壁与内耳道底之间,由构造复杂的管道组成,故又称为迷路,分为骨迷路和膜迷路两部分。骨迷路为骨性管道;膜迷路位于骨迷路内,是封闭的膜性小管,内含内淋巴。骨迷路与膜迷路之间的腔隙内有外淋巴。内、外淋巴互不相通。

（一）骨迷路

骨迷路由前内向后外依次是耳蜗、前庭和骨半规管(图 7-10)。

1. 耳蜗　耳蜗形似蜗牛壳,底朝向内耳道底,称为蜗底,尖朝向前外侧,称为蜗顶。耳蜗由蜗螺旋管环绕蜗轴 2.75 周而成。蜗轴发出骨螺旋板伸入蜗螺旋管腔内,其游离端连蜗管,将螺旋管分成上、下两半,上半部为前庭阶,下半部为鼓阶。前庭阶和鼓阶在蜗顶处借蜗孔相通。鼓阶起始部的外侧壁有蜗窗,由第二鼓膜封闭;前庭阶起始部的外侧壁有前庭窗,由镫骨底封闭(图 7-11)。

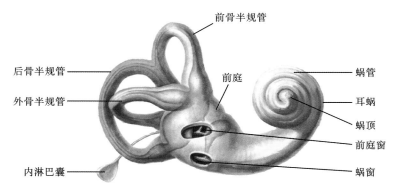

图 7-10　右前外侧骨迷路

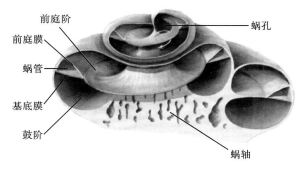

图 7-11　耳蜗剖面结构

2. 前庭　前庭是位于骨半规管与耳蜗之间的球状膨大部,前部有一大孔通向耳蜗,向后有 5 个小孔与 3 个骨半规管相连,其外侧壁上的孔即前庭窗。

3. 骨半规管　骨半规管由 3 个互相垂直的半环形小管组成,根据它们的位置,分别称为前骨半规管、后骨半规管和外骨半规管,每管都有两个骨脚,分别称为壶腹骨脚和单骨脚,前后半规管的单骨脚合成总骨脚。

(二)膜迷路

膜迷路是骨迷路内的膜性小管和小囊,由前内向后外分为蜗管、球囊、椭圆囊和膜半规管(图 7-12)。

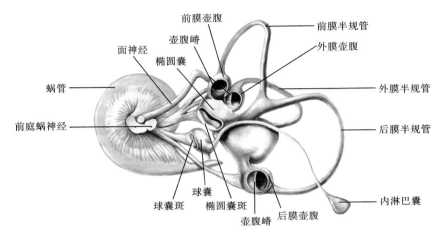

图 7-12　右侧膜迷路

1. 蜗管　蜗管位于耳蜗内,横切面呈三角形。蜗管上壁为前庭膜,与前庭阶分开;下壁为基底膜,与鼓阶分开。基底膜上有听觉感受器,称为螺旋器。

2. 球囊和椭圆囊　球囊和椭圆囊是位于前庭内相互连通的两个膜性小囊。球囊和椭圆囊的囊壁向内的斑状隆起,分别称为球囊斑和椭圆囊斑,两者均为位觉感受器,感受直线变速运动及静态头位置的刺激。

3. 膜半规管　膜半规管是骨半规管内的膜迷路,但管径较细。每个膜半规管有膨大的膜壶腹,内有壶腹嵴。壶腹嵴是位觉感受器,能感受头部旋转变速运动的刺激,迷路水肿表现为眩晕综合征。

声波的传导途径:声波经外耳门、外耳道振动鼓膜,引起听骨链运动,镫骨的摆动使前庭阶内的外淋巴及蜗管内的内淋巴波动,从而使基底膜上的螺旋器兴奋,产生神经冲动,经蜗神经传至大脑皮质的听觉中枢,产生听觉。

第三节　皮　　肤

皮肤是人体最大的器官,成人约占体重的 16%,总面积达 1.2～2 m²,有屏障、保护、感觉、调节体温、吸收和参与免疫应答等作用。皮肤由表皮和真皮构成,其内有毛发、皮脂腺、汗腺和指(趾)甲等附属结构。

一、表皮

表皮由角化的复层扁平上皮构成。根据表皮细胞的形态特点,表皮由深至浅分为五层结构,即基底层、棘层、颗粒层、透明层和角质层(图 7-13)。

(一)基底层

基底层位于表皮的最深层,由一层低柱或立方形细胞组成,称为基底细胞。基底细胞分裂增殖能力活跃,新生细胞可不断地向浅层移动,分化为各层的细胞并逐渐角化。基底细胞在皮肤创伤愈合中有重

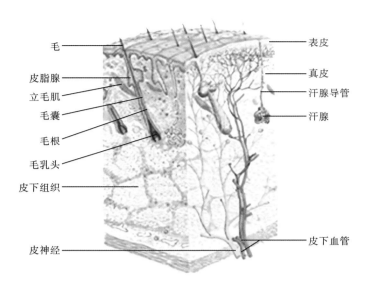

图 7-13 皮肤结构模式图

要的再生修复作用,故基底层又称生发层。

（二）棘层

棘层位于基底层浅面,由 4～10 层多边形细胞组成,因细胞表面伸出许多细而短的棘状小突,故称为棘细胞。

（三）颗粒层

颗粒层位于棘层浅面,由 3～5 层扁平的细胞组成,细胞核已趋于萎缩退化,细胞质内充满许多强嗜碱性的透明角质颗粒,故称为颗粒层。

（四）透明层

透明层位于颗粒层浅面,细胞间界限不清,在 HE 染色中呈均匀透明状,嗜酸性,细胞核和细胞器退化消失。

（五）角质层

角质层位于表皮最浅层,由多层角质细胞嵌合组成,细胞核和细胞器完全退化、消失,细胞质内有大量角蛋白。角质层能阻止体外物质入侵机体并防止体内物质的流失,是人体体表浅层的一道重要的天然屏障。

表皮的角化是细胞不断增殖分化,并向表层逐渐推移的结果,也是细胞内角蛋白逐渐形成的过程。人类的表皮细胞 3～4 周更新一次。

二、真皮

真皮由致密结缔组织构成,分为乳头层和网状层。

（一）乳头层

乳头层紧接表皮,结缔组织突出形成真皮乳头,增加了表皮与真皮的接触面。

（二）网状层

网状层是真皮的主要组成部分,胶原纤维和弹性纤维穿行其中,使皮肤具有较大的韧性和弹性。此层内还有较大的血管、淋巴管、神经纤维及环层小体、汗腺、皮脂腺及毛囊等。

皮下组织（浅筋膜）不属于皮肤,位于真皮深面,可使皮肤与深部组织相连,由疏松结缔组织和脂肪组织构成。皮下组织厚度因个体、年龄、性别和部位而异,腹部、臀部的皮下组织较厚,眼睑、阴囊及阴茎等处最薄,且不含脂肪组织。

知识链接

临床上,将药物注入真皮内,称为皮内注射;若将药物注入皮下组织内,则称为皮下注射。

三、皮肤的附属结构

皮肤的附属结构由表皮衍生而来,包括毛发、皮脂腺、汗腺和指(趾)甲等结构。

(一)毛发

毛发露在皮肤外,称为毛干,埋在皮肤内的,称为毛根,毛根和毛囊末端膨大,称为毛球,毛球是毛发的生长点。

(二)皮脂腺

皮脂腺位于毛囊与立毛肌之间,开口于毛囊,有润滑毛发和皮肤的作用。

(三)汗腺

汗腺为单曲管状腺,由分泌部和导管组成。汗腺分为小汗腺和大汗腺两种。小汗腺遍布全身,分泌部位于真皮深层和皮下组织内,开口于体表;大汗腺主要分布于腋窝、会阴、肛门周围等处,分泌部粗大,盘曲成团,导管开口于毛囊,分泌物较黏稠,经细菌分解后产生特殊的气味,称为狐臭。大汗腺在青春期发达,分泌旺盛。

(四)指(趾)甲

指(趾)甲由多层紧密排列的角质细胞构成,呈扁平板状。露在外面者为甲体,包埋于皮肤内的为甲根,甲体深面的皮肤为甲床,甲根附着处的甲床特别厚,称为甲母质,是甲的生长点。甲体周缘的皮肤称为甲襞,甲体与甲襞之间为甲沟。

（李胜军 刘予梅）

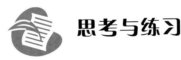**思考与练习**

一、名词解释

巩膜静脉窦、虹膜角膜角、视神经盘、黄斑、中央凹、螺旋器。

二、简答题

1. 眼球壁的层次、各层的分部及形态结构特点如何?

2. 泪器包括哪几部分? 泪液正常流经哪些结构?

3. 说出眼球外肌的名称。各有何作用?

4. 简述咽鼓管的形态、功能及临床意义。

5. 简述声波的传导途径。

三、单项选择题

1. 眼的折光系统不包括( )。

A. 角膜　　　　　　　B. 虹膜　　　　　　　C. 房水　　　　　　　D. 玻璃体

2. 感受强光和辨色能力的细胞是( )。

A. 视锥细胞　　　　　B. 视杆细胞　　　　　C. 双极细胞　　　　　D. 节细胞

3. 皮内注射是把药物注入( )。

A. 表皮

B. 表皮与真皮乳头层之间

C. 乳头层与网状层之间

D. 皮下组织

4. 皮下注射是把药物注入(　　　)。

A. 表皮

B. 表皮与真皮乳头层之间

C. 乳头层与网状层之间

D. 皮下组织

四、案例分析

患者,男性,25岁,因右眼反复胀痛3天入院。3天前右眼被拳击伤前房积血。

检查:矫正视力右眼0.4,左眼0.9,右眼角膜水肿(＋),瞳孔5 mm,对光反射消失,晶状体透明,眼底C/D＝0.6。左眼正常。

眼压:右眼5.5/12＝0.65 kPa,左眼5.5/7＝1.63 kPa(用药),前房角检查右眼11～2点,虹膜前粘于许氏线,其余房角开敞,视野右鼻下方缺损。24 h眼压差右眼3.45 kPa,左眼正常。

临床诊断:右眼挫伤性青光眼。

分析思考:

1. 房水的产生部位是哪里? 流经哪些途径?

2. 造成青光眼的原因是什么?

"案例分析"答案提示:

1. 房水由睫状体产生,从后房经瞳孔流入前房,再经虹膜角膜角渗入巩膜静脉窦,最后汇入眼静脉。

2. 若虹膜角膜角堵塞、狭窄等原因造成房水循环障碍,可引起眼内压增高,造成视力减退甚至失明,临床上称青光眼。

第八章 神经系统

学习目标

掌握：脊髓的外形和结构；脑干的形态和功能；端脑的形态和结构；脑脊液循环；颈丛、臂丛、腰丛、骶丛的位置和主要分支、分布；脑神经的名称，面神经、三叉神经、迷走神经的分布。

熟悉：间脑、小脑的组成和功能；颈丛、臂丛、腰丛、骶丛的组成；脑和脊髓的传导通路。

了解：反射及反射弧的概念；脑和脊髓的血管；内脏神经。

第一节 概 述

神经系统是机体的调节系统。机体内外环境的刺激作用于机体，机体以神经反射的方式作出反应，以维持机体内环境的相对稳定，适应外环境的变化。同时，神经系统还参与调节机体内各个系统的功能状态，相互协调，使机体成为一个统一的有机整体。

知识链接

> 天气酷热时，热刺激皮肤温度觉感受器，产生的生物电经神经系统相应的反射弧传导，引起皮肤血管扩张，表现为皮肤变红，引起汗腺分泌，表现为大汗，这样可增加皮肤散热，防止体温升高。

人类大脑皮质具有语言文字、思维意识等高级功能。人类由于长期的从事生产劳动、参与社会活动，大脑皮质得到了高度发展，不仅具有比其他高等动物更高级的运动中枢和各种不同性质的感觉中枢，而且还具有语言文字、思维意识等功能的重要中枢。这样人类不仅能被动地适应机体环境的变化，而且能主动地认识世界和改造世界。

一、神经系统的组成和区分

神经系统分为中枢神经系统和周围神经系统(图 8-1)。

(一)中枢神经系统

中枢神经系统包括脑和脊髓。脑位于颅腔内，脊髓位于椎管内。

(二)周围神经系统

周围神经系统有多种区分方法。

1. 按照连接中枢神经系统的部位分类 分为脑神经和脊神经：连接脑的神经为脑神经，连接脊髓的神经为脊神经。

2. 按照分布的器官分类 分为躯体神经和内脏神经：分布于体表、骨、关节和骨骼肌的神经为躯体神经，分布于内脏、心血管和腺体的神经为内脏神经。

3. 按照神经冲动传导方向分类 分为感觉神经和运动神经：将神经冲动自感受器传入至中枢神经系统的神经为感觉神经，将神经冲动自中枢神经系统传出至效应器的神经为运

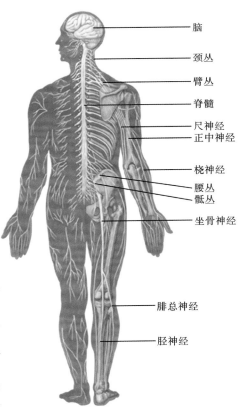

脑
颈丛
臂丛
脊髓
尺神经
正中神经
桡神经
腰丛
骶丛
坐骨神经
腓总神经
胫神经

图 8-1 神经系统概况

动神经。

为方便叙述,一般把周围神经系统分为脑神经、脊神经和内脏神经。

二、神经系统的活动方式

神经系统活动的基本方式是反射。反射是指在中枢神经系统参与下,机体对刺激产生的规律性反应。完成反射活动的结构基础是反射弧,由感受器、传入神经、中枢、传出神经和效应器组成。

知识链接

临床检查神经系统病变时,用手电筒照射眼球,引起瞳孔缩小,称为瞳孔对光反射;叩击髌韧带,引起膝关节伸直,称为膝反射。

三、神经系统的常用术语

1. 灰质　在中枢神经系统,由神经元胞体和树突聚集形成的色泽灰暗的区域,称为灰质。

2. 白质　在中枢神经系统,由神经纤维聚集形成的、色泽白亮的区域,称为白质。神经纤维以有髓神经纤维为主,髓鞘含大量脂质,脂质色泽白亮。

3. 神经核　在中枢神经系统,形态和功能相似的神经元胞体聚集成团,称为神经核。

4. 神经节　在周围神经系统,形态和功能相似的神经元胞体聚集成团,称为神经节。

5. 纤维束　在中枢神经系统,起止和功能基本相同的神经纤维聚集成束,称为纤维束。

6. 神经　在周围神经系统,神经纤维聚集成的条索状结构,称为神经。

7. 网状结构　在中枢神经系统,神经纤维交织成网,神经元胞体分散在网眼中,即灰质、白质混杂的结构,称为网状结构。

(甘功友)

第二节　中枢神经系统

中枢神经系统包括位于椎管内的脊髓和位于颅腔内的脑。

一、脊髓

(一)脊髓的位置和形态

脊髓位于椎管内,成人脊髓长为 42～45 cm,上端在平枕骨大孔处与延髓相接,下端约平第 1 腰椎体下缘(新生儿可达第三腰椎下缘平面)。

知识链接

临床上进行腰椎穿刺术抽取脑脊液,为了避免损伤脊髓,应在第 3 腰椎以下穿刺,即第 3、4 腰椎之间或第 4、5 腰椎之间。

脊髓呈前后略扁、粗细不均的圆柱状,全长有两处膨大,即颈膨大和腰骶膨大,脊髓腰骶膨大以下逐渐变细,呈圆锥状,称为脊髓圆锥。自脊髓圆锥向下延伸为一条无神经组织的终丝,终止于尾骨背面(图8-2)。

脊髓表面可见六条纵行的沟或裂,即前正中裂、后正中沟、两条前外侧沟和两条后外侧沟。前外侧沟、后外侧沟分别连有脊神经前根和脊神经后根,后根靠近椎间孔处有一膨大,称为脊神经节,前根、后根在椎间孔汇合形成脊神经,自椎间孔穿出(图8-3)。

一对脊神经所连的一段脊髓称为一个脊髓节段,这样可将脊髓分为31个节段,即颈髓(C)8节、胸髓(T)12节、腰髓(L)5节、骶髓(S)5节和尾髓(Co)1节(图8-4)。

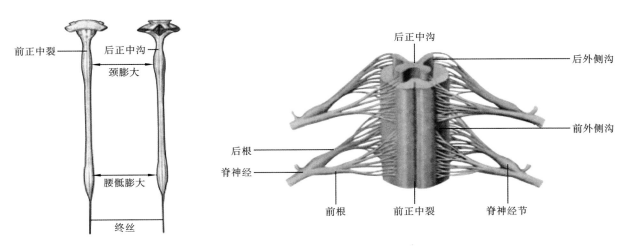

图 8-2　脊髓外形　　　　　　　　　　　图 8-3　脊髓结构示意图

在胚胎4个月后,脊柱的生长速度比脊髓要快,因此,成人脊髓与脊柱不等长,大部分脊髓节段的位置高于同序数椎骨,成人这种对应关系的大致推算方法为:颈髓1~4节(C_1~C_4)与同序数椎骨等高,颈髓5~8节(C_5~C_8)和胸髓1~4节(T_1~T_4)较同序数椎骨高1个椎体,胸髓5~8节(T_5~T_8)较同序数椎骨高2个椎体,胸髓9~12节(T_9~T_{12})较同序数椎骨高3个椎体,腰髓1~5节(L_1~L_5)平对第10~12胸椎,骶髓1~5节(S_1~S_5)和尾髓1节(Co_1)平对第1腰椎(图8-4)。

在脊髓下端以下的椎管内,腰、骶、尾脊神经前、后根斜向外下方,呈马尾状,称为马尾(图8-5)。

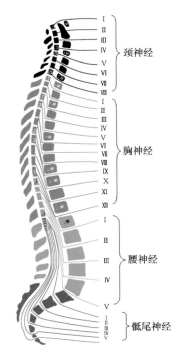

图 8-4　脊髓节段与椎骨的对应关系

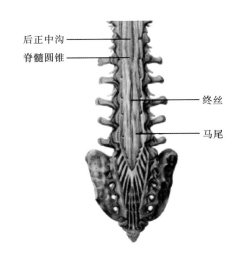

图 8-5　脊髓圆锥与马尾

（二）脊髓的内部结构

在新鲜脊髓的横断面上，可见脊髓中央有一个小孔，称为中央管，围绕中央管周围的是"H"形的灰质，灰质外周是白质。每侧白质均可借脊髓表面的沟、裂分为三个索，前正中裂和前外侧沟之间的白质为前索，前后外侧沟之间的白质为外侧索，后外侧沟与后正中沟之间的白质为后索。

1. 灰质　每侧的灰质，分为前部扩大的前角（或前柱）、后部狭细的后角（或后柱）和前角和后角之间向外侧突出的侧角（侧柱）。

（1）前角（或前柱）：可见于每个脊髓节段，内含运动神经元，它发出的轴突自脊髓前外侧沟穿出，组成脊神经前根，直接支配骨骼肌运动。

知识链接

临床常见病毒侵犯脊髓前角运动神经元，引起同侧相应骨骼肌随意运动障碍、张力降低、反射消失、肌萎缩等，称为小儿麻痹症。

（2）后角（或后柱）：见于每个脊髓节段，内含联络神经元，又称中间神经元，接受来自后根的纤维。由后角神经元发出的长轴突，向上组成上行传导束到脑，短轴突在脊髓各节段之间起联络作用。

（3）侧角（侧柱）：仅见于脊髓胸段和上腰段（$T_1 \sim L_3$），内含有交感神经元的胞体，是交感神经的低级中枢。在骶髓 2～4 节段，无侧角，但在相当于侧角的部位含有副交感神经元的胞体，称为骶副交感核，是副交感神经在脊髓的中枢。

2. 白质　脊髓白质主要由许多纤维束组成，纤维束可分为上行传导束、下行传导束和固有束。

（1）上行传导束：包括薄束与楔束、脊髓小脑束和脊髓丘脑束。

① 薄束与楔束：分别位于后索的内侧部和外侧部，分别传导来自同侧下半身（第 5 胸节以下）和上半身（第 4 胸节以上）的意识性本体感觉（如肌、腱、关节的位置觉、运动觉和震动觉）和精细触觉（如通过触摸辨别物体纹理粗细和两点的距离）。

知识链接

当脊髓后索病变时，本体感觉和精细触觉的信息不能传入大脑皮质。患者闭目时不能确定各关节的位置，也不能辨别物体的性状、纹理粗细等。

② 脊髓丘脑束：位于外侧索的前半部和前索中，传导痛觉、温度觉、粗触觉和压觉冲动。

（2）下行传导束：包括皮质脊髓束和红核脊髓束等。

① 皮质脊髓束：分为皮质脊髓侧束和皮质脊髓前束。皮质脊髓侧束在脊髓外侧索后部下行，支配同侧上、下肢肌的随意运动；皮质脊髓前束在前索、前正中裂两侧下行，主要支配双侧躯干肌的随意运动。

② 红核脊髓束：位于外侧索，在皮质脊髓侧束的腹侧。此束起于中脑红核，下行终止于前角运动神经元，参与调节肌张力和协调肌群运动。

（三）脊髓的功能

1. 传导功能　脊髓具有重要的传导功能，通过上行纤维束将感觉信息传至脑，同时又通过下行纤维束接受高级中枢的调控。

2. 反射功能　脊髓是低级反射中枢。通过固有束和脊神经的前、后根等完成一些反射活动，如腱反射、屈肌反射、排尿和排便反射等。

知识链接

在正常情况下,脊髓的反射活动始终在脑的控制下进行。但是中枢病变时还可出现一些病理反射,如 Babinski 征。因此,病理反射是诊断中枢病变的重要体征。

二、脑

脑包括端脑、间脑、中脑、脑桥、延髓和小脑六个部分,通常把延髓、脑桥、中脑三部分合称脑干(图8-6、图 8-7)。

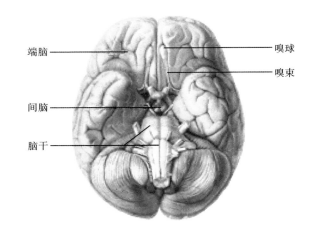

图 8-6 脑的底面

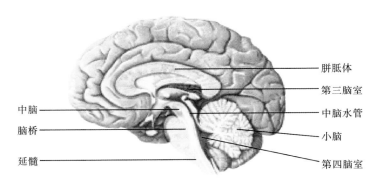

图 8-7 脑的正中矢状切面

(一)脑干

脑干自下而上由延髓、脑桥和中脑三部分组成。延髓、脑桥与小脑间的室腔,称为第四脑室,它向下与脊髓中央管相接续,向上连通中脑水管(图 8-7)。

1.脑干的外形

(1)腹侧面:其结构如图 8-8 所示。

① 延髓:上接脑桥,下连脊髓,表面有与脊髓相续的同名沟、裂。延髓上部前正中裂两侧各有一纵行隆起,称为锥体,其内有皮质脊髓束通过。在锥体下方,皮质脊髓束大部分纤维左、右交叉,构成锥体交叉。在延髓上部的前外侧沟内,连有舌下神经根;在后外侧沟内,自上而下依次连有舌咽神经、迷走神经和副神经。

② 脑桥:位于脑干的中部,下缘借延髓脑桥沟与延髓分界,上缘与中脑相连。脑桥腹侧面膨隆,连有

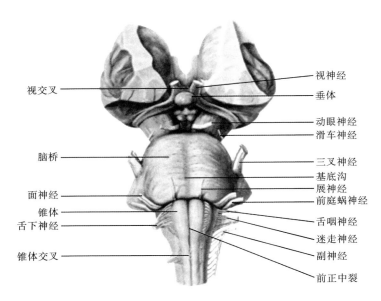

图 8-8　脑干腹侧面

粗大的三叉神经。在延髓脑桥沟中,自内向外依次连有展神经、面神经和前庭蜗神经。

③ 中脑:下连脑桥,上接间脑。腹侧面有一对柱状结构,称为大脑脚。两脚之间的凹陷,称脚间窝,连有动眼神经。

（2）背侧面:其结构如图 8-9 所示。

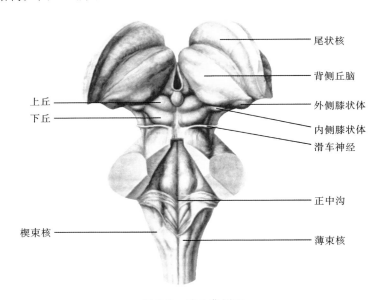

图 8-9　脑干背侧面

① 延髓:后正中沟两侧各有两个纵行隆起,内侧为薄束结节,外侧为楔束结节,两者的深面分别有薄束核与楔束核。延髓上部和脑桥背侧面共同形成菱形窝,构成第四脑室底。

② 中脑:有两对圆形隆起,上方的称为上丘,与视觉反射有关;下方的一对称为下丘,与听觉反射有关。

（3）第四脑室:位于脑桥、延髓和小脑之间的腔隙,底即菱形窝,顶朝向小脑。第四脑室向上经中脑水管通第三脑室,向下通延髓和脊髓中央管,借第四脑室正中孔和外侧孔与蛛网膜下隙相通。

2.脑干的内部结构　脑干由灰质、白质和网状结构组成。

（1）灰质:脑干的灰质不形成连续的灰质柱,而是分散成团块,称为神经核。其中与脑神经有关的,称为脑神经核,与脑神经无关的,称为非脑神经核。非脑神经核参与组成各种神经传导通路或反射通路,如延髓中的薄束核与楔束核,与本体感觉和精细触觉冲动传导有关;中脑内的黑质和红核,对调节骨骼肌张力有重要作用。

(2)白质:主要由纤维束组成,这些纤维束多位于脑干的腹侧部和外侧部,白质内重要的上行纤维束有内侧丘系、脊髓丘系和三叉丘系,下行的纤维束有锥体束。

(3)网状结构:在脑干内,神经核与纤维束之间布满纵横交织的神经纤维,其间散布着大小不等的神经细胞团,这些区域称为网状结构。网状结构的功能是多方面的。如维持或改变大脑皮质的兴奋状态,对入睡、唤醒、警觉和注意等起决定作用,但不产生特定的感觉;参与维持正常的骨骼肌运动和肌张力;调节内脏活动,有呼吸中枢和心血管运动中枢,并与学习、记忆等脑的高级功能有关。

3.脑干的功能

(1)传导功能:承上启下,传导各种上、下行神经冲动。

(2)反射功能:脑干是重要的生命中枢所在,如延髓的心血管、呼吸运动中枢,如严重损伤后可危及生命。还有一些重要的反射中枢,如中脑的瞳孔对光反射中枢、脑桥的角膜反射中枢等。

(二)小脑

1.小脑的位置和外形　小脑位于颅后窝内,在脑桥和延髓的后上方、端脑后端的下方。小脑的两侧部膨大,称为小脑半球;中间部缩细,称为小脑蚓;在小脑半球下面,靠近小脑蚓两侧有一对隆起,称为小脑扁桃体(图 8-10、图 8-11)。

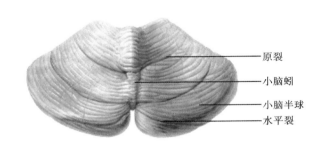

图 8-10　小脑外形(背侧面)

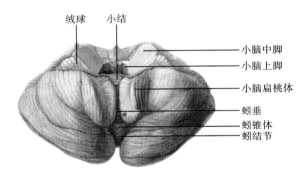

图 8-11　小脑外形(腹侧面)

知识链接

　　小脑扁桃体靠近枕骨大孔,当颅内压增高时,可被挤压而嵌入枕骨大孔,形成小脑扁桃体疝,压迫延髓,严重时危及生命。

2.小脑的内部结构　小脑的灰质大部分集中在表面,称为小脑皮质;白质在深面,称为小脑髓体,髓体中有灰质团,称为小脑核。

3.小脑的功能　小脑是一个重要的运动调节中枢,主要功能是维持身体平衡、调节肌张力、协调骨骼肌的运动。

知识链接

　　小脑病变患者表现为平衡失调、站立不稳、步态蹒跚或肌张力降低;或表现为小脑共济失调,即随意运动中肌肉收缩的力量、方向、限度和各肌群间的协调运动出现混乱,如跨越步态、持物时手指过度伸开、指鼻试验阳性等,同时有运动性震颤。

（三）间脑

间脑位于中脑和端脑之间，大部分被端脑掩盖。间脑的室腔，称为第三脑室。间脑主要分为背侧丘脑、后丘脑和下丘脑。

1. **背侧丘脑**　背侧丘脑又称丘脑，是一对卵圆形灰质块，内部被"Y"形的内髓板分隔为前核群、内侧核群和外侧核群。外侧核群后部的腹侧份，称为腹后核。全身各部的躯体感觉冲动，都需经腹后核中继后才能传至大脑皮质(图 8-12)。背侧丘脑的主要功能是感觉传导通路的中继站。

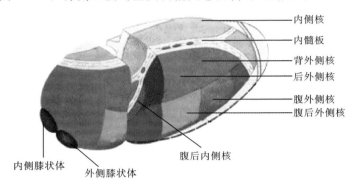

图 8-12　背侧丘脑核团模式

知识链接

背侧丘脑受损害时，常见的症状是感觉丧失或感觉过敏，并可伴有自发性疼痛。

2. **后丘脑**　后丘脑位于背侧丘脑的后下方，包括内侧膝状体和外侧膝状体。内侧膝状体与听觉传导有关，外侧膝状体与视觉传导有关。

3. **下丘脑**　下丘脑位于背侧丘脑的下方，包括视交叉、灰结节和乳头体，灰结节向下延伸为漏斗，漏斗下端连接垂体。下丘脑内含多个神经核团，主要的核团有视上核和室旁核，可分别合成抗利尿激素和催产素(图 8-13)。

下丘脑是神经内分泌中心，通过与垂体的联系，将神经调节和体液调节融为一体。下丘脑是内脏活动的较高级中枢，对体温、摄食、性活动、水盐平衡等起着重要的调节作用，同时也参与调节情绪和人体的昼夜节律等。

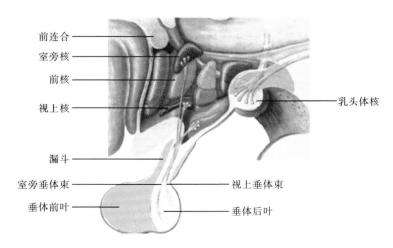

图 8-13　下丘脑主要核团(矢状切面)

知识链接

视上核损伤的患者,尿量增多,称为尿崩症;临床产科常用催产素帮助分娩。

4. 第三脑室 第三脑室是位于两侧背侧丘脑和下丘脑之间的狭窄腔隙。第三脑室前借左、右室间孔与侧脑室相通,后借中脑水管与第四脑室相通。

(四)端脑

端脑由左、右大脑半球组成,是脑的最高级部位,左、右两半球由大脑纵裂将其分开,裂底为连接两侧大脑半球的胼胝体。两大脑半球后部与小脑间的横裂,称为大脑横裂。

1. 大脑半球的外形 大脑半球表面凹凸不平,布满沟裂,称为大脑沟,沟与沟间的隆起,称为大脑回(图 8-14)。大脑半球有三个面,即上外侧面、内侧面和下面。

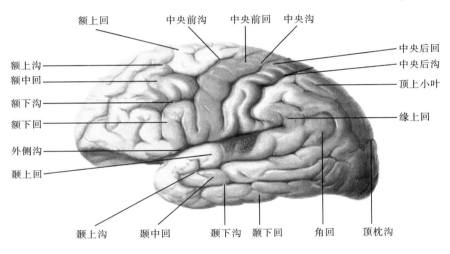

图 8-14 大脑半球外侧面

1) 大脑半球的分叶 每侧大脑半球有三条恒定的沟,即外侧沟、中央沟和顶枕沟,将大脑半球分为枕叶、颞叶、顶叶、额叶和岛叶五叶(图 8-14、图 8-15)。

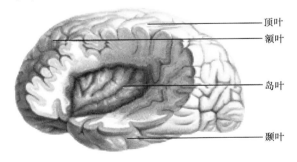

图 8-15 岛叶图

2) 大脑半球的主要沟、回

(1)上外侧面:①额叶,在中央沟前方,有与其平行的中央前沟,两者之间的部分,称为中央前回。自中央前沟向前有与半球上缘平行的沟,分别为额上沟和额下沟。额上沟以上的部分为额上回,额上下沟之间的部分为额中回,额下沟和外侧沟之间的部分为额下回。②顶叶,在中央沟后方,有与之平行的中央后沟,此沟与中央沟之间的脑回为中央后回,外侧沟后端的脑回为缘上回,围绕颞上沟末端的脑回为角回。③颞叶,在外侧沟的下方,有与之平行的颞上沟和颞下沟。颞上沟的上方为颞上回,自颞上回转入外侧沟的部分有两至三条短的颞横回,颞上沟与颞下沟之间为颞中回,颞下沟的下方为颞下回(图8-14)。

(2)内侧面:在胼胝体背面有胼胝体沟,在胼胝体沟上方,有与之平行的扣带沟,两者之间是扣带回。中央前、后回延伸至内侧面的部分称中央旁小叶。在胼胝体后下方,有呈弓形的距状沟向后至枕叶,此沟中部与顶枕沟相连(图8-16)。

(3)下面:额叶下面有纵行的嗅束,其前端膨大为嗅球。颞叶下方有侧副沟,侧副沟的内侧为海马旁回(又称海马回),其前端弯曲,称为钩(图8-16、图8-17)。

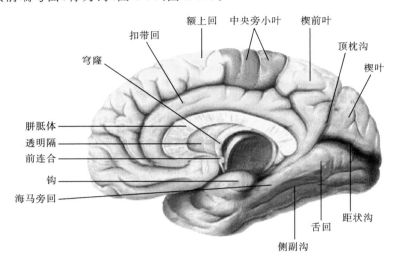

图8-16 大脑半球内侧面

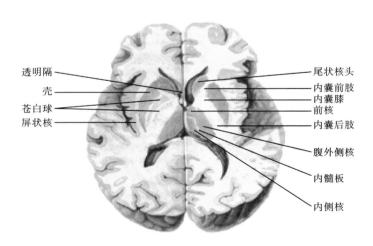

图8-17 端脑的水平切面

边缘叶指环绕胼胝体周围和侧脑室下角底壁的弧形结构,主要包括扣带回、海马旁回和钩等。

2. 大脑半球的内部结构 大脑半球的灰质在表层,称为大脑皮质,表层下的白质,称为髓质。髓质中包藏着一些核团,称为基底核。大脑半球内部的腔隙为侧脑室。

1)大脑皮质功能定位 大脑皮质是高级神经活动的物质基础。随着人类进化,大脑皮质的管理分工越来越细,逐渐形成特定的功能区域,即大脑皮质的功能定位。

(1)躯体运动中枢:位于中央前回和中央旁小叶前部,管理全身骨骼肌的运动。其特点为:①此区管理身体运动的区域分布呈"倒置人影",但头面部是正的。中央前回上部和中央旁小叶前部管理下肢,中央前回中部管理躯干和上肢,下部管理头面部。若大脑半球右侧中央前回中1/3损伤,可引起左侧上肢瘫痪。②左右交叉管理,即一侧运动区支配对侧肢体的运动。③身体各部投射区的大小与运动的精细程度有关,运动愈精细、愈复杂,在皮质运动区内所占范围愈大。如手的投射区几乎与整个下肢的投射区大小相等。

（2）躯体感觉中枢：位于中央后回和中央旁小叶后部，接受背侧丘脑腹后核传来的对侧半身痛、温、触、压觉及位置觉和运动觉的纤维。其投射特征是：①此区管理身体感觉的区域分布呈"倒置人影"，但头面部是正的；②左右交叉管理；③投射区大小与该部位的感觉灵敏程度有关，感觉灵敏度高的拇指、示指、唇的代表区大，感觉迟钝的背部代表区小。

（3）视觉中枢：位于枕叶距状沟上下的皮质。一侧视区接受双眼同侧半视网膜传来的冲动，因此，一侧视区损伤可引起双眼对侧半视野同向性偏盲。

（4）听觉中枢：位于颞横回。一侧听觉中枢接受双侧的听觉冲动。

（5）语言中枢：人类大脑皮质语言中枢有四个。①听觉性语言中枢：在颞上回后部，此区受损，患者虽听觉正常，但不懂别人讲话的意思。②视觉性语言中枢：位于角回，此区受损，患者视觉无障碍，但不能理解文字符号的意义，临床上称为失读症。③书写中枢：位于额中回后部，此区受损，虽然手的运动正常，但写字、绘图等精细动作发生障碍，临床上称为失写症。④运动性语言中枢：位于额下回后部，此区受损，患者虽能发音，却不能说出具有意义的语言，临床上称为运动性失语症（图8-18）。

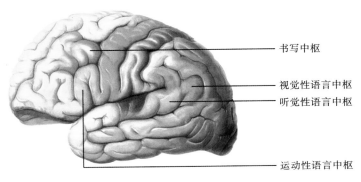

图 8-18　左侧大脑半球语言中枢

知识链接

　　在长期的进化过程中，大脑皮质的结构和功能得到了高度分化，左、右大脑半球的发育呈不对称性。左侧大脑半球与语言、意识、数学分析等密切相关，因此语言中枢主要在左侧大脑半球；右侧半球则主要感知非语言信息、音乐、图形和时空概念。左、右大脑半球各有优势，在高级神经精神活动中相互协调、相互配合。

　2）基底核　基底核是位于白质深部的灰质团块，包括尾状核、豆状核和杏仁体等。

（1）尾状核：呈"C"形，分为头、体、尾三部分。

（2）豆状核：在水平切面上呈三角形，被两个白质板层分隔成三部，外侧部最大，称为壳，其他两部合称苍白球（图8-19）。尾状核和豆状核合称纹状体，是锥体外系的组成部分，参与调节肌张力、协调躯体运动。

（3）杏仁体：连于尾状核尾部，其功能与调节内脏活动和情绪有关。

知识链接

　　临床上，纹状体损害所引起的运动功能障碍分为两类：一类是运动过少而肌张力亢进的综合征，如帕金森病；另一类是运动过多而肌张力减退的综合征，如舞蹈病。

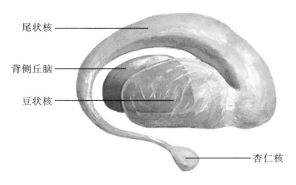

图 8-19　基底核

3）大脑髓质　大脑髓质主要由联系皮质各部和皮质下结构的神经纤维组成,分为联络纤维、连合纤维和投射纤维。

（1）联络纤维:是联系同侧半球内各部分皮质的纤维。

（2）连合纤维:联系左、右两半球皮质的纤维,如胼胝体。

（3）投射纤维:由联系大脑皮质和皮质下结构的上、下行纤维构成,它们大部分经过内囊。内囊是位于丘脑、尾状核和豆状核之间的白质区,在大脑水平切面上,呈">"、"<"状,分为前肢、膝和后肢三部分。内囊前肢位于豆状核与尾状核之间;内囊后肢位于豆状核和背侧丘脑之间,主要有皮质脊髓束、丘脑中央辐射、视辐射和听辐射通过;内囊膝指前、后肢相交处,有皮质核束通过(图 8-20)。一侧内囊损伤时,可引起患者对侧半身肢体运动障碍、对侧半身感觉障碍、双眼对侧半视野偏盲,临床上称为"三偏综合征"。

4）侧脑室　位于大脑半球内的腔隙,左右各一,借室间孔与第三脑室相通,室腔内有脉络丛和脑脊液(图 8-21)。

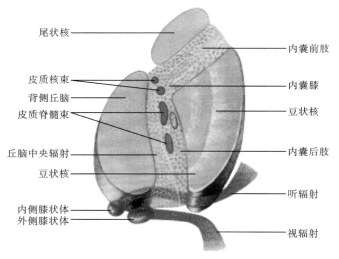

图 8-20　内囊模式图

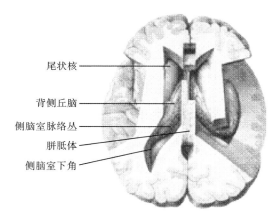

图 8-21　侧脑室图

三、脑和脊髓的被膜、血管及脑脊液循环

（一）脑和脊髓的被膜

脑和脊髓的外面包有三层被膜,由外向内依次为硬膜、蛛网膜和软膜,对脑和脊髓起保护和支持作用。

1. 硬膜　硬膜由致密结缔组织构成,厚而坚韧。包于脑的部分为硬脑膜;包于脊髓的部分为硬脊膜。

（1）硬脊膜:向上附于枕骨大孔边缘,与硬脑膜相延续;向下在第 2 骶椎水平逐渐变细,包裹终丝,末端附于尾骨。硬脊膜与椎管内面的骨膜之间的间隙，称为硬膜外隙。硬膜外隙内含疏松结缔组织、脂肪组织、淋巴管及椎内静脉丛，有脊神经根通过。硬膜外隙略呈负压，不与颅内相通（图8-22）。

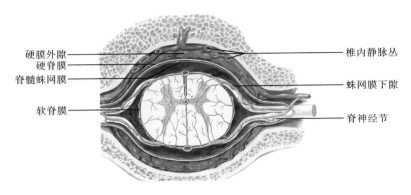

图8-22　脊髓被膜横切图

知识链接

　　临床上进行硬膜外麻醉，就是将药物注入硬膜外隙，以阻滞脊神经根内的神经传导。硬膜外麻醉患者是清醒的，可以配合手术。

　　（2）硬脑膜：坚韧而有光泽，由两层组成，外层即颅骨内面的骨膜，内层即硬膜。硬脑膜与颅盖骨连接疏松，易于分离，而与颅底骨结合紧密。因此，颅盖外伤硬脑膜血管破裂时，易在颅骨与硬脑膜间形成硬膜外血肿；颅底骨折时，易将硬脑膜与脑蛛网膜同时撕裂，使脑脊液外漏。

　　硬脑膜内层在某些部位折叠并伸入裂隙内，形成相应的结构，对脑起固定和承托作用。硬脑膜形成的重要结构有：①大脑镰，呈镰刀形，伸入大脑纵裂内；②小脑幕，深入大脑横裂内，其前内侧缘游离形成小脑幕切迹，前方对应中脑（图8-23）。

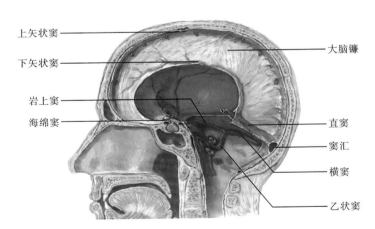

图8-23　硬脑膜及硬脑膜窦示意图

　　在某些部位，硬脑膜的两层分开，形成硬脑膜窦。窦内含静脉血，窦壁无平滑肌，不能收缩，故损伤出血时难以止血，容易形成颅内血肿。主要的硬脑膜窦有：①上矢状窦，位于大脑镰上缘；②下矢状窦；③直窦；④横窦，位于小脑幕的后缘；⑤乙状窦；⑥海绵窦，位于蝶骨体的两侧，内有颈内动脉、动眼神经、滑车神经、展神经、眼神经和上颌神经通过（图8-23、图8-24）。海绵窦与颅外的静脉有广泛的交通和联系，面部感染可波及窦内结构，造成颅内感染，如累及上述神经，可出现相应症状。

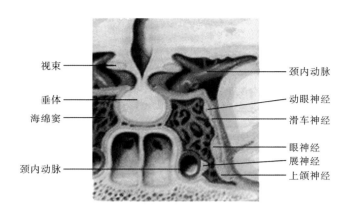

图 8-24　海绵窦图

知识链接

　　当颅内压升高时,海马旁回及钩可能受挤压而移位至小脑幕切迹,使中脑和动眼神经受压迫,引起一侧瞳孔散大、眼球外斜等症状,临床上称为小脑幕切迹疝。

硬脑膜窦内血液的流向如图 8-25 所示:

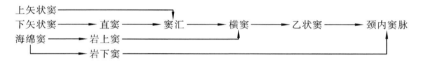

图 8-25　硬脑膜窦内血液的流向

　　2. 蛛网膜　蛛网膜薄而透明,无血管和神经。蛛网膜和软脊膜之间有宽阔的蛛网膜下隙,隙内充满脑脊液。蛛网膜下隙某些部分扩大,称为蛛网膜下池。较大的蛛网膜下池有小脑延髓池,位于小脑和延髓间;终池,位于脊髓圆锥下端与第 2 骶椎平面间。终池内有马尾、终丝和脑脊液。

　　脑蛛网膜紧贴硬脑膜,在上矢状窦处形成许多绒毛状突起,突入上矢状窦内,称为蛛网膜粒。脑脊液经蛛网膜粒渗入硬脑膜窦内,回流入静脉(图 8-26)。

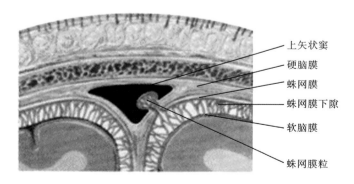

图 8-26　蛛网膜粒和硬脑膜窦

　　3. 软膜　软膜分为软脊膜和软脑膜,分别紧贴脊髓和脑表面,并深入其沟、裂。软脊膜自脊髓圆锥以下形成终丝。在脑室附近,软脑膜、毛细血管和室管膜上皮共同突入脑室内构成脉络丛,是产生脑脊液的主要结构。

（二）脑和脊髓的血管

1. 脑的血管

1）脑的动脉　脑的动脉来自颈内动脉和椎动脉。颈内动脉营养大脑半球前 2/3 和部分间脑，椎动脉营养大脑半球后 1/3、部分间脑、脑干和小脑。故可将脑的动脉归纳为颈内动脉系和椎-基底动脉系（图8-27）。

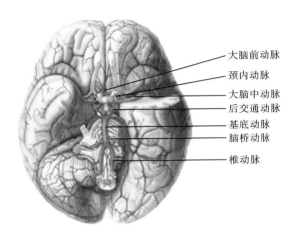

图 8-27　脑底的动脉

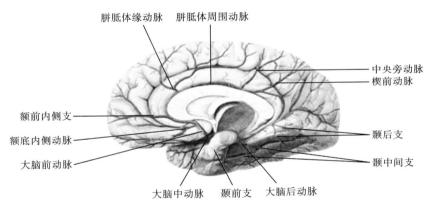

图 8-28　大脑半球的动脉（内侧面）

（1）颈内动脉：起自颈总动脉，向上经颈动脉管入颅腔，分为大脑前动脉和大脑中动脉。大脑前动脉进入大脑纵裂，沿胼胝体沟向后，主要营养顶枕沟以前的半球内侧面、上外侧面的上部及部分间脑（图8-28）；大脑中动脉沿外侧沟向后上，主要营养大脑半球外侧面大部分和岛叶（图8-29）。

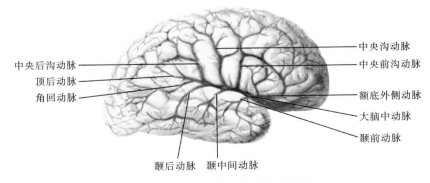

图 8-29　大脑半球的动脉（外侧面）

（2）椎动脉：起自锁骨下动脉，向上依次穿过第6～1颈椎横突孔，经枕骨大孔入颅，在脑桥基底部，左、右椎动脉合成一条基底动脉(图8-27)。基底动脉沿脑桥基底沟上行，至脑桥上缘分为左、右大脑后动脉，主要营养顶枕沟以后的大脑半球内侧面及枕颞叶下面。

（3）大脑动脉环：又称 Willis 环，由大脑后动脉、后交通动脉、颈内动脉末端、大脑前动脉起始段和前交通动脉在脑底吻合而成。该环围绕在视交叉、灰结节和乳头体周围，将颈内动脉系与椎-基底动脉系联合在一起，也使左、右大脑半球的动脉相联合。大脑动脉环是一个潜在侧支循环结构，正常情况下，大脑动脉环两侧的血液不相混合，当某一支动脉栓塞或发育不良时，可在一定程度上通过此环使血液重新分配和代偿，以维持脑的血液供应(图8-27)。

大脑动脉环和大脑前、中、后动脉的分支可分为两类：皮质支，营养大脑皮质及大脑髓质浅部；中央支，营养大脑髓质深部、基底核、内囊及间脑等。临床上常见的脑出血多发生于中央支。

2）脑的静脉　脑的静脉无瓣膜，不与动脉伴行，分为浅、深两组。浅组收集脑皮质及皮质下髓质的静脉血，直接注入邻近的静脉窦；深组收集大脑髓质、基底核、间脑、脑室脉络丛等处的静脉血，最后汇成一条大脑大静脉，注入直窦(图8-30)。

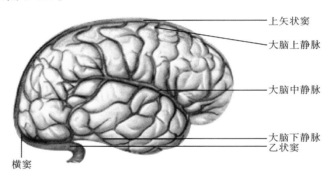

图 8-30　大脑浅静脉

2. 脊髓的血管

（1）脊髓的动脉：脊髓的动脉来自椎动脉和节段性动脉。椎动脉发出脊髓前动脉和脊髓后动脉，它们在下行的过程中，不断得到节段性动脉(如肋间后动脉、腰动脉等)分支的增补，以保障脊髓有足够的血液供应。

（2）脊髓的静脉：脊髓的静脉分布和动脉相同，回收静脉血注入硬膜外隙的椎内静脉丛。

（三）脑脊液及其循环

脑脊液为无色透明液体，成人总量约 150 mL，充满脑室系统、蛛网膜下隙和脊髓中央管内。它处于不断产生、循环和回流的平衡状态，对中枢神经系统起营养、缓冲、保护及维持正常颅内压的作用。

脑脊液主要由脑室脉络丛产生。侧脑室脉络丛产生的脑脊液经室间孔流至第三脑室，汇合第三脑室脉络丛产生的脑脊液，经中脑水管流入第四脑室，再汇合第四脑室脉络丛产生的脑脊液，经第四脑室正中孔和两个外侧孔流入蛛网膜下隙，沿此隙流向大脑背面的蛛网膜下隙，经蛛网膜粒渗透到上矢状窦内，回流入颈内静脉(图8-31)。

知识链接

　　脑脊液循环发生障碍时，可引起脑积水、脑室形态改变或颅内压增高。正常脑脊液有恒定的化学成分和细胞数，脑的某些疾病可引起脑脊液成分的改变，因此临床上检验脑脊液，以诊断疾病。

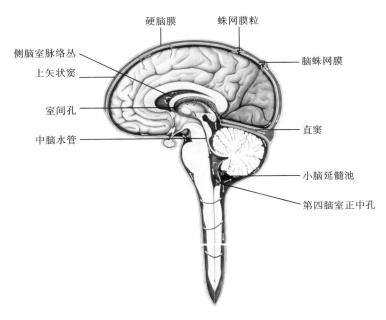

图 8-31 脑脊液循环模式图

第三节 周围神经系统

一、脊神经

脊神经共 31 对,即颈神经 8 对、胸神经 12 对、腰神经 5 对、骶神经 5 对和尾神经 1 对。每条脊神经由前根、后根汇合形成。前根连于脊髓的前外侧沟,含躯体运动纤维和内脏运动纤维,属运动性;后根连于脊髓的后外侧沟,含躯体感觉纤维和内脏感觉纤维,属感觉性。所以,脊神经是混合性神经。

脊神经自椎间孔穿出即分为前支和后支。前支较粗大,分布于躯干前外侧和四肢的肌肉和皮肤,除胸神经前支有明显的节段性外,其他脊神经前支先交织成丛,分别形成颈丛、臂丛、腰丛和骶丛,再分支至相应区域;后支较细小,分布于项部、背部、腰部、骶部的深层肌肉和皮肤(图 8-32)。

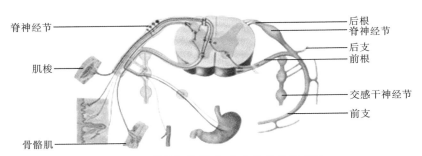

图 8-32 脊神经的组成、分支及分布模式图

（一）颈丛

1. 组成 颈丛由第 1~4 颈神经前支交织构成。

2. 位置 颈丛位于胸锁乳突肌上部的深面。

3. 分支

（1）皮支：有数支,自胸锁乳突肌后缘中点附近浅出,呈放射状走行,分布于头后外侧、耳廓、颈前外侧和肩部的皮肤(图 8-33)。

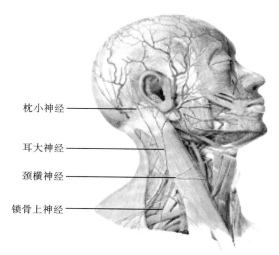

枕小神经

耳大神经

颈横神经

锁骨上神经

图 8-33　颈丛皮支

　知识链接

　　做颈部表浅手术时,常在胸锁乳突肌后缘中点做阻滞麻醉,即阻断颈丛皮支的神经传导。

　　(2)膈神经:下行进入胸腔后,越过肺根的前方,沿心包的外侧下行至膈。膈神经为混合性神经,其运动纤维支配膈肌,感觉纤维分布于胸膜、心包及膈,右膈神经感觉纤维还分布于肝、胆囊(图 8-34)。

　知识链接

　　一侧膈神经损伤,同侧半膈肌瘫痪,腹式呼吸减弱;两侧膈神经损伤,整个膈肌瘫痪,腹式呼吸消失,胸式呼吸加强,可有窒息感;膈神经受刺激,膈肌痉挛,压迫胃底,可产生呃逆。

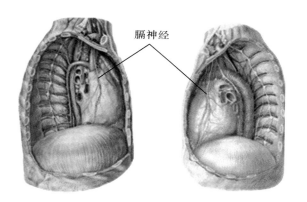

膈神经

图 8-34　膈神经

(二)臂丛

1. 组成　臂丛由第 5～8 颈神经前支和第 1 胸神经前支大部分纤维组成。

2. 位置　臂丛经锁骨中点后方进入腋窝,围绕腋动脉排列(图 8-35)。

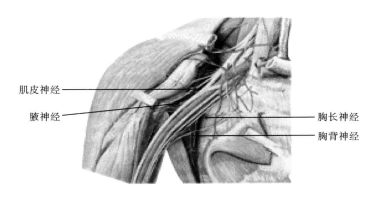

图 8-35 右臂丛及其分支

 知识链接

临床上做上肢手术时,常在锁骨中点上方或腋窝做臂丛神经阻滞麻醉。

3. 分支

(1) 正中神经:在肱二头肌内侧,与肱动脉相伴下行至肘窝,继而在前臂前群肌之间下行,然后穿过腕管至手掌。肌支支配前臂前群肌大部分、手鱼际肌大部分及手中间群肌小部分;皮支分布于手掌桡侧 2/3 及桡侧三个半指掌面皮肤等(图 8-36)。

(2) 尺神经:在肱二头肌内侧,与肱动脉相伴下行至臂中部,转向后下方经尺神经沟至前臂,与尺动脉相伴下行。肌支支配前臂前群肌尺侧一块半肌肉,小鱼际肌、手中间群肌大部分;皮支分布于手掌尺侧 1/3 及尺侧一个半指掌面皮肤,手背尺侧半及尺侧两个半指背面皮肤(图 8-36)。

(3) 桡神经:在肱骨中段紧贴桡神经沟行向外下方,至前臂后群肌之间下行。肌支支配臂后群肌、前臂后群肌及肱桡肌;皮支分布于手背桡侧半及桡侧两个半指背面皮肤(图 8-37、图 8-38)。

(4) 腋神经:绕肱骨外科颈至三角肌深面。肌支支配三角肌,皮支分布于肩部皮肤(图 8-37)。

(5) 肌皮神经:肌支支配臂前群肌,皮支分布于前臂前面桡侧半皮肤(图 8-36)。

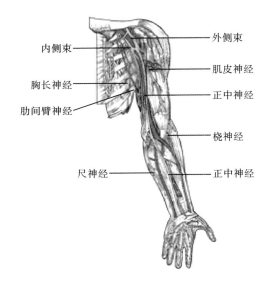

图 8-36 左上肢前面的神经

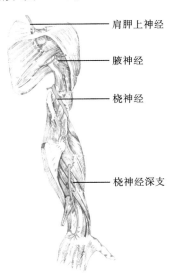

图 8-37 右上肢后面的神经

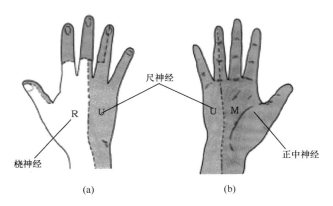

图 8-38　手皮肤的神经分布

 知识链接

　　肱骨上段骨折,易伤及腋神经,引起肩关节不能外展,出现"方肩";肱骨中段骨折,易伤及桡神经,出现"垂腕症";肱骨下段骨折,易伤及尺神经,出现"爪形手";腕管炎症易压迫正中神经,出现"枪型手";尺神经和正中神经损伤,出现"猿掌"(图 8-39)。

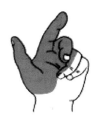 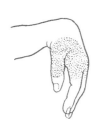 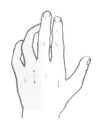 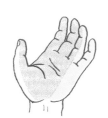

(a) 正中神经损伤,枪型手　(b) 桡神经损伤,垂腕症　(c) 尺神经损伤,爪形手　(d) 正中神经与尺神经损伤,猿掌

图 8-39　正中神经、尺神经和桡神经损伤后的手形

（三）胸神经前支

　　胸神经前支有 12 对。第 1～11 对胸神经前支走行在相应的肋间隙内,称为肋间神经;第 12 对胸神经前支走行在第 12 肋下方,称为肋下神经。肌支支配肋间肌和腹前外侧群肌,皮支分布于胸腹壁皮肤及壁胸膜、壁腹膜。

　　胸神经前支在胸腹壁皮肤的分布呈明显节段性,第 2、4、6、8、10、12 对胸神经前支分别分布于胸骨角平面、乳头平面、剑突平面、肋弓平面、脐平面和脐与耻骨联合连线中点平面(图 8-40)。

 知识链接

　　例如,某手术要求麻醉第 8 对胸神经前支,麻醉完成后,可在两侧肋弓最低点间连线与前正中线交点处,用针刺,判断麻醉是否符合要求。

（四）腰丛

1. 组成　腰丛由第 12 胸神经前支一部分,第 1～3 腰神经前支及第 4 腰神经前支一部分组成。

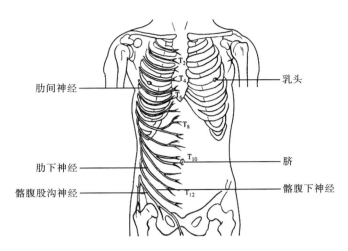

图 8-40　胸神经前支在胸腹壁的分布

2. 位置　腰丛位于腰大肌的深面。

3. 分支

（1）股神经：经腹股沟韧带深面，股动脉外侧进入股三角。肌支支配大腿前群肌，皮支分布于大腿前面。隐神经是股神经最大的皮支，分布于小腿内侧及足内侧缘皮肤（图 8-41）。

 知识链接

　　临床上做股动脉、股静脉穿刺时，谨防损伤股神经。股神经损伤，引起股四头肌瘫痪，表现为行走时患肢不能迈向前，坐时膝关节不能伸，以及膝反射消失和髌骨突出等。做大隐静脉切开时，谨防损伤隐神经。

（2）闭孔神经：分布于股内侧群肌、股内侧面皮肤及髋关节。

（3）髂腹下神经、髂腹股沟神经：分布于腹股沟区的肌肉和皮肤。

（五）骶丛

1. 组成　骶丛由腰骶干及全部骶神经和尾神经前支组成。腰骶干由第 4 腰神经的一部分和第 5 腰神经前支构成。

2. 位置　骶丛位于骶骨和梨状肌前面。

3. 分支

（1）臀上神经：分布于臀中肌、臀小肌。

（2）臀下神经：分布于臀大肌、髋关节。

（3）阴部神经：分布于会阴部、外生殖器、肛门外括约肌和肛门周围皮肤。

（4）坐骨神经：它是全身最粗、最长的神经。坐骨神经自梨状肌下孔出盆腔，在臀大肌深面下行，经坐骨结节、大转子之间至大腿后面，经大腿后群肌深面至腘窝上方分为胫神经、腓总神经。坐骨神经干分布于大腿后群肌及髋关节（图 8-42）。

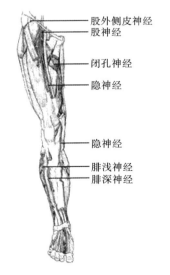

图 8-41　右下肢前面的神经

　　胫神经在小腿三头肌深面伴胫后动脉下行，经内踝后方分为足底内侧神经和足底外侧神经。肌支支配小腿后群肌及足底肌，皮支分布于小腿后面及足底皮肤。腓总神经绕腓骨颈外侧分为腓浅神经和腓深神经，分别经小腿外侧群肌和小腿前群肌之间下行至足背。肌支支配小腿前群肌、小腿外侧群肌及足背

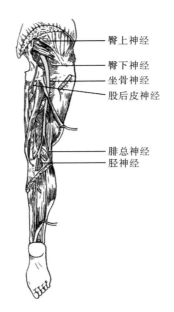

图 8-42　下肢后面的神经

肌,皮支分布于小腿外侧、足背及趾背皮肤。

　　腓总神经在腓骨颈外侧位置表浅易受损伤,损伤后由于小腿前群肌、小腿外侧群肌的瘫痪,足不能背屈,趾不能伸;在小腿后群肌作用下,出现"马蹄内翻足"(图 8-43),行走时呈"跨阈步态";小腿前外侧及足背感觉障碍。

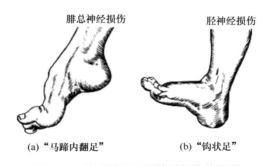

图 8-43　腓总神经和胫神经损伤的足形

 知识链接

臀大肌注射术应用解剖

　　臀大肌厚,血流量多,注入的药物吸收快,所以临床上常选用肌内注射。而 2 岁以下婴幼儿因臀区小、臀大肌未完全发育,不宜做臀大肌注射。

　　临床上常用"十字法"确定注射部位,即经臀裂顶点作一水平线,经髂嵴最高点作一垂线,将臀部分为四个象限,外上象限(避开内下角)为臀大肌注射部位。不选内下象限、外下象限,目的是避开坐骨神经;不选内上象限,因该象限肌肉薄,易触及髂骨,引起剧痛或断针。

二、脑神经

　　脑神经有 12 对,依据所含纤维的种类,分为感觉性、运动性和混合性脑神经(图8-44)。本书只介绍三叉神经、面神经和迷走神经的分支及分布范围,其他介绍见表 8-1。

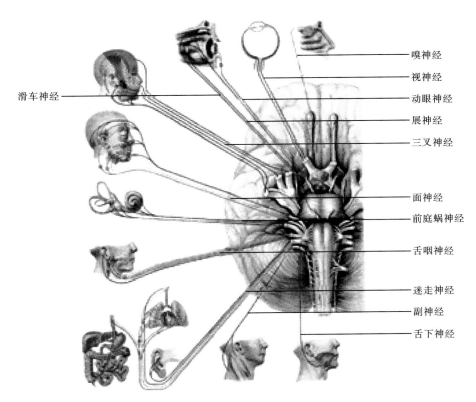

图 8-44 脑神经概况

表 8-1 脑神经概要表

顺序及名称	纤维成分	分 布	损伤后表现
I 嗅神经	内脏感觉	鼻黏膜嗅区	嗅觉障碍
II 视神经	躯体感觉	眼球视网膜	视觉障碍
III 动眼神经	躯体运动	上直肌、下直肌、内直肌、下斜肌、上睑提肌	眼外下斜视,上睑下垂
	内脏运动	瞳孔括约肌、睫状肌	瞳孔散大、瞳孔对光反射消失,视近物不清
IV 滑车神经	躯体运动	上斜肌	眼球不能转向外下
V 三叉神经	躯体感觉	头面部皮肤、口鼻黏膜、舌前 2/3 黏膜、牙、牙龈及眶内结构	损伤侧头面部感觉障碍
	躯体运动	咀嚼肌	张口时,下颌偏患侧
VI 展神经	躯体运动	外直肌	眼内斜视
VII 面神经	躯体运动	面肌	面肌瘫痪
	内脏运动	泪腺、下颌下腺、舌下腺	分泌障碍
	内脏感觉	舌前 2/3 味蕾	味觉障碍
VIII 前庭蜗神经	躯体感觉	壶腹嵴、球囊斑、椭圆囊斑	眩晕,眼球震颤
	躯体感觉	螺旋器	听力障碍

续表

顺序及名称	纤维成分	分　　布	损伤后表现
Ⅸ舌咽神经	内脏运动	腮腺	分泌障碍,唾液减少
	内脏感觉	舌后 1/3 黏膜及味蕾,咽及鼓室黏膜,颈动脉窦及颈动脉小球	舌后 1/3 一般感觉及味觉障碍
	躯体运动	部分咽肌	—
	躯体感觉	耳后皮肤	—
Ⅹ迷走神经	内脏感觉	颈部器官、胸腔器官及腹腔大部分器官	—
	内脏运动	颈部器官、胸腔器官及腹腔大部分器官	心动过速及内脏活动障碍
	躯体运动	咽、喉肌	吞咽困难,声音嘶哑,失音,呼吸困难
	躯体感觉	硬脑膜、耳廓、外耳道	感觉障碍
Ⅺ副神经	躯体运动	胸锁乳突肌、斜方肌	面部不能转向健侧,肩下垂,抬肩无力
Ⅻ舌下神经	躯体运动	舌肌	伸舌时,舌尖偏患侧

（一）三叉神经

三叉神经为粗大的混合性神经,分支为眼神经、上颌神经和下颌神经(图 8-45、图 8-46)。

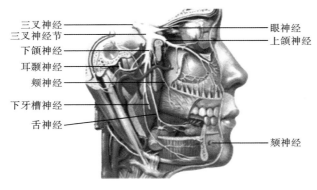

图 8-45　三叉神经

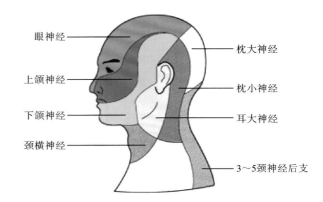

图 8-46　三叉神经在头面部的分布

1. **眼神经**　眼神经为感觉性神经,经眶上裂入颅。分支分布于眼球、结膜及上睑和额顶部皮肤。

2. **上颌神经**　上颌神经为感觉性神经,经圆孔入颅。分支分布于上颌牙、上颌牙龈、口腔顶和鼻腔黏膜,以及睑裂和口裂之间的皮肤。

3. **下颌神经**　下颌神经为混合性神经,经卵圆孔出入颅腔,其运动纤维支配咀嚼肌;感觉纤维分布于下颌牙、下颌牙龈、舌前 2/3、口腔底黏膜及口裂以下和耳前、颞部皮肤。

知识链接

眼神经损伤,造成角膜感觉障碍,引起角膜反射消失。压眶反射即在眶上切迹处压迫眶上神经。三叉神经痛时,可以波及三叉神经中的分支,引起疼痛的范围与分布范围一致,临床上常见的表现为牙痛。

（二）面神经

面神经经内耳门，入内耳道、面神经管，再经茎乳孔穿出至腮腺内，其分支自腮腺前缘呈放射状穿出。

面神经为混合性神经，含有三种纤维：躯体运动纤维支配面肌；内脏运动纤维支配除腮腺外的头面部腺体，即泪腺、下颌下腺、舌下腺、口腔及鼻腔黏膜内的小腺体；内脏感觉纤维分布于舌前2/3味蕾。

📚 **知识链接**

面神经干出茎乳孔后损伤，仅引起面肌瘫痪，表现为同侧额纹消失，眼睑、口裂不能充分闭合，不能鼓腮、吹口哨，鼻唇沟变浅或消失，口角下垂，说话时流涎，笑时口角歪向健侧。面神经干出茎乳孔前损伤，除引起面肌瘫痪的表现外，还引起舌前2/3味觉障碍，以及泪腺、下颌下腺、舌下腺和口腔、鼻腔黏膜内的小腺体分泌障碍，出现"三干"现象，即眼、鼻、口干燥。

面部手术，应做与腮腺前缘垂直的放射状切口，否则易切断面神经分支，引起面肌瘫痪。

（三）迷走神经

迷走神经为混合性神经，经颈静脉孔出颅，是行程最长、分布最广的脑神经（图8-47）。较重要的分支如下（图8-48）。

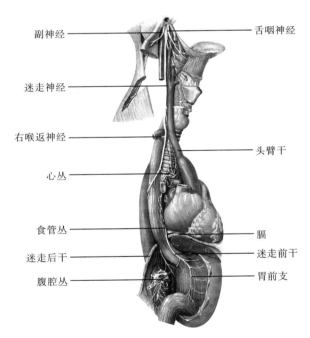

副神经　　　　　　　　　舌咽神经

迷走神经

右喉返神经　　　　　　　头臂干

心丛

食管丛　　　　　　　　　膈

迷走后干　　　　　　　　迷走前干

腹腔丛　　　　　　　　　胃前支

图 8-47　舌咽神经、迷走神经和副神经

1. **喉上神经**　喉上神经分为内、外支，内支分布于声门裂以上的喉黏膜，外支支配环甲肌。
2. **喉返神经**　喉返神经支配除环甲肌外的所有喉肌，以及声门裂以下的喉黏膜。
3. **胃前、后支**　胃前、后支沿胃小弯走行，分布于胃前、后壁，其终支以"鸦爪"形分布于幽门部。

📚 **知识链接**

甲状腺手术时，若损伤喉上神经外支，可引起环甲关节前倾障碍，表现为音调低沉。若损伤一侧喉返神经，可引起声音嘶哑。若损伤两侧喉返神经，表现为失音，还会出现呼吸困难等症状。

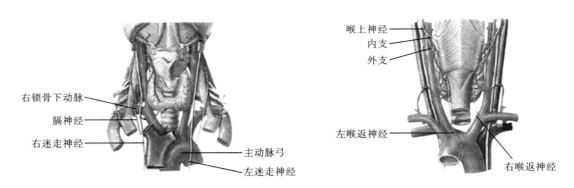

图 8-48　迷走神经在颈部的分支

三、内脏神经

（一）内脏运动神经

内脏运动神经（下称前者）与躯体运动神经（下称后者）的不同点：①效应器不同，前者支配平滑肌、心肌和腺体，是不随意的，后者支配骨骼肌，是随意的；②神经元数目不同，自低级中枢至效应器，前者需两个神经元，即节前神经元和节后神经元，后者只需一个神经元；③神经纤维种类不同，前者有两种，即交感神经和副交感神经，后者只有一种。

1. 交感神经　低级中枢位于侧角（见于脊髓胸 1 至腰 3 节段），交感神经节分为椎旁节和椎前节（图 8-49）。

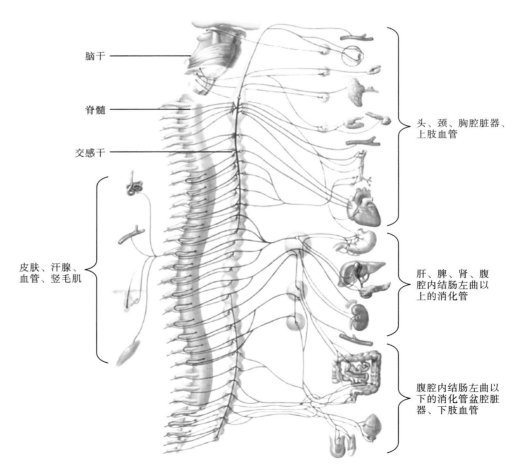

图 8-49　内脏运动神经概况示意图

椎旁节位于脊柱的两侧,有 22～24 对,每侧的椎旁节借节间支相连,形成串珠状的交感干,交感干上达颅底,下至尾骨。椎前节位于脊柱的前方、腹主动脉脏支根部周围,包括腹腔神经节、肠系膜上神经节、肠系膜下神经节和主动脉肾神经节等。

交感神经的节前、节后纤维分布具有一定的规律性:①来自脊髓胸 1～5 节段侧角的节前纤维,更换神经元后,其节后纤维分布于头、颈、胸腔器官及上肢;②来自脊髓胸 5～12 节段侧角的节前纤维,更换神经元后,其节后纤维分布于肝、脾、胰、肾等实质性器官及结肠左曲以上的消化管;③来自脊髓腰 1～3 节段侧角的节前纤维,更换神经元后,其节后纤维分布于结肠左曲以下的消化管、盆腔器官及下肢。

2. 副交感神经　低级中枢位于脑干的内脏运动核和脊髓的骶副交感核,副交感神经节位于所支配器官附近或所支配器官的壁内,分别称为器官旁节和壁内节(图 8-49)。

由脑干的内脏运动核发出的副交感神经纤维参与组成第Ⅲ、Ⅶ、Ⅸ、Ⅹ 对脑神经,并支配相应器官(表 8-1);由脊髓的骶副交感核发出的副交感神经纤维参与组成盆内脏神经,分布于结肠左曲以下的消化管、盆腔器官及外生殖器。

3. 交感神经和副交感神经的主要区别

交感神经和副交感神经的主要区别见表 8-2。

表 8-2　交感神经和副交感神经的主要区别

名　　称	低 级 中 枢	神 经 节	节前、节后纤维	分 布 范 围
交感神经	脊髓灰质 T_1～L_3 侧角	椎旁节、椎前节	节前纤维短、节后纤维长	较广泛
副交感神经	脑干内脏运动核、骶副交感核	器官旁节、壁内节	节前纤维长、节后纤维短	较局限

大多数器官接受交感神经和副交感神经的双重支配,但大多数血管、汗腺、竖毛肌及肾上腺髓质只受交感神经支配。

知识链接

颈部交感神经节的损伤,可引起同侧瞳孔缩小、上睑下垂、眼球内陷及同侧半面部汗腺分泌减少等表现,临床上称为霍纳(Horner)综合征。

(二)内脏感觉神经

内脏感觉神经将来自内脏、心血管及腺体的感觉信息传入脊髓或脑干,可产生反射,如排尿、排便反射,也可进一步传导至大脑皮质,产生内脏感觉。

内脏感觉(下称前者)与躯体感觉(下称后者)的不同点:①需要的刺激强度不同。内脏器官的一般活动不引起内脏感觉,内脏器官的强烈活动才引起内脏感觉,说明引起前者所需刺激的强度大;手指轻放在手背上,就引起触觉,说明引起后者所需刺激的强度小。②对刺激的敏感性不同。前者对切、烧等刺激不敏感,而对牵拉、膨胀、温度等刺激敏感,如手术时,切割内脏,患者并无明显感觉,但牵拉内脏,患者常难以忍受;后者如皮肤对切、烧等刺激很敏感。③对刺激的感觉定位不同。前者定位不清,如腹痛,患者常讲不清疼痛的部位,而后者定位清楚。

某些脏器发生病变时,常在体表一定部位产生感觉过敏或痛觉,这种现象称为牵涉性痛,如肝胆疾病时,常引起右肩疼痛;阑尾炎早期,常感到腹上区或脐周疼痛。牵涉性痛的产生机制与病变内脏感觉纤维、相应皮肤感觉纤维传入到同一脊髓节段的后角有关。

知识链接

阑尾炎时出现转移性右下腹痛的分析

　　阑尾炎早期,常感到腹上区或脐周疼痛,经若干小时后疼痛转移至右下腹,称为转移性右下腹痛。原因为在阑尾炎早期,炎症局限于阑尾壁内,炎症刺激经内脏感觉神经传入,引起腹上区或脐周牵涉性痛;若干小时后,阑尾炎症穿出阑尾壁,波及右下腹的壁腹膜,经躯体感觉神经传入,躯体感觉定位清楚,所以患者感到右下腹疼痛。

第四节　神经系统的传导通路

　　神经系统传导通路是指神经冲动在神经系统传导经过的途径。神经冲动自感受器传导至大脑皮质感觉中枢的通路,称为感觉(上行)传导通路;神经冲动自大脑皮质运动中枢传导至效应器的通路,称为运动(下行)传导通路。传导通路是反射弧的一部分。

一、感觉(上行)传导通路

(一)躯干、四肢的意识性本体感觉(深感觉)及精细触觉传导通路

　　传导途径:脊神经节(第一级神经元)→后根→薄束、楔束→薄束核、楔束核(第二级神经元)→内侧丘系交叉→内侧丘系→丘脑腹后核(第三级神经元)→丘脑中央辐射→中央后回上 2/3 及中央旁小叶后部(图 8-50)。

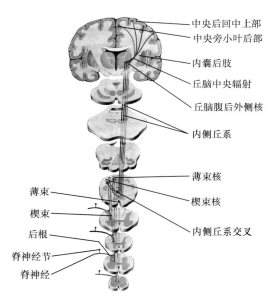

中央后回中上部
中央旁小叶后部
内囊后肢
丘脑中央辐射
丘脑腹后外侧核
内侧丘系
薄束核
薄束
楔束核
楔束
后根
内侧丘系交叉
脊神经节
脊神经

图 8-50　躯干、四肢的意识性本体感觉及精细触觉传导通路

知识链接

　　内侧丘系交叉的位置在延髓下部,对临床上判断中枢神经损伤部位有一定的意义。若在内侧丘系交叉的下方或上方的不同部位损伤时,则患者在闭眼时不能确定损伤同侧(交叉下方损伤)和损伤对侧(交叉上方损伤)关节的位置和运动方向及两点间的距离。

（二）躯干、四肢的痛觉、温觉、粗触觉和压觉（浅感觉）传导通路

传导途径：脊神经节（第一级神经元）→后根→脊髓灰质后角（第二级神经元）→上升 1 或 2 个脊髓节段交叉→脊髓丘脑束→丘脑腹后核（第三级神经元）→丘脑中央辐射→中央后回上 2/3 及中央旁小叶后部（图 8-51）。

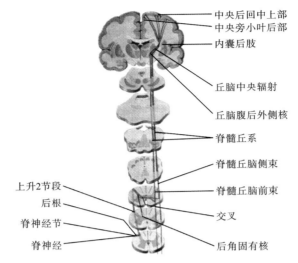

图 8-51 躯干、四肢的痛觉、温觉及粗触觉（浅感觉）传导通路

知识链接

例如，第 8 胸髓右侧半横贯性损伤，在该处横断了脊髓丘脑束，引起左侧第 10 胸脊髓节段以下浅感觉障碍。

（三）头面部浅感觉传导通路

传导途径：三叉神经节（第一级神经元）→三叉神经根→三叉神经脑桥核和脊束核（第二级神经元）→三叉丘系交叉→三叉丘系→丘脑腹后核（第三级神经元）→丘脑中央辐射→中央后回下 1/3（图 8-52）。

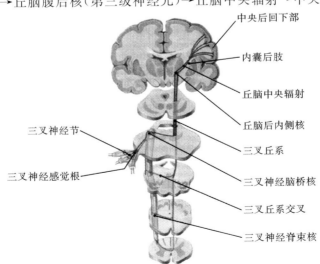

图 8-52 头面部浅感觉传导通路

（四）视觉传导通路

传导途径：视网膜视细胞→双极细胞(第一级神经元)→节细胞(第二级神经元)→视神经→视交叉→视束→外侧膝状体(第三级神经元)→视辐射→距状沟两侧大脑皮质(图8-53)。

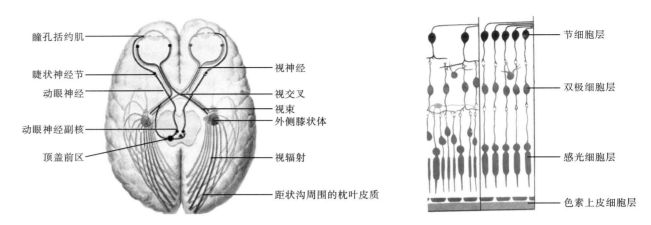

图 8-53　视觉的传导通路和瞳孔对光反射通路

关于视觉传导通路，须注意：①视交叉：在视交叉处，来自两眼视网膜鼻侧半的纤维交叉，而来自颞侧半的纤维不交叉。②视野与视网膜：鼻侧视野成像于颞侧视网膜，颞侧视野成像于鼻侧视网膜。

知识链接

视觉传导通路损伤引起的视野障碍见表8-3。

表 8-3　视觉传导通路损伤引起的视野障碍

损伤部位	伤及的神经纤维	视野障碍表现
一侧视神经	伤侧眼所有视网膜纤维	伤侧眼全盲
一侧视束	伤侧眼颞侧视网膜纤维及对侧眼鼻侧视网膜纤维	双眼对侧半视野偏盲
视交叉中央	双眼鼻侧视网膜纤维	双眼颞侧半视野偏盲
视交叉侧缘	伤侧眼颞侧视网膜纤维	伤侧眼鼻侧半视野偏盲

（五）瞳孔对光反射通路

光照一侧瞳孔，引进双侧瞳孔缩小的反应，称为瞳孔对光反射。光照一侧的瞳孔缩小，称为直接对光反射，对侧的瞳孔缩小，称为间接对光反射。

传导途径：视网膜→视神经→视交叉→视束→顶盖前区(上丘与间脑之间)→双侧动眼神经副核→双侧动眼神经→双侧瞳孔括约肌(图8-53)。

知识链接

一侧视神经损伤，光照患侧眼，双侧瞳孔均不缩小；光照健侧眼，双侧瞳孔均缩小。
一侧动眼神经损伤，光照双眼，患侧瞳孔均不缩小，健侧瞳孔均缩小。

二、运动(下行)传导通路

(一)锥体系

锥体系由上、下运动神经元组成。上运动神经元胞体位于大脑皮质躯体运动中枢,它发出的神经纤维组成锥体束。根据止点不同,锥体束分为皮质核束(皮质脑干束)和皮质脊髓束,止于脑干躯体运动核的纤维束,称为皮质核束(皮质脑干束);止于脊髓灰质前角的纤维束,称为皮质脊髓束。下运动神经元胞体位于脑干躯体运动神经核和脊髓灰质前角,由它们发出躯体运动纤维,分别参与构成脑神经和脊神经,管理头面部骨骼肌和躯干、四肢骨骼肌的随意运动(图 8-54、图 8-55)。

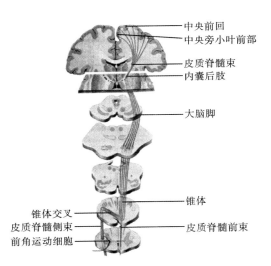

图 8-54　锥体系(示皮质脊髓束)

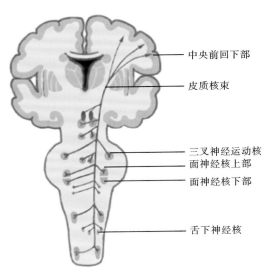

图 8-55　锥体系(示皮质核束)

1. 躯干、四肢的随意运动传导通路

传导途径:中央前回上 2/3 及中央旁小叶前部→皮质脊髓束→锥体交叉(大多数纤维)→对侧皮质脊髓侧束→对侧脊髓前角→对侧上、下肢肌。少数纤维不经锥体交叉,形成皮质脊髓前束,止于双侧脊髓前角,支配躯干肌。

需要注意的是:①锥体交叉位于延髓下端;②上、下肢肌受对侧皮质脊髓束支配,而躯干肌受双侧皮质脊髓束支配。

知识链接

　　例如,延髓锥体交叉以上一侧皮质脊髓束损伤,表现为对侧上、下肢肌瘫痪,躯干肌瘫痪不明显。

2. 头面部随意运动传导通路

传导途径:中央前回下 1/3→皮质核束→双侧脑干躯体运动神经核(大多数)→双侧头面部肌。面神经核下半部和舌下神经核仅接受对侧皮质核束传来的冲动,支配对侧睑裂以下面肌及对侧舌肌。

(二)锥体外系

锥体外系是指除锥体系以外,所有与骨骼肌运动有关的神经传导通路的总称。其结构复杂,主要功能是调节肌张力,协调肌群的运动,协助锥体系完成精细的随意运动。

知识链接

　　右侧皮质核束损伤,引起左侧睑裂以下面肌瘫痪及左侧舌肌瘫痪。左侧面神经核损伤或左侧面神经损伤,引起左侧面肌全瘫痪(图8-56)。

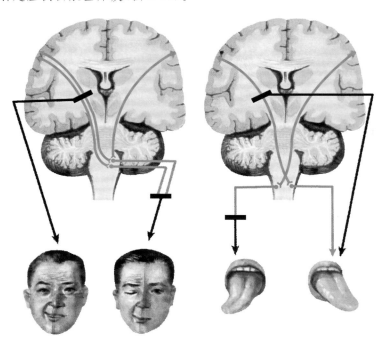

图 8-56　面神经、舌下神经核上、下瘫

(甘功友　刘艳华)

 思考与练习

一、名词解释

灰质、神经节、小脑扁桃体、内囊、硬膜外隙、蛛网膜下隙、交感干。

二、简答题

1. 腰椎穿刺抽取脑脊液常选在何处进行? 为什么? 穿过哪些结构?

2. 简述脑脊液的产生及循环途径。

3. 下列神经容易在何处损伤? 损伤后各出现什么表现?

①腋神经　　②桡神经　　③尺神经　　④腓总神经

4. 简述胸神经前支节段性分布规律。

5. 简述坐骨神经的行程及分布。

6. 说出交感神经与副交感神经的主要区别。

三、单项选择题

1. 如果一人出现右侧额纹消失,鼻唇沟变浅,口角歪向左侧,唾液分泌障碍,有可能损伤了(　　　)。

A. 动眼神经　　　　　　B. 三叉神经　　　　　　C. 面神经　　　　　　D. 舌咽神经

2. 生命中枢位于(　　　)。

A. 延髓　　　　　　B. 小脑　　　　　　C. 脑桥　　　　　　D. 中脑

3. 下丘脑的组成不包括(　　)。

A. 视交叉　　　　　　B. 乳头体　　　　　　C. 灰结节　　　　　　D. 腹后核

4. 传导头、面部浅感觉的纤维是(　　)。

A. 内侧丘系　　　　　B. 脊髓丘系　　　　　C. 外侧丘系　　　　　D. 三叉丘系

四、案例分析

患者,男性,68岁,有高血压和便秘病史,现因大便时突然晕倒,被家人发现后即送医院。入院34小时后,意识开始恢复,但不能说话,右侧上、下肢的肌力仍很小,而肌张力高,腱反射亢进,浅反射消失,病理反射阳性(上运动神经元损伤症状)。两侧额纹对称,两眼闭合如常,右鼻唇沟变浅,口角歪向左侧(右侧核上性面瘫),伸舌时舌尖偏向右侧,舌肌无萎缩(右侧核上性舌瘫)。右侧半身(包括面部)浅、深感觉丧失。两眼视野右侧半均看不到物体。

分析思考:

1. 病变部位在何处?

2. 患者损伤了哪些传导束? 为什么会失语?

3. 简述该病的病因及依据。

"案例分析"答案提示:

1. 本例为左侧内囊出血的典型病例。

2. 由于全身主要上、下行传导束均经内囊,所以左侧内囊病变可产生相应症状,如右侧肢体偏瘫为左侧皮质脊髓束受损的表现;右侧核上性面瘫和舌瘫为左侧皮质核束受损的表现;右侧偏身感觉障碍为左侧丘脑中央辐射损伤的结果;两眼视野右侧半偏盲由左侧视辐射损伤导致;运动性失语症为起自运动语言中枢的传导纤维经过左侧内囊时受损的表现。

3. 患者有高血压病,由于便秘用力大便致使血压进一步升高,引起脑血管破裂、出血。营养内囊的动脉为中央支,中央支易粥样硬化和破裂出血。

第九章　内分泌系统

学习目标

掌握：垂体、甲状腺、甲状旁腺、肾上腺的位置和形态结构。

熟悉：内分泌系统的组成。

了解：内分泌系统与神经系统的关系。

第一节　概　　述

内分泌系统由内分泌器官和内分泌组织组成。内分泌器官即内分泌腺,结构上独立存在,如垂体、甲状腺、甲状旁腺和肾上腺等。内分泌组织是内分泌细胞团块,散在于其他器官组织中,如胰腺中的胰岛、睾丸中的间质细胞、卵巢中的卵泡和黄体及消化管壁内的内分泌细胞等(图 9-1)。

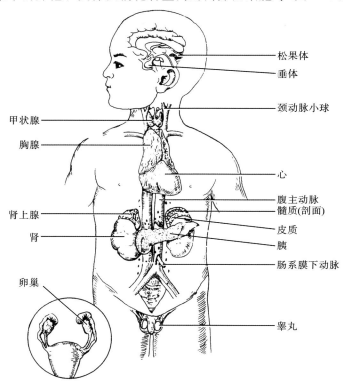

图 9-1　内分泌系统模式图

内分泌系统与神经系统关系密切。一方面内分泌系统受神经系统的控制和调节;另一方面内分泌系统也可影响神经系统的功能,如甲状腺分泌的甲状腺素,能影响脑的发育和功能。

第二节　垂　　体

垂体位于蝶骨体上面的垂体窝内,借垂体柄与下丘脑相连。垂体是一个椭圆形的小体,灰红色,分为腺垂体和神经垂体两部分。腺垂体包括远侧部、结节部和中间部,神经垂体包括神经部和漏斗。其中远侧部和结节部称为前叶,中间部和神经部称为后叶(图9-2)。

垂体是机体内最重要和最复杂的内分泌腺,它通过垂体柄、神经和血管与下丘脑相连。垂体所产生的激素不但与身体骨骼和软组织的生长有关,还可调控其他内分泌腺。

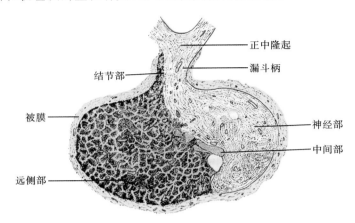

图 9-2　垂体模式图

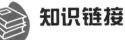知识链接

　　由于视交叉位于垂体的前上方,所以当垂体有肿瘤时,可压迫视交叉的交叉纤维,导致双眼颞侧视野偏盲。

第三节　甲　状　腺

甲状腺略呈"H"形,分为左、右叶及连接左、右叶的甲状腺峡。峡的上缘常有锥状叶向上伸出(图9-3)。

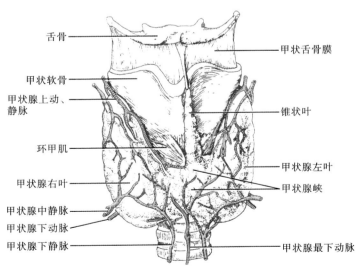

图 9-3　甲状腺

　　甲状腺的左、右叶分别贴于喉和气管颈段的两侧,甲状腺峡横位于第2~4气管软骨的前方。甲状腺左、右叶的后外方与颈血管相邻,内侧面因与喉、气管、咽、食管、喉返神经等相邻,故当甲状腺肿大时,可压迫以上结构,导致呼吸困难、吞咽困难和声音嘶哑等症状,如压迫颈内静脉,可引起面部水肿。甲状腺固定在喉和气管壁上,吞咽时可随喉上下移动。

知识链接

　　若水和食物中缺碘,可导致甲状腺代偿性增大,称为地方性甲状腺肿,主要的治疗方法是补碘,如多食含碘丰富的食物。甲状腺功能亢进症可表现为两眼突出、颈部肿大、心跳增快、饮食量大等症状。

第四节　甲　状　旁　腺

　　甲状旁腺呈扁椭圆形,棕黄色,大小似黄豆,表面有光泽。甲状旁腺位于甲状腺左、右叶的背面,上下各一对,有时甲状旁腺可埋于甲状腺组织内,手术时寻找困难(图9-4)。甲状旁腺的功能是调节钙、磷代谢,维持血钙平衡。

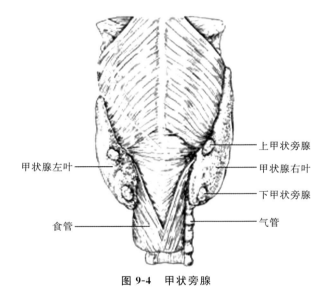

图 9-4　甲状旁腺

第五节　肾　上　腺

　　肾上腺呈黄色,左右各一,分别位于左、右肾的上方。右侧肾上腺为三角形,左侧似半月形(图9-5)。肾上腺与肾共同包于肾筋膜内,但肾有独立的纤维囊和脂肪囊,故肾下垂时肾上腺并不随肾下降。

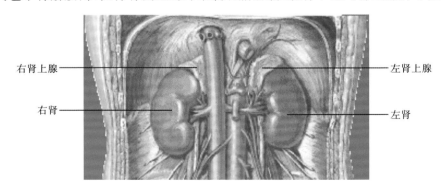

图 9-5　肾上腺

(董银望　刘予梅)

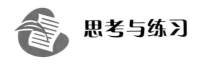 思考与练习

一、名词解释

内分泌器官、内分泌组织。

二、简答题

1. 垂体位于何处？包括哪几个部分？

2. 简述甲状腺、甲状旁腺的位置和形态结构。

3. 简述肾上腺的位置、形态结构。

三、单项选择题

1. 不属于内分泌腺的是（　　　）。

A. 垂体　　　　　　　B. 甲状腺　　　　　C. 胰岛　　　　　　D. 胸腺

2. 不属于腺垂体的是（　　　）。

A. 远侧部　　　　　　B. 漏斗　　　　　　C. 结节部　　　　　D. 中间部

第二篇

组织学与胚胎学概要

ZUZHIXUEYUPEITAIXUE

GAIYAO

第十章 细 胞

学 习 目 标

掌握：细胞在光镜下的形态结构。

熟悉：细胞的形态；主要细胞器的功能；细胞核的组成。

了解：细胞增殖；细胞凋亡。

第一节 细胞的形态与结构

一、细胞的形态

细胞是构成人体结构和功能的基本单位。细胞的数量众多，成人体内约有 $1×10^{15}$ 个细胞。细胞的大小千差万别，一般细胞的直径为 $10\sim100~\mu m$，需要借助光学显微镜观察。

细胞的形状多种多样，但都与细胞的功能相适应，例如，血细胞呈球形，便于流动；肌细胞细长，利于收缩；神经细胞具有许多长的突起，用以接受刺激、传导冲动（图 10-1）。

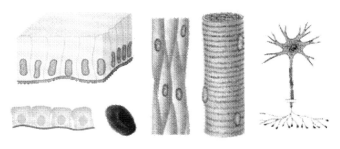

图 10-1 细胞形态示意图

二、细胞的结构

在光学显微镜下，人体细胞的基本结构包括细胞膜、细胞质和细胞核三部分。细胞的超微结构需要借助电子显微镜才能看清。

（一）细胞膜

细胞膜是细胞外表面的一层薄膜，又称质膜。细胞膜具有维持细胞形态和保护细胞的作用，在物质运输、接受刺激和传递信息等方面也有重要作用。

1. 细胞膜的形态结构 在光学显微镜下看不清细胞膜的结构，在电子显微镜下可见细胞膜分为颜色较深的内、外两层和颜色较浅的中间层，这三层结构合称单位膜（图 10-2）。不仅细胞表面有膜，细胞核表面和细胞质中某些细胞器也有膜。凡是具有单位膜的结构统称为膜相结构；无单位膜的结构统称为非膜相结构。所有有膜相结构的膜统称为生物膜。

2. 细胞膜的化学组成 细胞膜主要由类脂、蛋白质和糖类组成。其中类脂以磷脂为主，磷脂是极性分子，一端为亲水性的头部，露于膜表面；另一端为疏水性的尾部，朝向膜的中心。

3. 细胞膜的分子结构 关于细胞膜的结构有很多假说和模型，其中广泛被接受的是"液态镶嵌模型学说"。该学说有两个主要特点：一是膜的结构不是静止的，而是具有一定的流动性；二是膜蛋白质分布具有不对称性。该学说认为在细胞膜的中间，是液态的类脂双分子层，这是细胞膜的基本骨架。在类脂双分子层的外侧和内侧，有许多球形的蛋白质分子，有的以不同深度镶嵌在类脂双分子层中，称为镶嵌蛋白质（内在蛋白）；有的附着在类脂双分子层的表面，称为附着蛋白质（外在蛋白）（图 10-2）。糖分子多位于外表面,与蛋白质分子或类脂分子结合成糖蛋白或糖脂,与细胞的标识和抗原性有关。细胞膜上的磷脂分子和蛋白质分子大都是可以流动的,可以说,细胞膜具有一定的流动性。细胞膜的这种结构特点,对完成机体各种生理功能是非常重要的。

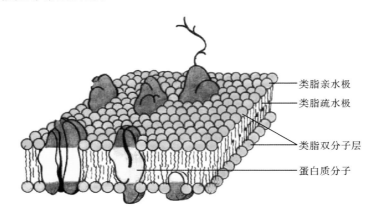

图 10-2　细胞膜分子结构示意图

（二）细胞质

细胞质又称胞浆,位于细胞膜和细胞核之间,包括细胞器和基质。基质在活体细胞中为透明胶状物,由水、无机盐、糖和脂类等物质组成,并含有多种酶,是细胞进行物质代谢的场所,也为细胞器提供了必需的环境。细胞器是分散在基质内的许多具有一定形态结构和功能的小"器官",如线粒体、核糖体、内质网、高尔基复合体、溶酶体和中心体等(图 10-3)。

1. 线粒体　在光镜下线粒体呈线状或粒状。电镜下观察线粒体,是由内、外两层膜所围成的囊状结构。线粒体外膜光滑,内膜向内突起并折叠形成许多嵴(图 10-3、图 10-4)。线粒体内有许多酶,参与营养物质的氧化供能,因此,线粒体常被称为细胞的"能量工厂"。线粒体数目因细胞的生理状况的差异而不同,在生理活动旺盛的细胞中,线粒体数目多;在衰老或休眠的细胞中,线粒体较少。

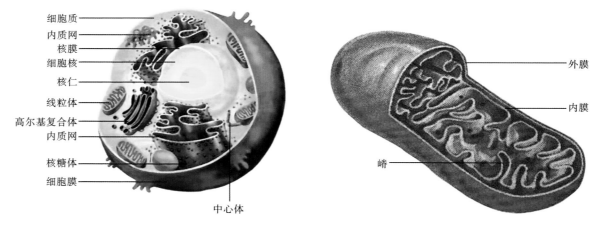

图 10-3　细胞电镜结构示意图　　　　　图 10-4　线粒体结构模式图

2. 核糖体　核糖体又称核蛋白体。核糖体是由核糖核酸和蛋白质构成的颗粒状非膜性结构。核糖体是细胞内蛋白质合成的场所,普遍存在于各种细胞内,快速增殖的细胞中含量更多。核糖体按其存在部位可分为两种:一种游离在细胞质中,称为游离核糖体;另一种附着在内质网表面,称为附着核糖体。

3. 内质网　内质网是由单位膜围成的大小不等的管状、囊状和泡状结构,相互连通成网,贯穿整个细胞质。依据其表面有无核糖体附着可分为两类。

（1）粗面内质网:呈扁平囊状,膜表面附有大量的核糖体颗粒(图 10-3)。常见于蛋白质合成旺盛的细胞内。

（2）滑面内质网：呈管状，膜表面光滑，无核糖体附着（图10-3）。常与有分泌功能的高尔基复合体相连。滑面内质网内含多种酶系，功能复杂，主要参与脂类物质的合成、糖原等的代谢。

4. 高尔基复合体　高尔基复合体位于细胞核附近，是由单位膜围成的囊泡状结构（图10-3）。它是细胞内的加工和运输系统，对蛋白质进一步加工、浓缩，形成分泌物。

5. 溶酶体　溶酶体是由单位膜围成的大小不等的囊状小体，内含各种水解酶，是细胞内的消化器官。溶酶体可消化分解细胞内损坏和衰老的细胞器，称为自溶作用；也可消化分解被细胞吞噬的病菌和异物，称为异溶作用。因而溶酶体对细胞具有防御、保护作用。

6. 中心体　中心体位于细胞核附近，呈颗粒状，由两个中心粒构成，有复制能力，与细胞分裂活动有关。

（三）细胞核

细胞核是细胞遗传和代谢活动的控制中心。人体的细胞除成熟的红细胞外都有细胞核。一个细胞通常只有一个核，细胞核大多呈球形或卵球形，细胞核的位置多处于细胞的中央。细胞核由核膜、核仁、核基质和染色质组成。

1. 核膜　核膜由内、外两层单位膜组成。两层膜之间的间隙，称为核周隙。核膜上有许多孔，称为核孔。核孔是细胞核和细胞质进行物质交换的通道。

2. 核仁　核仁在光镜下为匀质的球形小体。核仁的大小、形状和数目随细胞的类型和功能状态而变化，通常是1或2个。核仁的功能是参与核糖体的合成。

3. 核基质　核基质是充满在核膜内的透明胶态物质，又称核液，含有水、蛋白质和无机盐等。染色质和核仁悬浮在其中。

4. 染色质和染色体　染色质和染色体是同一物质在细胞不同时期的两种形态，主要成分都是脱氧核糖核酸（DNA）和蛋白质。染色质存在于间期细胞核内，是一种纤维状结构，在细胞分裂期染色质螺旋化，缩短变粗，形成棒状的染色体，当细胞分裂结束时，染色体又解螺旋恢复成染色质。染色体是遗传物质的载体，染色体的数目基本恒定。典型的中期染色体由两条染色单体借着丝粒连接而成（图10-5）。

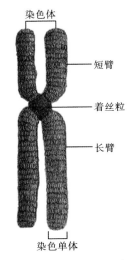

图 10-5　染色体形态示意图

知识链接

　　正常人体细胞有46条染色体，组成23对，其中22对为常染色体，1对为性染色体。女性的2条性染色体为形态相同的XX染色体，男性有一条X染色体和一条较小的Y染色体，这就是男女性别不同的根本原因。成熟生殖细胞有23条染色体，包括22条常染色体和1条性染色体。

第二节　细胞增殖

细胞增殖是生命的基本特征之一，细胞生长到一定阶段，通过细胞分裂进行增殖，繁衍后代。细胞分裂有三种方式：即无丝分裂、有丝分裂和减数分裂。无丝分裂在人体基本不存在，有丝分裂是真核生物体细胞分裂的基本形式，减数分裂是生殖细胞形成时一种特殊的有丝分裂。

一、细胞增殖周期

细胞从前一次分裂结束开始，到下一次分裂完成为止，所经历的过程为细胞增殖周期，简称细胞周期。一般把细胞周期分为两个阶段，即间期和分裂期。间期依次分 G_1 期、S 期和 G_2 期三个期，分裂期又

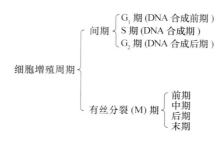

图 10-6　细胞增殖周期的分期

包括前期、中期、后期和末期(图 10-6)。

二、有丝分裂各期特点

(一) 间期

1. G_1 期　G_1 期是从上次细胞分裂完成到 DNA 复制开始的时期。在这一时期中主要进行 RNA 和蛋白质的合成,并且为下阶段 S 期的 DNA 复制做准备。此期细胞生长较快,体积增大。

2. S 期　S 期最主要的特征是 DNA 的复制。复制后,细胞中 DNA 的含量增加了一倍。从 G_1 期进入 S 期是细胞增殖的关键时刻。通常只要 DNA 的合成开始,细胞增殖活动就会进行下去,直到分成两个子细胞。

3. G_2 期　G_2 期是从 DNA 的复制完成到有丝分裂开始的时期。此期进行 RNA 和蛋白质的合成,为有丝分裂做准备,故又称为有丝分裂准备期。

(二) 分裂期(M 期)

1. 前期　核内的染色质螺旋化,逐渐缩短、变粗形成染色体,每条染色体由两条染色单体构成;中心粒复制,移向细胞两极,发出的星状线以纺锤丝相连形成纺锤体;核膜、核仁消失。

2. 中期　染色体在纺锤丝的牵引下,向细胞中部移动,排列在细胞中央形成赤道板。

3. 后期　每条染色体的着丝粒一分为二,两条染色单体分开,形成两组形态、数目完全相同的染色体,分别移向细胞两极。

4. 末期　两组染色体到达细胞两极后,染色体又解螺旋变为染色质;纺锤体消失;核膜、核仁出现,形成两个细胞核。同时细胞膜从中部凹陷,细胞质一分为二,形成两个子细胞(图 10-7)。

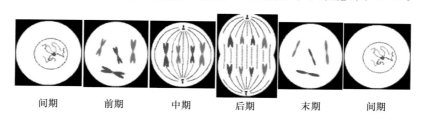

间期　　　　前期　　　　中期　　　　后期　　　　末期　　　　间期

图 10-7　细胞有丝分裂过程示意图

(三) 有丝分裂的意义

有丝分裂是真核生物体细胞分裂的基本形式。有丝分裂过程中,DNA 复制一次,细胞分裂一次,保证了每个子细胞也具有和母细胞完全相同的全套染色体,从而保证了遗传物质的连续性和稳定性。

知识链接

减数分裂过程中,DNA 复制一次,细胞连续分裂两次,结果形成的四个生殖细胞中染色体数目只有原来母细胞的一半。受精时精卵结合成受精卵,又恢复了亲代的染色体数目,从而使子代获得双亲的遗传物质,保证了亲子代间遗传物质的相对稳定,也为生物进化准备了条件。

第三节　细　胞　凋　亡

一、细胞凋亡的概念

细胞凋亡是指为维持内环境的稳定,由基因控制的细胞自主有序地死亡。细胞凋亡与细胞坏死不同,细胞凋亡不是一个被动的过程,而是主动过程,它涉及一系列基因的激活、表达及调控等方面的作用,并不是病理条件下自体损伤的一种现象,而是为更好地适应生存环境而主动争取的一种死亡过程。

二、细胞凋亡的生物学意义

机体内的细胞随着生命过程的进行会不断地衰老、磨损、畸变、过剩,这些无用、衰老的细胞不仅是机体的负担,还可能变为有害细胞,对机体造成威胁,通过凋亡可以将它们清除。因而细胞凋亡是调节生物体正常发育和生命活动的一种不可缺少的机制,该调节一旦消失,可能会导致机体疾病、畸形甚至死亡。

(史 杰)

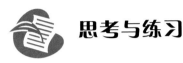 思考与练习

一、名词解释

单位膜、细胞周期。

二、简答题

1. 简述电镜下细胞的基本结构。

2. 简述细胞有丝分裂各期的主要特点。

三、单项选择题

1. 被称为细胞能量加工厂的细胞器是( )。

A. 线粒体　　　　　　　　　　　　B. 核糖体

C. 溶酶体　　　　　　　　　　　　D. 内质网

2. 有关人类染色体的描述,错误的是( )。

A. 体细胞内有 23 条染色体

B. 女性的性染色体是 XX

C. 染色体主要的化学成分是 DNA 和蛋白质

D. 染色体是遗传物质的携带者

第十一章 基本组织

学习目标

掌握:各类被覆上皮的结构特点、分布和功能;疏松结缔组织各种细胞和纤维的形态特点;各种血细胞的形态和正常值;骨骼肌的结构特点;神经元的形态;突触、神经纤维的概念。

熟悉:上皮组织的特殊结构;腺的结构与分类;软骨的分类;心肌、平滑肌的结构特点;神经胶质细胞的分类。

了解:脂肪组织、网状组织的结构特点及功能。

组织由细胞和细胞间质组成,是构成器官的基础。细胞间质位于细胞与细胞之间,主要由各种纤维和基质构成。人体的基本组织包括四种,即上皮组织、结缔组织、肌组织和神经组织。

第一节 上 皮 组 织

上皮组织简称上皮,依据其形态和功能不同,分为被覆上皮和腺上皮两类。上皮组织具有保护、分泌、吸收和排泄等功能。

上皮组织与其他组织相比,具有以下特征:①细胞多,且排列紧密,细胞间质少;②细胞具有明显的极性,其一面朝向体表或腔面,称为游离面,与其对应的一面借基膜与结缔组织相连,称为基底面;③上皮组织无血管,所需营养物质来源于深层的结缔组织;④有丰富的神经末梢,可感受各种刺激。

一、被覆上皮

被覆上皮位于人体表面及衬贴于管、腔、囊的腔面。

(一)单层扁平上皮

单层扁平上皮又称单层鳞状上皮,由一层扁平细胞构成。衬贴于心、血管、淋巴管腔面者,称为内皮;分布于心包膜、胸膜、腹膜表面者,称为间皮。单层扁平上皮有润滑、减少摩擦的作用(图 11-1)。

(二)单层立方上皮

单层立方上皮由一层立方细胞构成,分布于甲状腺滤泡、肾小管等处,具有分泌和吸收功能(图11-2)。

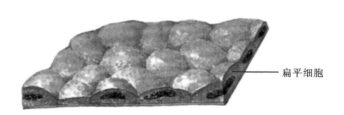

图 11-1 单层扁平上皮模式图

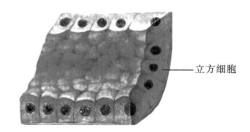

图 11-2 单层立方上皮模式图

(三)单层柱状上皮

单层柱状上皮由一层柱状细胞构成。表面观,细胞呈六角形;侧面观,细胞呈柱状,核为长圆形,位于细胞近基底部,其间夹杂杯状细胞(图 11-3)。单层柱状上皮分布于胆囊、胃、肠黏膜和子宫内膜等处,主要有吸收和分泌功能。

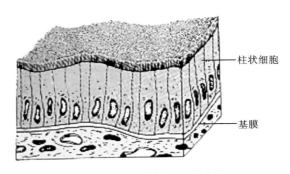

图 11-3 单层柱状上皮模式图

（四）假复层纤毛柱状上皮

假复层纤毛柱状上皮由柱状细胞、锥形细胞、梭形细胞和杯状细胞构成。上皮中的每个细胞都与基膜接触，因其形态不同、高矮不一，细胞核的位置不在同一水平面，故其侧面观貌似复层，实为单层。其中柱状细胞数量最多，其游离面有纤毛，纤毛可有规则地定向摆动，清除吸入气体中的尘粒、细菌等异物；杯状细胞较多，能分泌黏液，粘住尘粒、细菌等异物。此类上皮主要分布于呼吸道黏膜，起保护和分泌功能（图 11-4）。

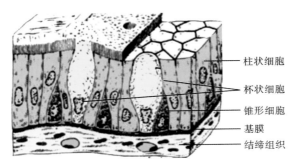

图 11-4 假复层纤毛柱状上皮模式图

（五）复层扁平上皮

复层扁平上皮又称复层鳞状上皮，由多层细胞构成。侧面观，表层有数层扁平细胞，中间层有数层多边形细胞，基底层为一层低柱状或立方形细胞。形成角化层者，称为角化的复层扁平上皮，分布于皮肤；不形成角化层者，称为未角化的复层扁平上皮，分布于口腔、食管和阴道黏膜。复层扁平上皮具有机械性保护和再生、修复能力（图 11-5）。

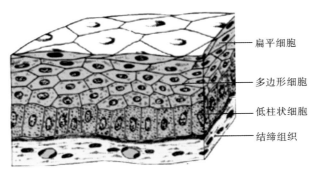

图 11-5 复层扁平上皮模式图

（六）变移上皮

变移上皮由多层细胞构成，细胞的形态和层数可随器官的收缩与扩张而发生变化。变移上皮主要分布于肾盂、输尿管、膀胱等处。若膀胱空虚时，上皮变厚，细胞层数增多，形状变成立方形；膀胱充盈时，上皮变薄,细胞层数减少,形状变扁(图 11-6)。

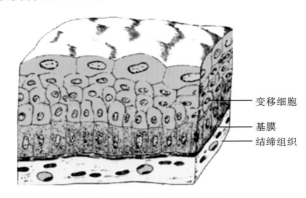

图 11-6 变移上皮模式图

二、上皮组织的特殊结构

上皮组织的特殊结构主要指上皮细胞的各表面形成的与功能相适应的特化结构。

（一）上皮细胞的游离面

1. 微绒毛 微绒毛指某些上皮细胞游离面伸出的细小指状突起,在电镜下可清晰辨认。微绒毛扩大了细胞的表面积,有利于细胞的吸收。

2. 纤毛 纤毛指某些上皮细胞游离面伸出的细长突起,比微绒毛粗而长,能摆动。纤毛的定向摆动有助于清除呼吸道上皮的分泌物、灰尘及细菌等异物。

（二）上皮细胞的侧面

上皮细胞的侧面是细胞的相邻面,细胞间隙很窄,紧密排列,且形成特化的结构,称为细胞连接。常见的有紧密连接、中间连接、桥粒和缝管连接四种,具有机械性连接、阻止大分子物质进入细胞间隙、物质交换(小分子物质)和信息传递等作用。

（三）上皮细胞的基底面

1. 基膜 基膜是介于基底面与结缔组织之间的一层薄膜,具有半透膜性质,有利于上皮细胞与深部的结缔组织进行物质交换。

2. 质膜内褶 质膜内褶是上皮细胞基底面的质膜向细胞内凹陷形成的内褶。质膜内褶扩大了基底面的面积,有利于水和电解质的迅速转运。

三、腺上皮和腺

具有分泌功能的上皮,称为腺上皮,以腺上皮为主要成分构成的器官,称为腺。

（一）外分泌腺和内分泌腺

根据是否有导管,腺可分为外分泌腺和内分泌腺两类。分泌物经导管排到体表或有腔器官腔面的腺体,称为外分泌腺,如汗腺、唾液腺等;无导管的腺,其分泌物(主要是激素)经血液或淋巴运输,称为内分泌腺,如甲状腺、肾上腺等。

（二）外分泌腺的分类与结构

外分泌腺根据细胞数量可分为单细胞腺(如杯状细胞)和多细胞腺。人体中大部分是多细胞腺,由分泌部和导管组成。

1. 分泌部 分泌部一般有一层腺细胞组成,中央有腺腔,腺细胞合成的分泌物先排入腺腔内,再经导管排出。

2. 导管 导管与分泌部直接相连。

第二节　结缔组织

结缔组织由细胞和大量的细胞间质构成。细胞无极性，分散于细胞间质中，数量少，种类多。细胞间质主要由纤维、基质构成，基质具有多样性，有胶体状、液体状和固体状三种。结缔组织包括固有结缔组织、软骨、骨和血液，固有结缔组织包括疏松结缔组织、致密结缔组织、脂肪组织和网状组织。结缔组织分布广泛，具有连接、支持、营养、填充、保护、修复和防御等功能。

一、固有结缔组织

（一）疏松结缔组织

疏松结缔组织又称蜂窝组织，其特点是细胞种类多、纤维少、排列疏松。该组织广泛分布于器官之间和组织之间（图 11-7），具有连接、支持、防御和修复等功能。

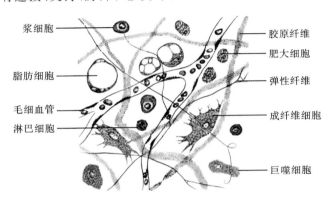

图 11-7　疏松结缔组织

1. 细胞

（1）成纤维细胞：数量最多，细胞扁平、多突起，细胞核较大，具有合成蛋白质、形成纤维的功能。

 知识链接

成纤维细胞合成胶原纤维的过程，需要维生素 C 参与，故对于手术及创伤的患者，应补充适量的维生素 C，以促进伤口的愈合。

（2）巨噬细胞：细胞形态多样，当功能活跃时可伸出伪足。巨噬细胞具有变形运动、吞噬、分泌和参与免疫应答等功能。

（3）浆细胞：细胞呈圆形或卵圆形，细胞核圆形，常偏于细胞一侧，染色质在核膜内侧呈放射状排列。浆细胞来源于 B 细胞，在抗原刺激下，B 细胞分化为浆细胞，浆细胞合成和分泌免疫球蛋白，即抗体，参与体液免疫。浆细胞在一般结缔组织内少见，但在抗原侵入部位，如消化道、呼吸道黏膜的结缔组织中及慢性炎症部位多见。

（4）肥大细胞：细胞体积较大，呈圆形或卵圆形。细胞质内充满粗大的分泌颗粒，颗粒内有含有肝素、组胺、嗜酸性粒细胞趋化因子等，胞质内还含有白三烯。肥大细胞广泛分布于机体与外界接触的部位，如真皮、消化道、呼吸道的黏膜处，常沿小血管分布，主要参与过敏反应。

（5）脂肪细胞：细胞呈球形，体积较大，细胞质内充满脂肪滴，细胞核被挤扁，位于细胞一侧。在 HE 染色标本中，脂滴被溶解，细胞成空泡状。脂肪细胞的主要作用是合成、贮存脂肪，并参与脂类代谢。

知识链接

组胺、白三烯可使毛细血管通透性增加,血浆蛋白和液体渗出,导致局部组织水肿,形成荨麻疹;还可使呼吸道黏膜水肿和细支气管平滑肌痉挛,造成呼吸困难,发生哮喘,这些病症统称为过敏反应。

(6)未分化的间充质细胞:其是一种保持分化潜能的干细胞,在炎症及创伤修复时能分化为平滑肌、内皮细胞和结缔组织细胞(如成纤维细胞、脂肪细胞)等。

2. 细胞间质 细胞间质包括纤维和基质。

1)纤维 纤维包括胶原纤维、弹性纤维和网状纤维三种纤维成分。

(1)胶原纤维:它是结缔组织中主要的纤维成分。新鲜时呈乳白色,又称白纤维。HE染色呈粉红色,波浪状。其韧性大,抗拉力强。

(2)弹性纤维:新鲜时呈黄色,又称黄纤维。较细,常交织成网,断端易卷曲。该纤维富有弹性。

(3)网状纤维:细而分支多,交织成网。HE染色不易着色,但硝酸银染色呈黑色,故又称为嗜银纤维。网状纤维主要分布在网状组织,构成造血器官、淋巴器官的微细支架。

2)基质 基质是一种无定形的胶状物质,其化学成分为蛋白多糖和水,可阻止细菌、异物的扩散,起到屏障作用。

知识链接

蛋白多糖中的多糖以透明质酸为主,形成有许多微孔的分子筛样结构。可通过小于孔隙的水、溶于水的营养物质和气体分子;大于孔隙的细菌、异物不能通过,但溶血型链球菌和癌细胞能分泌透明质酸酶,溶解透明质酸,破坏分子筛的屏障,导致感染扩散、肿瘤扩散和浸润。

(二)致密结缔组织

致密结缔组织以纤维为主要成分,其纤维粗大、排列紧密、细胞和基质成分少。依据纤维排列规则与否,分为规则致密结缔组织和不规则致密结缔组织两种类型,主要起支持和连接作用。

肌腱及大部分的韧带,其纤维平行排列,纤维间可见成行排列的成纤维细胞(腱细胞),属于规则致密结缔组织;而器官的被膜及皮肤的真皮,其纤维方向不一,交织成板状结构,属于不规则的致密结缔组织。

(三)脂肪组织

脂肪组织由大量的脂肪细胞聚集而成,被疏松结缔组织分隔成许多脂肪小叶。脂肪组织主要分布于皮下组织、肠系膜、网膜等处,具有填充、缓冲、贮存脂肪和保温的作用(图11-8)。

(四)网状组织

网状组织由网状细胞、网状纤维和基质构成。网状细胞为星形多突起的细胞,突起彼此连接。网状纤维由网状细胞产生,且沿网状细胞的胞体和突起分布。网状组织主要分布于淋巴组织、淋巴器官和造血器官(图11-9)。

二、软骨组织与软骨

(一)软骨组织

软骨组织是构成软骨的主体,由软骨细胞和细胞间质组成。

1. 软骨细胞 软骨细胞在软骨内具有一定的分布规律,靠近软骨表面的是幼稚细胞,体积小,扁圆形,单个存在,愈向中部愈成熟,体积逐渐增大,成群分布,2~8个细胞常为一群,存在于软骨陷窝内,它们

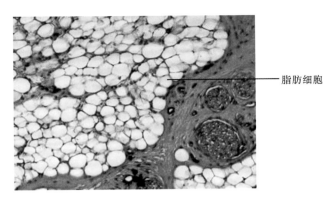

图 11-8　脂肪组织

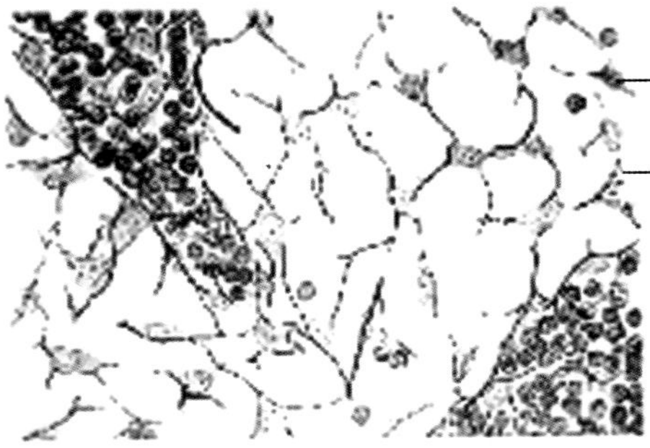

图 11-9　网状组织

由一个软骨细胞分裂增殖而成,称为同源细胞群(图 11-10)。

2. 细胞间质　细胞间质由软骨基质和纤维构成。软骨基质使软骨呈凝胶状、半固体,纤维成分使软骨具有韧性和弹性。

（二）软骨

软骨由软骨组织和软骨膜构成。根据软骨基质中纤维的不同,分为透明软骨、纤维软骨和弹性软骨。

三、骨组织与骨

（一）骨组织

骨组织是一种坚硬的结缔组织,由骨细胞和钙化的细胞间质构成。细胞间质中有大量的钙盐沉着,使骨质坚硬。

1. 钙化的细胞间质　钙化的细胞间质简称骨质,包括有机成分和无机成分。有机成分包括大量的胶原纤维和少量的无定形基质,主要使骨具有韧性;无机成分又称骨盐,主要为钙盐,使骨质坚硬。

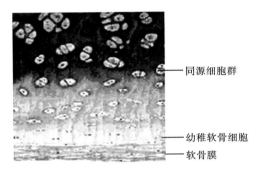

图 11-10　软骨组织

知识链接

　　骨质中有机物与无机物的比例与年龄有关。成年人有机物占 1/3,无机物占 2/3;儿童有机物多于 1/3,无机物少于 2/3,故小儿的骨质较软,容易变形;老年人有机物少于 1/3,无机物多于 2/3,故老年人骨质硬而脆,容易骨折。

2. 骨细胞　胞体呈扁椭圆形,一般有许多细长突起,位于骨陷窝内,可以与骨陷窝内的组织液进行物质交换。骨细胞具有一定的溶骨和成骨作用,参与调节钙、磷平衡。

（二）长骨的结构

1. 骨松质　骨松质分布于长骨的骺部和骨干内表面等处,由大量针状或片状的骨小梁相互连接而成,为网架结构,网眼中充满了红骨髓。

2. 骨密质　骨密质分布于长骨骨干,由三种排列方式不同的骨板构成(图 11-11)。

（1）环骨板:分布于长骨骨干的外侧面及骨髓腔的内侧面,分别称为外环骨板和内环骨板,与骨外膜和骨内膜相贴。骨干中呈横向穿行的管道称为穿通管,内含血管、神经。穿通管与骨单位的中央管相连通,开口于骨表面的滋养孔。

（2）骨单位:又称哈弗斯系统,位于内、外环骨板之间,由中央管(哈弗斯管)和周围呈同心圆排列的环形骨板(哈弗斯骨板)构成。骨单位呈圆筒状,起支持作用。

（3）间骨板:其是填充于骨单位之间或骨单位与环骨板之间的一些形态不规则的骨板。

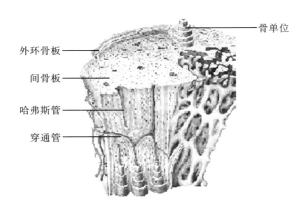

图 11-11　骨密质立体结构模式图

3.骨膜　骨膜位于骨的外表面及内表面,由结缔组织构成,分别称为骨外膜和骨内膜。

四、血液

血液是流动于心血管内的特殊结缔组织,由血细胞和血浆组成。成人的血容量约为 5 L,占体重的 7% 左右。

（一）血细胞

血细胞分为红细胞、白细胞和血小板,约占血液容积的 45%。

1.红细胞　红细胞数量最多,正常成人血液中的红细胞数,男性为 $(4.0 \sim 5.5) \times 10^{12}/L$,女性为 $(3.5 \sim 5.0) \times 10^{12}/L$。成熟的红细胞呈双凹圆盘状,无细胞核和细胞器,细胞质内充满了血红蛋白,使红细胞呈红色(图 11-12)。

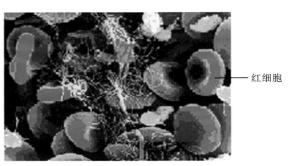

图 11-12　红细胞模式图

正常成人血液中血红蛋白的含量,男性为 $120 \sim 150$ g/L,女性为 $110 \sim 140$ g/L。血红蛋白具有结合与运输氧气和二氧化碳的能力。

 知识链接

　　正常的生理情况下,血细胞具有一定的形态结构,并有相对稳定的数量。临床上,血细胞的形态、数量、比例和血红蛋白含量的测定,称为血象。当红细胞数低于 $3.0 \times 10^{12}/L$,血红蛋白低于 100 g/L 时,称为贫血。

　　红细胞平均寿命为 120 天。刚从红骨髓释放入血液的未完全成熟的红细胞,称为网织红细胞,占红细胞的 $0.5\% \sim 1.5\%$,新生儿可达 $3\% \sim 6\%$,表明新生儿造血功能旺盛。

2.白细胞　正常成人白细胞总数为 $(4 \sim 10) \times 10^9/L$。光镜下,根据白细胞胞质内有无特殊颗粒,分为有粒白细胞和无粒白细胞。有粒白细胞又分为中性粒细胞、嗜酸性粒细胞和嗜碱性粒细胞,无粒白细胞有单核细胞和淋巴细胞两种(图 11-13)。

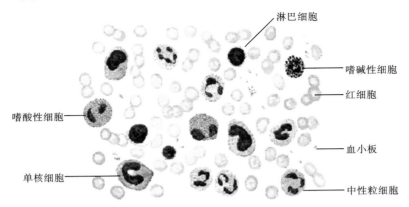

图 11-13　各种血细胞

(1)中性粒细胞:占白细胞总数的 50%～70%。细胞呈球形,细胞核呈杆状或分叶状。分叶状核一般分为 2～5 叶,核分叶越多表明细胞越老化。中性粒细胞具有活跃的变形运动、较强的吞噬能力及杀菌作用。

当机体局部受到细菌感染时,细菌所产生的毒素可使中性粒细胞通过变形运动聚集到病变部位(趋化性),吞噬并分解细菌,起到防御作用。急性化脓性炎症时,中性粒细胞数量明显增多。

(2)嗜酸性粒细胞:占白细胞总数的 0.5%～3.0%。细胞呈球形,细胞核分两叶。细胞质内充满分布均匀的粗大嗜酸性颗粒,染成橘红色,颗粒内含有溶酶体、组胺酶等。

嗜酸性粒细胞具有趋化性,通过变形运动移至过敏部位,释放组胺酶分解组胺,减轻过敏反应,并对寄生虫有很强的杀灭作用。因此,在患过敏性疾病或寄生虫感染时,血液中嗜酸性粒细胞明显增多。

(3)嗜碱性粒细胞:占白细胞总数的 0～1%。细胞核呈 S 形或不规则形,细胞质内含有大小不等、分布不均的嗜碱性颗粒,染成紫蓝色,颗粒内含有肝素、组胺等。嗜碱性粒细胞参与过敏反应。

(4)单核细胞:占白细胞总数的 3%～8%,是血液中体积最大的白细胞。细胞核呈肾形、马蹄形或不规则形等。单核细胞具有活跃的变形移动和吞噬能力。它从血液进入周围组织,分化为巨噬细胞。

(5)淋巴细胞:占白细胞总数的 25%～30%。细胞呈球形,细胞核多为圆形,一侧常有凹陷,染色深。

根据淋巴细胞的发生、来源、形态特点和免疫功能等方面的不同,可分为 T 细胞、B 细胞和自然杀伤性(NK)细胞等。其中 T 细胞参与细胞免疫,B 细胞参与体液免疫。

3. 血小板　血小板正常值为(100～300)×10^9/L。血小板呈双凸圆盘状,无细胞核,表面有完整的细胞膜。血小板参与止血和凝血过程。当血管内皮破裂暴露胶原成分时,血小板被激活并迅速黏附、聚集于破损处,形成血栓,堵塞破口。

(二)血浆

血浆相当于细胞间质,为淡黄色液体,约占血液容积的 55%,其中 90% 是水,其余为血浆蛋白(包括清蛋白、球蛋白、纤维蛋白原等)、脂蛋白、无机物、酶、激素和各种代谢产物。当血液流出血管后,溶解状态的纤维蛋白原转变成不溶解的纤维蛋白,网罗血细胞等大分子物质,形成血凝块,并析出淡黄色清亮的液体,称为血清。故血清中不含纤维蛋白原。

第三节　肌　组　织

肌组织主要由肌细胞构成。肌细胞细长呈纤维状,故又称肌纤维。肌细胞膜称肌膜,细胞质称肌质。肌纤维中含有大量的肌丝,它是肌纤维收缩与舒张的主要物质基础。肌组织分为骨骼肌、心肌和平滑肌三种。骨骼肌的运动受躯体运动神经支配,属于随意肌;平滑肌和心肌的活动受自主神经支配,为不随意肌。

一、骨骼肌

(一)骨骼肌的光镜结构

骨骼肌纤维呈细长圆柱状,长短不一,有横纹。细胞核为扁椭圆形,一条骨骼肌可有多个甚至几百个细胞核,紧靠肌膜排列。肌质内含有大量与肌纤维长轴平行的肌原纤维。每条肌原纤维内都有明带(I带)和暗带(A带)交替排列。在同一肌纤维上,所有肌原纤维的I带和A带相互对齐,准确地排列在同一平面上,使肌纤维呈现出明暗相间的横纹(图11-14)。

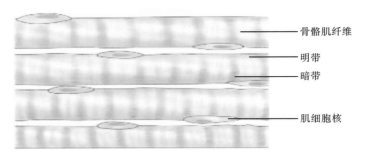

图 11-14　骨骼肌纤维纵切面

肌原纤维A带中有一较明亮的窄带,呈H带;H带的中央有一条深色的M线。在I带的中央有一条深色的细线,称为Z线。相邻两条Z线之间的一段肌原纤维,称为肌节。每个肌节由$1/2$I带+A带+$1/2$I带组成,是骨骼肌纤维结构和功能的基本单位。

(二)骨骼肌的超微结构

1. 肌原纤维　肌原纤维是由上千条粗、细两种肌丝有规律地排列组成的,明、暗带的形成就是这种排列的结果。粗肌丝位于肌节的中部,中央借M线固定,两端游离。细肌丝的一端固定在Z线上,另一端插入粗肌丝之间,止于H带外侧(图11-15)。粗、细肌丝在肌节内的这种规则排列及其分子结构,是肌纤维收缩功能的主要基础。

2. 横小管　横小管是肌膜向肌浆内凹陷形成的小管,由于其方向与肌纤维长轴垂直,故称为横小管。横小管位于A带与I带交界处,横小管在细胞内分支吻合,环绕在每条肌原纤维周围,可将肌膜的兴奋迅速传到每个肌节(图11-16)。

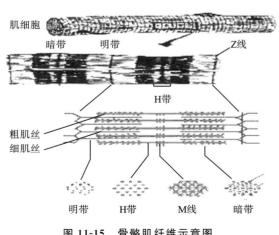

图 11-15　骨骼肌纤维示意图

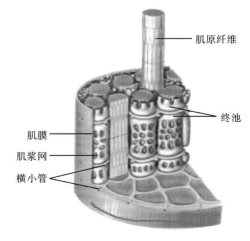

图 11-16　骨骼超微结构立体模式图

3. 肌浆网　肌浆网是肌纤维内特化的滑面内质网,位于横小管之间,纵行包绕在每条肌原纤维周围,故又称纵小管。位于横小管两侧的肌浆网呈环行的扁囊,称为终池,每条横小管与其两侧的终池共同组成三联体。肌浆网有调节肌浆中Ca^{2+}浓度的作用。

二、心肌

心肌主要由心肌纤维构成,分布于心壁。心肌收缩有自动节律性,缓慢而持久,不易疲劳。

心肌与骨骼肌的结构基本相似,也有横纹,但在结构上有以下特征:①心肌细胞为短圆柱状,一般只有一个细胞核,位于细胞的中央;②心肌细胞之间有闰盘结构,闰盘不仅连接心肌纤维,还便于心肌细胞间信息的交流和冲动的传导,使心肌细胞收缩、舒张同步化;③横小管较粗,位于 Z 线水平;④肌浆网不发达,终池较小,多见横小管与一侧终池形成二联体(图 11-17)。

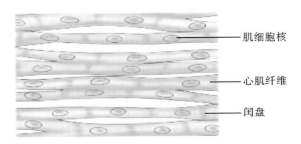

　　　　　　　　　　　　　　　　　　　　　　肌细胞核

　　　　　　　　　　　　　　　　　　　　　　心肌纤维

　　　　　　　　　　　　　　　　　　　　　　闰盘

图 11-17　心肌纵切面

三、平滑肌

平滑肌纤维呈长梭形,无横纹。细胞核呈椭圆形或杆状,位于中央(图 11-18)。平滑肌主要分布于血管、气管、胃、肠等壁内。

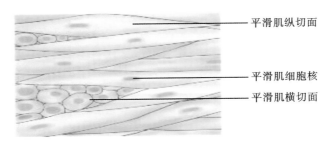

　　　　　　　　　　　　　　　　　　　　　　平滑肌纵切面

　　　　　　　　　　　　　　　　　　　　　　平滑肌细胞核

　　　　　　　　　　　　　　　　　　　　　　平滑肌横切面

图 11-18　平滑肌纵切面和横切面

第四节　神 经 组 织

神经组织由神经细胞(神经元)和神经胶质细胞组成。神经元是神经组织的主要成分,具有接受刺激和传导兴奋等功能,是神经活动的基本功能单位。神经胶质细胞在神经组织中起支持、保护、绝缘和营养等作用。

一、神经元

神经元形态多样,由胞体和突起构成(图 11-19)。

（一）神经元的形态结构

1. 胞体　胞体大小不一,形态各异,常见的为星形、锥体形、梨形和圆球形等。胞体的结构与一般细胞相似,细胞质中有多种细胞器,其特殊结构有如下两种。

（1）尼氏体:又称嗜染质。电镜下观察,尼氏体是由许多发达的粗面内质网及游离核糖体组成的。神经活动所需的大量蛋白质主要在尼氏体内合成。

（2）神经原纤维:为细丝状结构,除具有支持神经元的作用外,还与营养物质、神经递质及离子的运输有关。

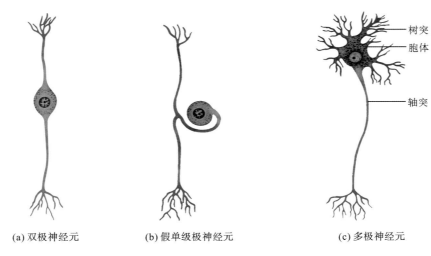

(a) 双极神经元　　　　(b) 假单级极神经元　　　　(c) 多极神经元

图 11-19　神经元形态结构图

知识链接

当神经元损伤或中毒时,可引起尼氏体减少乃至消失。若损伤恢复、除去有害因素后,尼氏体又可恢复。因此,尼氏体的形态结构可作为判定神经元功能状态的一种标志。

2. 突起　突起分为树突和轴突。

(1)树突:每个神经元有一个或多个树突,形如树枝状。树突分支上常见许多棘状的小突起,称为树突棘。树突棘和树突大大增加了神经元的接触面。树突的主要功能是接受刺激,并将兴奋传入细胞体。

(2)轴突:每个神经元只有一个轴突,发出部分呈圆锥形,称为轴丘。轴丘和轴突内无尼氏体分布。轴突的主要功能是传导神经冲动。

（二）神经元的分类

1. 根据突起的多少分类　根据神经元突起的多少,可将突起分为多极神经元、双极神经元和假单极神经元三类。

(1)多极神经元:其有一个轴突,多个树突。

(2)双极神经元:一个为树突,另一个是轴突。

(3)假单极神经元:胞体发出一个突起,然后又呈"T"形分支,一支分布到外周组织器官,称为周围突;另一支进入中枢神经系统,称为中枢突(图 11-19)。

2. 根据功能分类　根据神经元功能的不同,可分为感觉神经元、运动神经元和中间神经元三类。

(1)感觉神经元:多为假单极神经元,其周围突的末梢分布在皮肤和肌肉等处,接受刺激,将冲动传向中枢。

(2)运动神经元:多为多极神经元,主要功能是将神经冲动传给肌肉或腺体,产生效应。

(3)中间神经元:介于前两种神经元之间,多为多极神经元,主要起联络作用。

（三）突触

突触是两个神经元之间或神经元与效应器细胞之间的细胞连接。根据传递信息的媒介不同,分为化学性突触和电突触两大类。通常所说的突触指化学性突触,其结构包括突触前成分、突触间隙和突触后成分三部分。突触前、后成分彼此相对的胞膜,分别称突触前膜和突触后膜,两者之间有突触间隙(图 11-20)。

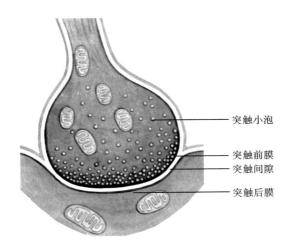

图 11-20　化学性突触结构模式图

二、神经胶质细胞

神经胶质细胞是神经组织中除神经元以外的另一大类细胞,其数量为神经元的10～50倍。根据其分布位置的不同,可分为以下两类。

（一）中枢神经系统的神经胶质细胞

中枢神经系统中神经胶质细胞有四种。

1. 星形胶质细胞　星形胶质细胞有许多突起与毛细血管相接触,在神经元的物质交换中起媒介作用,参与血-脑屏障的构成(图 11-21)。

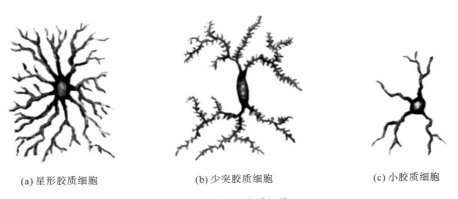

(a) 星形胶质细胞　　　　　(b) 少突胶质细胞　　　　　(c) 小胶质细胞

图 11-21　神经胶质细胞

2. 少突胶质细胞　少突胶质细胞形成中枢神经系统内神经纤维的髓鞘(图 11-21)。

3. 小胶质细胞　小胶质细胞是最小的神经胶质细胞,来源于血液中的单核细胞,具有吞噬功能。当中枢神经系统损伤时,小胶质细胞可转变成巨噬细胞,吞噬死亡细胞的碎屑(图 11-21)。

4. 室管膜细胞　室管膜细胞分布于脑室和脊髓中央管的腔面,可产生脑脊液。

（二）周围神经系统的神经胶质细胞

周围神经系统的神经胶质细胞包括神经膜细胞(施万细胞)和卫星细胞。神经膜细胞是周围神经纤维的鞘细胞,卫星细胞是神经节内包裹神经元胞体的细胞。

三、神经纤维

神经纤维由神经元的长突起及包裹它的神经胶质细胞构成。根据神经胶质细胞是否形成髓鞘,可分为有髓神经纤维和无髓神经纤维两种。神经纤维的功能是传导神经冲动。

（一）有髓神经纤维

周围神经系统中的有髓神经纤维,其中央为神经元的突起,突起的周围包有髓鞘和神经膜。髓鞘和神经膜有节段性,相邻节段间的狭窄处无髓鞘,称为郎飞结。相邻郎飞结之间的一段神经纤维,称为结间体。神经冲动的传导是从一个郎飞结跳跃到另一个郎飞结,呈跳跃性传导,故其传导速度比无髓神经纤维快(图 11-22)。

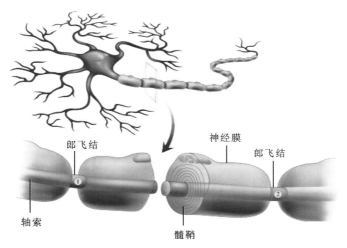

图 11-22 有髓神经纤维模式图

（二）无髓神经纤维

周围神经系统中的无髓神经纤维由轴突和包在其外面的神经膜构成,无髓鞘和郎飞结,故其传导速度比有髓神经纤维慢。

四、神经末梢

神经末梢为神经纤维的末端部分,分布在各种器官和组织内。按其功能不同,分为感觉神经末梢和运动神经末梢。

（一）感觉神经末梢

感觉神经末梢又称传入神经末梢,通常和周围的其他组织构成感受器,接受外界和体内的刺激。根据有无被囊分为两类。

1. 游离神经末梢 游离神经末梢结构较简单,周围突在终末端髓鞘处消失,其裸露细支又反复分支,游离分布到上皮细胞或结缔组织中,能感受疼痛和冷热的刺激。此种末梢广泛分布于表皮、角膜和某些结缔组织中(图 11-23)。

2. 有被囊的感觉神经末梢 有被囊的感觉神经末梢形式繁多,大小不一,但在神经末梢外面均包有结缔组织被囊,常见的有触觉小体、环层小体和肌梭等(图11-24)。

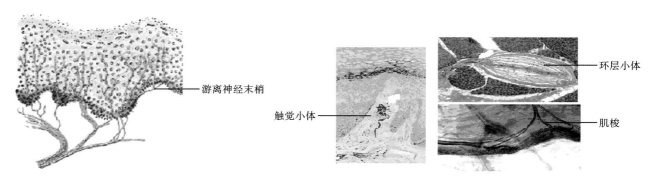

图 11-23 游离神经末梢

图 11-24 有被囊的各种神经末梢

（二）运动神经末梢

运动神经末梢是传出神经纤维的终末,终止于骨骼肌、心肌、平滑肌及腺体等参与形成效应器,支配肌肉收缩或腺体分泌。根据其分布范围分为两类。

1. 躯体运动神经末梢 躯体运动神经末梢分布在骨骼肌纤维上,与肌纤维紧密相贴,构成运动终板(图 11-25)。

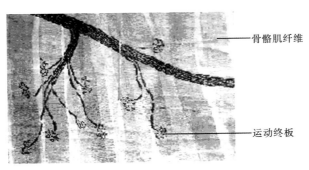

骨骼肌纤维

运动终板

图 11-25 运动终板光镜结构

2. 内脏运动神经末梢 内脏运动神经末梢分布于心肌、平滑肌及腺体,为较细的无髓鞘神经纤维。

（闫天杰 王 珂）

 思考与练习

一、名词解释

内皮、微绒毛、骨单位、肌节、突触。

二、简答题

1. 简述被覆上皮的分类及各类上皮的主要分布。

2. 简述疏松结缔组织各种细胞的形态结构特点及三种纤维的形态。

3. 简述各种血细胞的正常值。

4. 简述三种肌组织在光镜下的结构特点。

5. 简述突触、神经胶质细胞、神经纤维和神经末梢的分类。

三、单项选择题

1. 参与过敏反应的细胞是（　　）。

A. 浆细胞　　　　　B. 肥大细胞　　　　　C. 成纤维细胞　　　　D. 巨噬细胞

2. 可产生抗体的细胞是（　　）。

A. 中性粒细胞　　　B. 肥大细胞　　　　　C. 浆细胞　　　　　　D. 巨噬细胞

3. 具有吞噬能力的细胞是（　　）。

A. 肥大细胞　　　　B. 浆细胞　　　　　　C. 巨噬细胞　　　　　D. 嗜碱性粒细胞

第十二章　主要器官的组织学结构

学习目标

掌握：肝的微细结构；肺的微细结构与功能；气血屏障的组成与功能；肾的微细结构；睾丸、卵巢的微细结构；垂体、甲状腺、甲状旁腺、肾上腺的微细结构。

熟悉：消化管壁的一般结构；胃和小肠的结构特点；子宫内膜的周期性变化；垂体、甲状腺、甲状旁腺、肾上腺所分泌的激素和功能。

了解：动静脉管壁的微细结构；毛细血管的分类。

第一节　消化系统

一、消化管壁的一般结构

消化管壁（口腔、咽除外）从内向外分为黏膜、黏膜下层、肌层和外膜四层（图12-1）。

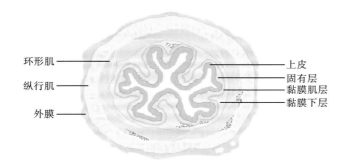

图12-1　消化管壁的一般结构模式图

左侧标注：环形肌、纵行肌、外膜

右侧标注：上皮、固有层、黏膜肌层、黏膜下层

（一）黏膜

黏膜位于消化管壁最内层，表面光滑，是消化和吸收的重要结构。黏膜由内到外分为上皮、固有层和黏膜肌三层。

1. 上皮　上皮衬于消化管的腔面，消化管两端（口腔、咽、食管与肛门）为复层扁平上皮，以保护作用为主；其余部分为单层柱状上皮，除有保护作用外，以消化吸收功能为主。

2. 固有层　固有层由结缔组织组成，内有小消化腺、血管、神经和淋巴组织。

3. 黏膜肌层　黏膜肌层为薄层平滑肌，收缩时可改变黏膜形状，有利于物质吸收、血液运行和腺体分泌。

（二）黏膜下层

黏膜下层由疏松结缔组织构成，含有较大的血管、淋巴管和神经。食管和十二指肠的黏膜下层分别有食管腺和十二指肠腺。黏膜和黏膜下层共同向管腔内突出，形成纵形或环形的皱襞，扩大了黏膜的表面积。

（三）肌层

食管上端和肛门处的肌层为骨骼肌，其余大部分为平滑肌。肌层一般分内环、外纵两层。某些部位环行肌增厚形成括约肌。肌肉的收缩和舒张形成消化管的运动，使消化管内的食物与消化液充分混合，并不断将食物向下推进。

（四）外膜

咽、食管和直肠下段为薄层结缔组织,称为纤维膜。其余部分由薄层结缔组织和间皮共同组成,称为浆膜,其表面光滑,有利于消化管活动。

二、食管

食管壁具有典型的消化管壁四层结构。食管腔面有 7～10 条纵行皱襞,食物通过时皱襞消失。黏膜上皮为较厚的未角化的复层扁平上皮,耐摩擦,有保护作用;黏膜下层含有血管、淋巴管、神经和食管腺。食管腺分泌黏液,对黏膜起润滑和保护作用;肌层在食管各段不同,上 1/3 段为骨骼肌,下 1/3 段为平滑肌,中段由骨骼肌与平滑肌混合组成。肌纤维排列为内环和外纵两层;外膜为纤维膜。

三、胃

胃壁分为黏膜、黏膜下层、肌层和浆膜四层(图 12-2),其结构特点主要表现在黏膜和肌层。

（一）黏膜

胃空虚时黏膜形成许多皱襞,充盈时皱襞变低或消失。黏膜表面有许多胃小凹,由上皮深陷而成,小凹的底部有胃腺开口。

1. 上皮　上皮为单层柱状上皮,分泌黏液,覆于上皮表面,有保护作用。

2. 固有层　固有层内有大量胃腺,根据结构和部位的不同,胃腺分为贲门腺、胃底腺和幽门腺三种,其分泌物排入胃腔,组成胃液。胃底腺数量最多,分布于胃底和胃体部的固有层内。胃底腺由主细胞、壁细胞和颈黏液细胞等组成。

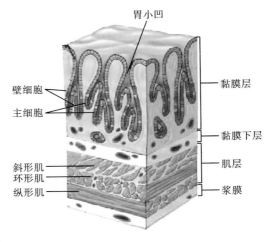

图 12-2　胃壁结构模式图

（1）主细胞:又称胃酶细胞,数量最多,呈圆柱状,嗜碱性。主细胞能分泌胃蛋白酶原,经盐酸激活转变成有活性的胃蛋白酶,能分解蛋白质。

（2）壁细胞:又称盐酸细胞,胞体大,呈圆球形,嗜酸性。壁细胞能分泌盐酸和内因子。胃腺壁细胞分泌盐酸和内因子。盐酸是胃液的重要组成部分,具有杀菌作用,并能激活胃蛋白酶原变成胃蛋白酶。内因子能促进维生素 B_{12} 的吸收。若内因子缺乏,维生素 B_{12} 的吸收障碍,红细胞生成受阻,出现恶性贫血。

（3）颈黏液细胞:多位于胃底腺的顶部,数量较少,分泌物为酸性黏液。

（二）肌层

肌层较厚,可分为内斜、中环和外纵三层平滑肌。

四、小肠

小肠的管壁均由黏膜、黏膜下层、肌层和浆膜组成。小肠壁的微细结构特点主要表现在黏膜层。小肠黏膜腔面有许多环形皱襞和肠绒毛,固有层内有大量肠腺和淋巴组织(图 12-3)。

（一）环形皱襞

小肠黏膜和黏膜下层向腔内突出,形成环形或半环形的皱襞,在十二指肠远端与空肠近端最明显。

（二）肠绒毛

黏膜的上皮和固有层向肠腔内突出,形成细小的指状突起,称为绒毛。上皮为单层柱状上皮,由柱状细胞和少量杯状细胞组成。柱状细胞又称吸收细胞,数量最多。柱状细胞的游离面有许多排列密集而整齐的微绒毛,称为纹状缘。杯状细胞较少,分散于柱状细胞之间,能分泌黏液,有润滑与保护作用。

环形皱襞、绒毛和微绒毛扩大了小肠的表面积,有利于营养物质的吸收(图 12-3)。每根绒毛内有 1 或 2 条毛细淋巴管,称为中央乳糜管,是运送脂肪的主要通道。

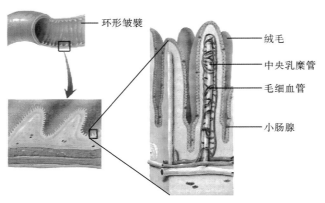

环形皱襞

绒毛

中央乳糜管

毛细血管

小肠腺

图 12-3　回肠纵切(模型)

知识链接

　　小肠的吸收面积很大,环形皱襞和肠绒毛使小肠的内表面积扩大约 20 倍,微绒毛使细胞游离面面积扩大约 30 倍,最终三者使小肠的吸收面积增加约 600 倍,可达 200 m²,有利于小肠的吸收功能。

(三)肠腺

　　相邻绒毛基部的上皮下陷至固有层内,形成肠腺,开口于相邻绒毛之间。肠腺上皮和绒毛相连续,由柱状细胞、杯状细胞和潘氏细胞组成。柱状细胞数量最多,分泌各种消化酶。潘氏细胞分泌溶菌酶,杀灭肠道微生物。

(四)淋巴组织

　　小肠固有层内有许多分散的淋巴细胞和淋巴小结。十二指肠和空肠的淋巴小结较少,为孤立淋巴小结;回肠的淋巴小结发达,多为若干淋巴小结聚集形成的集合淋巴小结(图 12-3)。

五、肝

　　肝表面覆有结缔组织被膜。肝实质被结缔组织分成许多肝小叶,肝小叶之间的结缔组织为门管区。

(一)肝小叶

　　肝小叶是肝的基本结构单位,成人肝有 50 万～100 万个肝小叶。肝小叶为多棱柱体,中央静脉纵行于肝小叶的中央,相邻肝小叶的中央静脉合成小叶下静脉。肝细胞排列为不规则的板状,称为肝板;横断面上呈条索状,又称肝索。肝板之间为肝血窦,肝索和肝血窦以中央静脉为中心,呈放射状排列。肝细胞相邻面的质膜局部凹陷,形成胆小管(图 12-4、图 12-5、图 12-6)。

　　1. 肝细胞　　肝细胞呈多面体形,细胞核大而圆,居中。肝细胞合成多种血浆蛋白,包括清蛋白、纤维蛋白原、凝血酶原、脂蛋白等。肝细胞合成胆汁,并参与脂类、糖类、激素和药物的代谢。

　　2. 肝血窦　　肝血窦是位于肝板之间的不规则腔隙(图 12-5、图 12-6)。肝血窦内充满了血液,窦壁的通透性大,除血细胞和乳糜微粒外,血浆各种成分均可自由出入,有利于肝细胞和血液之间进行物质交换。肝血窦内有肝巨噬细胞(库普弗细胞),其形态不规则,具有吞噬能力,在清除进入肝的抗原异物、衰老的血细胞等方面发挥重要作用。

　　3. 窦周隙　　窦周隙是肝细胞与肝血窦内皮之间的狭小间隙。窦周隙内充满血浆,是肝细胞和血液进行物质交换的场所。窦周隙内有贮脂细胞,能贮存维生素 A。

　　4. 胆小管　　胆小管是相邻肝细胞的细胞膜局部凹陷而成的小管道,肝细胞膜就是胆小管的壁。胆小管在肝板内连接成网,肝细胞分泌的胆汁直接排入胆小管,胆小管内的胆汁从肝小叶中央流向周边,在门管区汇入小叶间胆管。

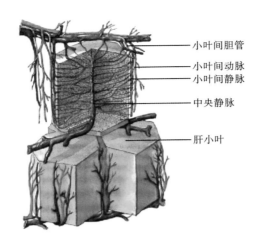

图 12-4　肝小叶模式图

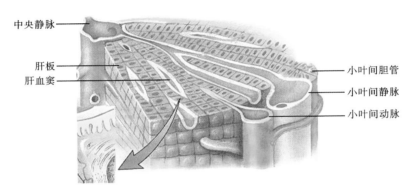

图 12-5　肝板与肝血窦模式图

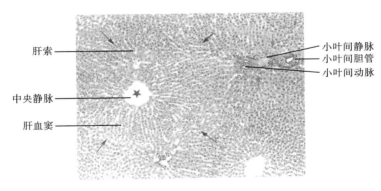

图 12-6　肝小叶（横切面）

 知识链接

　　当肝细胞受到损伤或胆汁的排出途径受阻时,胆小管正常结构被破坏,胆汁溢入窦周隙,继而入血,引起巩膜、皮肤、黏膜等组织的黄染而出现黄疸。

　　贮脂细胞产生的细胞外基质能形成窦周隙内的网状纤维。在慢性肝炎、慢性乙醇中毒等肝脏疾病中,贮脂细胞异常增殖,肝内纤维增多而形成肝硬化。

（二）门管区

相邻肝小叶之间的结缔组织小区，称为门管区，有小叶间静脉、小叶间动脉和小叶间胆管通过（图12-4、图12-5）。小叶间静脉是门静脉的分支，管腔较大而不规则，管壁薄；小叶间动脉是肝固有动脉的分支，管腔小，管壁相对较厚。小叶间胆管汇聚形成左、右肝管出肝。

（三）肝的血液循环

肝的血液供应丰富，有两套血管：肝门静脉属于肝的功能性血管；肝固有动脉属于肝的营养性血管。两者在肝门处入肝，入肝后反复分支为小叶间静脉和小叶间动脉，两者都汇入肝血窦，再进入中央静脉，中央静脉汇合成小叶下静脉，最后汇合成2～3条肝静脉，肝静脉从肝的后缘出肝汇入下腔静脉。肝的血液循环途径如图12-7所示。

功能性血管：肝门静脉→小叶间静脉
                   ↓
         肝血窦→中央静脉→小叶下静脉→肝静脉→下腔静脉
                   ↑
营养性血管：肝固有动脉→小叶间动脉

图 12-7　肝的血液循环途径

六、胰

胰腺外覆薄层结缔组织被膜，实质由外分泌部和内分泌部组成（图12-8）。

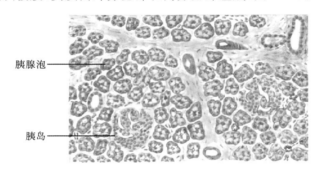

胰腺泡

胰岛

图 12-8　胰的微细结构

（一）外分泌部

外分泌部占胰组织的大部分，由腺泡和导管构成。腺泡分泌胰液，经导管排出。胰液含多种消化酶，包括胰蛋白酶原、胰糜蛋白酶原、胰淀粉酶、胰脂肪酶等，胰液经胰管排入十二指肠，参与糖、蛋白质和脂肪的消化。

（二）内分泌部

内分泌部又称胰岛，是由内分泌细胞组成的球形细胞团。胰岛散在于腺泡之间，主要由 A、B、D 等细胞组成。A 细胞占胰岛细胞总数的 20%，分泌胰高血糖素，可使血糖浓度升高。B 细胞数量最多，占胰岛细胞总数的 70%，分泌胰岛素，可使血糖浓度降低。D 细胞数量少，分泌生长抑素，抑制 A 细胞、B 细胞的活动。

 知识链接

　　胰岛素是身体内唯一的降血糖激素。胰岛素能促进血液内葡萄糖的吸收、合成糖原或转化为脂肪贮存，从而使血糖降低。若胰岛 B 细胞退化，胰岛素分泌不足，可导致血糖升高，并从尿中排出，即为糖尿病。

第二节 呼吸系统

一、气管与支气管

气管与主支气管管壁由内向外分为黏膜、黏膜下层和外膜三层(图 12-9)。

(一)黏膜

黏膜由上皮和固有层组成。上皮为假复层纤毛柱状上皮,由大量杯状细胞、纤毛细胞构成;固有层由结缔组织构成,富含弹性纤维。

(二)黏膜下层

黏膜下层由疏松结缔组织构成,与固有层及外膜间无明显界限,含较多的混合性腺。

(三)外膜

外膜较厚,由 14～17 个"C"形透明软骨环及结缔组织构成,气管软骨后方缺口处由韧带和平滑肌封闭。

二、肺

肺由实质和间质两部分组成。肺内各级支气管及其终末的肺泡构成肺实质,肺内血管、淋巴管、神经及结缔组织等构成肺间质。

主支气管入肺后逐级分支,形成叶支气管、段支气管、小支气管、细支气管、终末支气管、呼吸性支气管等,直至与肺泡相连。一般情况下,从叶支气管至终末细支气管为导气部;呼吸性细支气管以下至肺泡为呼吸部。

每一个细支气管连同其分支与肺泡,组成一个肺小叶。肺小叶呈锥形,顶部朝向肺门,底部朝向肺表面,在肺表面可见其底部轮廓。各肺小叶之间以结缔组织相隔,故临床上常将累及数个肺小叶的肺内炎症称为小叶性肺炎(图 12-10)。

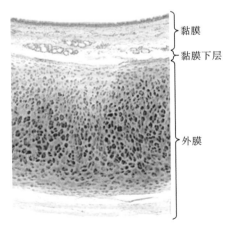

图 12-9 气管壁的微细结构

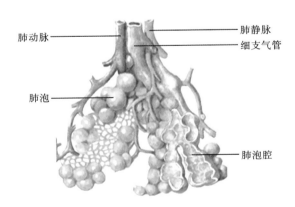

图 12-10 肺小叶模式图

(一)导气部

导气部包含肺叶支气管的各级分支与终末细支气管,各级支气管的结构与主支气管基本相似,但随着逐级分支、变细,管壁逐级变薄,并发生一定的变化:①上皮层逐渐变薄,由复层纤毛柱状上皮逐渐变为单层纤毛柱状上皮,杯状细胞和腺体逐渐减少,直至消失;②外膜中软骨逐渐变为片状软骨,直至消失;③平滑肌逐渐增多,并形成完整的环状肌束,其舒张或收缩可以调节进入肺泡的气体量。

知识链接

细支气管的平滑肌在某些因素的作用下,一旦发生痉挛性收缩,会使支气管腔持续狭窄,造成呼吸困难,临床上称为支气管哮喘。

（二）呼吸部

呼吸部是进行气体交换的部位,主要包括呼吸性细支气管、肺泡管、肺泡囊和肺泡。

1. 呼吸性细支气管 呼吸性细支气管管壁上有少量肺泡,使其具有换气功能。管壁上皮为单层立方上皮,上皮下有少量结缔组织和平滑肌。

2. 肺泡管 管壁上有许多肺泡,因此,管壁自身结构很少。

3. 肺泡囊 肺泡囊是若干肺泡的共同开口处。

4. 肺泡 肺泡为半球形小囊,由肺泡上皮与基膜构成,壁薄,一侧开口于肺泡囊、肺泡管或呼吸性细支气管。肺泡是进行气体交换的场所。肺泡上皮有Ⅰ型肺泡细胞与Ⅱ型肺泡细胞两种。

（1）Ⅰ型肺泡细胞:扁平,覆盖了约97%的肺泡表面积,是进行气体交换的部位。Ⅰ型肺泡细胞无增殖能力,损伤后可由Ⅱ型肺泡细胞经增殖后分化替代。

（2）Ⅱ型肺泡细胞:立方形或圆形,仅覆盖约3%的肺泡表面积。Ⅱ型肺泡细胞散在分布于Ⅰ型细胞之间,可分泌肺泡表面活性物质,以降低肺泡表面张力,防止呼气终末时肺泡塌陷。

知识链接

临床上常见某些早产儿因Ⅱ型肺泡细胞发育不够完善,以致肺泡表面活性物质不能分泌,从而引起呼吸困难。

肺泡隔为相邻肺泡间的薄层结缔组织,含有大量的弹性纤维、毛细血管网和肺巨噬细胞等。其中,弹性纤维对肺泡起回缩作用,可使扩张的肺泡在呼气时迅速回缩;毛细血管网紧贴于肺泡上皮。毛细血管与肺泡间存在有肺泡表面液体层、Ⅰ型肺泡细胞与基膜、薄层结缔组织、毛细血管基膜及内皮等结构,为肺泡内气体与血液内气体进行交换所通过的结构,称为气血屏障。肺泡巨噬细胞体积较大,可吞噬细菌和异物,起免疫防御作用。吞噬了灰尘颗粒的肺巨噬细胞,称为尘细胞。

第三节 泌尿与生殖系统

一、肾

肾表面为结缔组织被膜,肾实质分为皮质和髓质两部分。肾实质内含大量泌尿小管,其间有少量结缔组织、血管和神经等。泌尿小管的组成如下(图12-11)。

（一）肾单位

肾单位是肾结构和功能的基本单位,由肾小体和与之相连的肾小管构成(图12-12),是肾产生尿液的结构基础。根据肾小体在皮质中的位置不同,分为浅表肾单位和髓旁肾单位。

1. 肾小体 肾小体为球状,又称肾小球,由肾小管起始端膨大、向内凹陷形成双层膜结构的肾小囊包绕血管球构成,是产生原尿的结构基础。

（1）血管球:介于入球微动脉和出球微动脉之间盘绕的毛细血管球,是一种动脉性的毛细血管网。血管球的内皮细胞为有孔型,孔径为$50 \sim 100\ \mu m$,有利于血液中的小分子物质通过。血管球内皮表面覆有

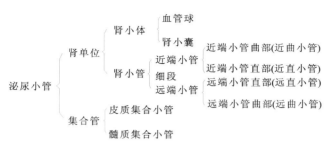

图 12-11　泌尿小管

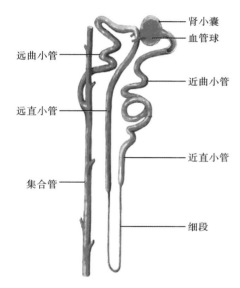
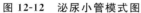

图 12-12　泌尿小管模式图

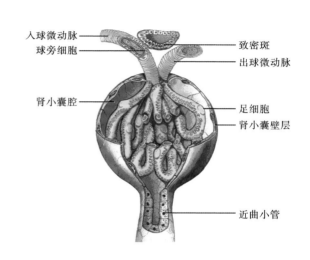

图 12-13　肾小体和球旁复合体立体模式图

基膜,质地较厚,在血液滤过中起关键作用。入球微动脉管径较出球微动脉粗,由此可形成较高的毛细血管内压,以利于原尿的产生(图 12-13)。

(2) 肾小囊:为肾小管起始处向内凹陷形成的双层膜结构。外层为壁层,内层为脏层,两层之间的腔隙为肾小囊腔。壁层为一层扁平上皮。脏层细胞有许多突起,紧贴血管球有孔内皮的基膜,称为足细胞。足细胞突起之间的裂隙称为裂孔,其上覆盖有裂孔膜。血液流经肾小球时,除大分子蛋白质外,血浆中其余成分均可经血管球毛细血管的滤过进入肾小囊腔,形成原尿。血浆滤过须经过的结构有毛细血管的有孔内皮、基膜、裂孔膜,此三层结构称为滤过屏障,又称为血尿屏障。滤过屏障受损会出现蛋白尿或血尿(图 12-14)。

 知识链接

蛋　白　尿

蛋白尿是肾损伤的一个重要标识。常见的肾性蛋白尿是肾小球性蛋白尿,由于滤过屏障的破坏,使血管中各种分子量蛋白质无选择性地滤出,又称为非选择性蛋白尿。值得注意的是,并非所有的蛋白尿都由肾损伤产生,高热、剧烈运动、直立体位等各种原因也可能出现蛋白尿。

2. 肾小管　原尿产生后,须经肾小管重吸收,方可形成终尿排出。肾小管全长分三部,即近端小管、细段和远端小管。

(1) 近端小管:分为曲部和直部,是重吸收原尿的主要场所。近端小管的曲部,是肾小管起始段在肾小球旁盘曲走行的一段,又称近曲小管。

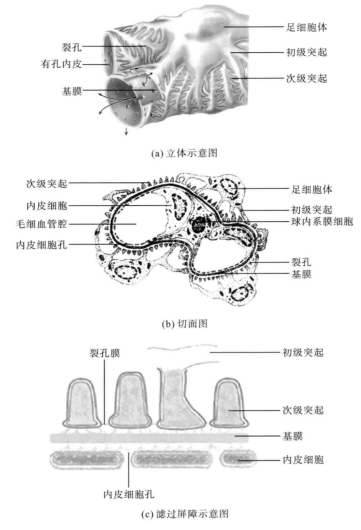

图 12-14　肾血管球、基膜和足细胞超微结构模式图

（2）细段：连接着近端小管的直部和远端小管的直部，管径最细。

（3）远端小管：也分为直部和曲部。远端小管直部（又称远直小管）连于细段和曲部之间，结构与近端小管直部（又称近直小管）相似。

（二）集合管

近端小管直部、细段、远端小管直部共同构成"U"形的结构，称为肾单位袢。肾单位袢能有效减慢原尿的流速，促进原尿的水分和部分无机盐的重吸收，且有助于肾实质内浓度梯度的形成。远端小管曲部能重吸收水和钠，排放钾。

集合管以弓形的集合小管续于远端小管曲部，由肾皮质走向肾髓质，以直集合管行至肾锥体深部，以乳头管开口于肾乳头。集合管可进一步吸收水和无机盐。

（三）球旁复合体

球旁复合体包括球旁细胞、致密斑和球外系膜细胞（图 12-13）。

1. 球旁细胞　球旁细胞是入球微动脉管壁中的平滑肌细胞在近肾小球处特化形成的上皮样细胞。球旁细胞能分泌肾素，使血管收缩，升高血压。

2. 致密斑　致密斑是远端小管曲部近肾小体侧上皮特化形成的椭圆形结构。致密斑是离子感受器，能感受远端小管中的钠离子浓度,从而调节肾素的分泌和远端小管与集合管对钠离子的重吸收。

（四）肾的血液循环特点

1. 肾血流量大　肾动脉直接发自腹主动脉,压力高、流量大,每分钟有全身循环血量的 20％～25％ 流经肾,利于尿的生成和代谢产物的排泄。

2. 肾小球（血管球）内压力高　肾小球入球微动脉粗短,出球微动脉细长,使肾小球内压力高,有利于肾小球的滤过作用。

3. 肾内动脉两次形成毛细血管网　第一次是入球动脉形成肾小球毛细血管网,其内压力高,利于原尿生成;第二次是出球微动脉在肾小管周围形成毛细血管网,其内压力低,利于肾小管对原尿重吸收。

二、睾丸

睾丸的表面为结缔组织形成的白膜。白膜在睾丸后缘增厚,形成睾丸纵隔,突入睾丸实质,并发出睾丸小隔将睾丸分成若干睾丸小叶。睾丸小叶内含盘绕的精曲小管和填充于小管间的睾丸间质。精曲小管是男性生殖细胞产生的部位,睾丸间质具有分泌雄性激素的功能（图 5-2）。

（一）精曲小管

精曲小管的管壁主要由生精上皮构成。生精上皮由 5～8 层处于不同发育阶段的生精细胞和支持细胞构成（图 12-15）。

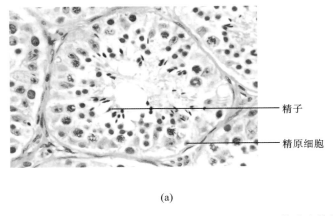

(a)

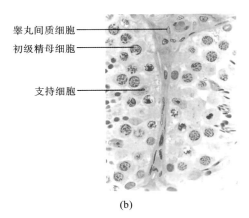

(b)

图 12-15　精曲小管的微细结构

1. 生精细胞　精曲小管的基底部至管腔面,依次有精原细胞、初级精母细胞、次级精母细胞、精子细胞和精子。

（1）精原细胞:紧贴基膜,呈圆形或椭圆形,分为 A、B 两型。A 型精原细胞为生精细胞的干细胞,B 型精原细胞经过数次分裂后成为初级精母细胞。

（2）初级精母细胞:位于精原细胞近腔侧,经过第一次减数分裂后形成次级精母细胞。次级精母细胞靠近腔面,形成后很快进入第二次减数分裂,产生精子细胞。精子细胞近腔面,经过变态,由圆形转变为蝌蚪形的精子。

（3）精子:为蝌蚪形,长约 60 mm,分头、尾两部。细胞核位于头部,高度浓缩,前 2/3 有顶体覆盖。顶体内含顶体酶,在受精过程中有重要作用。尾部细长,内含轴丝,具有运动功能,是精子的运动装置（图 12-16）。

2. 支持细胞　支持细胞为不规则长锥形,可贯穿生精上皮全层,相邻支持细胞在近基膜处连接紧密。支持细胞有支持和营养生精细胞的作用。

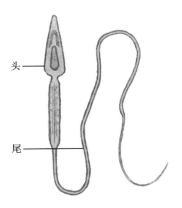

图 12-16　精子的形态

（二）睾丸间质

睾丸间质为填充于精曲小管间的疏松结缔组织,富含血管和淋巴管,其内含有睾丸间质细胞。自青春期开始,睾丸间质细胞在黄体生成素的作用下,分泌雄激素。雄激素可促进精子的发育和男性生殖器官发育,维持男性第二性征。

三、卵巢

卵巢表面为一层单层立方上皮,上皮下方为一层结缔组织白膜。白膜下为卵巢实质,由皮质和髓质构成。皮质内含有不同发育程度的卵泡,髓质内则有网状的结缔组织填充,容纳卵巢的血管、淋巴管及神经等(图 12-17)。

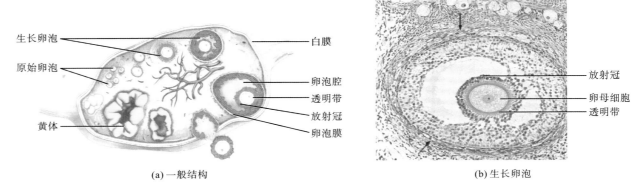

(a) 一般结构　　　　　　　　　　　　　　　　(b) 生长卵泡

图 12-17　卵巢的微细结构

（一）卵泡的发育与成熟

出生时,双侧卵巢有原始卵泡 100 万～200 万个,到青春期仅存 4 万个。青春期后,卵巢受促性腺激素的作用,每月有一批卵泡开始发育,但通常只有一个卵泡发育成熟并排卵,其余卵泡逐渐退化为闭锁卵泡。左、右卵巢交替排卵,女性一生可排卵 400 余个,绝经后即停止排卵,故女性生育史一般为 30～40 年。卵泡在其发育过程中,要经历原始卵泡、初级卵泡、次级卵泡和成熟卵泡四个阶段。

1. 原始卵泡　　原始卵泡位于皮质浅层,体积小,数量多,由一层扁平的卵泡细胞围绕初级卵母细胞构成。卵泡细胞有支持和营养卵母细胞的作用。

2. 初级卵泡　　自青春期开始,原始卵泡在促性腺激素作用下开始发育。初级卵母细胞增大,卵泡细胞由单层扁平状增生为多层立方或柱状。最内层柱状的卵泡细胞围绕卵母细胞呈放射状排列,称为放射冠。初级卵母细胞与卵泡细胞产生的分泌物,在卵母细胞与放射冠的卵泡之间堆积,形成一层均质嗜酸性的透明带。

 知识链接

　　透明带内含有精子受体成分,在受精过程中,对卵细胞和精子的相互识别和结合具有重要意义。

3. 次级卵泡　　在此阶段卵泡细胞进一步增生,在卵泡细胞之间形成若干小腔隙,小腔隙逐渐融合形成一个大腔,称为卵泡腔。卵泡腔内有卵泡液填充,后者不断增多使卵泡腔扩大,初级卵母细胞、透明带、放射冠突入卵泡腔形成卵丘。卵泡周围的结缔组织逐渐形成卵泡膜。初级卵泡与次级卵泡合称生长卵泡。

4. 成熟卵泡　　成熟卵泡是卵泡发育的最后阶段。此阶段卵泡液急剧增多、卵泡扩大、卵泡壁变薄,卵泡向卵巢表面突出,即将排卵。初级卵母细胞在排卵前 36～48 h 才完成第一次减数分裂,形成次级卵母细胞。

（二）排卵

成熟卵泡破裂，次级卵母细胞从卵巢排出的过程，称为排卵。成熟卵泡的卵泡腔不断扩大，卵泡壁变薄，卵泡向卵巢表面突出，随着卵泡腔破裂，次级卵母细胞连同透明带、放射冠和卵泡液同时排入腹膜腔，排卵完成。

（三）黄体的形成与退化

排卵后，残留在卵巢中的卵泡壁内陷，卵泡膜的结缔组织和血管被包入其中，发育为具有内分泌功能的细胞团，活体呈黄色，故称为黄体。黄体可分泌雌激素和孕激素。

黄体的存在时间，与卵子是否受精有关。若卵子未受精，则黄体在 2 周后萎缩退化，称为月经黄体；若卵子受精，则黄体发育增大形成妊娠黄体，至妊娠 6 个月胎盘功能成熟后，黄体才会退化，由结缔组织取代，成为白体。

四、子宫

子宫壁由外及内依次为外膜、肌层和内膜。自青春期开始，子宫内膜随着卵泡的生长、发育及排卵发生剥脱、出血、修复和增生的周期性改变。

（一）外膜

外膜主要为浆膜。

（二）肌层

肌层较厚，由平滑肌构成。

（三）内膜

子宫内膜由上皮和固有层构成。上皮呈单层柱状，固有层为较厚的结缔组织，内含管状的子宫腺和丰富的血管。

子宫内膜可分为表浅的功能层和深部的基底层。功能层较厚，内含子宫螺旋动脉，青春期开始，在卵巢激素的作用下，发生周期性剥脱出血，形成月经；基底层较薄，在月经后期增生，修复功能层。

（四）子宫内膜的周期性变化

自青春期开始，子宫内膜受卵巢激素的影响，发生周期性的剥脱、出血、修复和增生的变化，称为月经周期。每个月经周期，是从月经开始的第一日起至下次月经来潮的前一日为止，一般为 28 d。在一个月经周期中，子宫内膜的变化可分为增生期、分泌期和月经期（表 12-1），其组织学变化如图 12-18 所示。

表 12-1　子宫内膜的周期性变化与卵巢的排卵周期对照

部　　位	增生期(5～14 d)	分泌期(15～28 d)	月经期(1～4 d)
卵巢的变化	卵泡生长发育，雌激素分泌增多，增生末期卵泡成熟，第 14 天完成排卵	排卵完成，黄体生成	黄体退化，体内雌、孕激素水平急剧下降
子宫内膜的变化	功能层修复、增厚，腺体增多，子宫螺旋动脉增长并弯曲	功能层继续增厚，腺体弯曲，分泌物增多，螺旋动脉充血。此期适于胚泡植入和发育。如妊娠，则内膜继续增厚，若未妊娠，则黄体退化，子宫内膜于第 28 天开始脱落，进入月经期	功能层缺血坏死，螺旋动脉持续收缩，子宫动脉出血，与坏死的内膜经阴道排出，形成月经

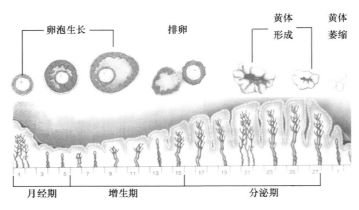

图 12-18 子宫内膜周期性变化

第四节 脉 管 系 统

一、心壁的结构

心壁由心内膜、心肌层和心外膜组成(图 12-19)。

1. 心内膜 心内膜是衬在心腔内面的一层光滑薄膜,由内皮及结缔组织组成,其内皮与血管内皮相连续。心瓣膜由心内膜向心腔折叠而成。

2. 心肌层 心肌层为心壁的主体,包括心室肌和心房肌,心室肌比心房肌肥厚,左心室肌最厚。心房肌和心室肌分别附着于纤维环上,故心房、心室不同时收缩。

3. 心外膜 心外膜是被覆于心肌层和大血管根部的一层透明而光滑的浆膜。

二、血管的微细结构

(一)动脉

动脉管壁较厚,由内向外依次为内膜、中膜、外膜三层(图 12-20)。

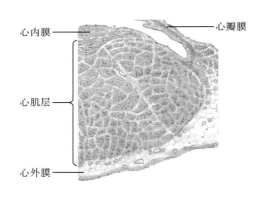

图 12-19 心壁的微细结构

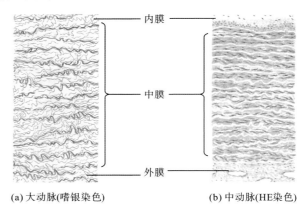

(a) 大动脉(嗜银染色)　　(b) 中动脉(HE染色)

图 12-20 动脉管壁的微细结构

1. 内膜 内膜最薄,表面光滑,由内皮及外面的少量结缔组织构成。内膜邻近中膜处有内弹性膜。

2. 中膜 中膜最厚,由平滑肌和弹性纤维构成。大动脉的中膜主要含弹性纤维,因其弹性大,故称弹性动脉,心室舒张时,借其弹性回缩可推动血液持续向前流动。中小动脉的中膜以平滑肌为主,故称为肌性动脉。中小动脉平滑肌舒缩,可改变动脉口径,影响器官组织的血流量,小动脉还可改变血流的外周阻力,影响血压,故又称为阻力血管。

3. 外膜 外膜较薄,由结缔组织构成,含有小血管、淋巴管和神经。

（二）静脉

根据静脉管径大小和管壁的结构特点，可分为小静脉、中静脉和大静脉。与同级动脉相比，静脉的管壁薄、管腔大，管壁三层分界不明显。此外，静脉的内膜凸入管腔，折叠形成向心开口的静脉瓣。

（三）毛细血管

毛细血管是分布最广的血管，分支很多，相互连通成网。毛细血管的管腔很细，只能通过单行的血细胞，管壁很薄，是血液与周围组织进行物质交换的主要部位。

毛细血管壁主要由内皮及基膜构成。有的毛细血管内皮细胞之间紧密连接封闭，基膜完整，称为连续毛细血管；分布到肾血管球等处的毛细血管，内皮上有许多贯穿胞质的小孔，基膜完整，称为有孔毛细血管；分布到肝、脾、骨髓等处的毛细血管，管腔大，形状不规则，内皮细胞之间的间隙较大，基膜不完整或缺如，称为血窦（图 12-21）。

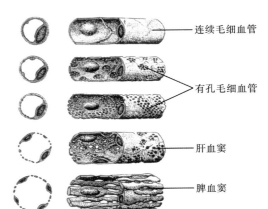

图 12-21　毛细血管模式图

（四）微循环

微循环是指从微动脉到微静脉之间的血液循环，具有调节局部血流、实现血液与组织细胞之间的物质交换等功能。微循环一般由微动脉、毛细血管前微动脉、中间微动脉、真毛细血管、直捷通路、动静脉吻合和微静脉等组成（图 12-22）。

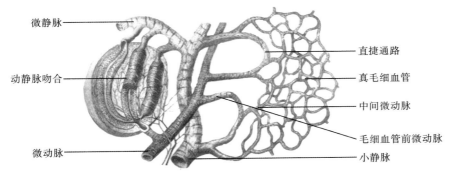

图 12-22　微循环示意图

第五节　内分泌系统

一、垂体的微细结构

（一）腺垂体（远侧部）

腺垂体由索状或团块状的腺细胞构成，包括嗜酸性细胞、嗜碱性细胞和嫌色细胞三种（图12-23）。嗜酸性细胞数量较多，呈圆形或椭圆形，胞质呈嗜酸性，能分泌生长激素和催乳激素，嗜碱性细胞数量较少，呈椭圆形或多边形，胞质呈嗜碱性，能分泌促性腺激素、促肾上腺激素和促甲状腺激素。嫌色细胞数量多，体积小，着色浅，细胞界限不清。嫌色细胞与嗜酸性细胞、嗜碱性细胞可以相互转化。上述激素的作用如下。

1. 生长激素　生长激素能促进体内多种代谢，尤其是刺激骺软骨生长，使骨增长。

2. 催乳素　催乳素可以促进乳腺的发育和乳汁分泌。

3. 促性腺激素　促性腺激素包括卵泡刺激素和黄体生成素。卵泡刺激素在女性促进卵泡发育，在男

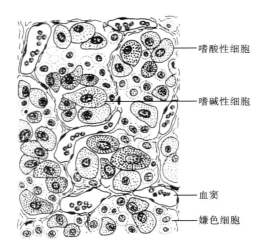

图 12-23　腺垂体的微细结构

嗜酸性细胞
嗜碱性细胞
血窦
嫌色细胞

性促进精子发育;黄体生成素在女性促进排卵和黄体生成,在男性刺激睾丸间质细胞分泌雄性激素。

4. 促肾上腺皮质激素　促肾上腺皮质激素主要作用于肾上腺皮质的束状带,促使分泌糖皮质激素。

5. 促甲状腺激素　促甲状腺激素作用于甲状腺,促使甲状腺组织细胞增生,促进甲状腺素的合成和分泌。

（二）神经垂体

神经垂体由无髓神经纤维和神经胶质细胞构成。无髓神经纤维来自下丘脑的视上核、室旁核,运输、储存和释放来自这两核的抗利尿激素和催产素。

1. 抗利尿激素　抗利尿激素一方面促进肾远曲小管和集合管对水的重吸收,使尿量减少,调节水的代谢;另一方面大量抗利尿激素可使小动脉收缩,使血压升高,所以又称血管加压素。

2. 催产素　催产素能刺激子宫平滑肌收缩,有利于胎儿娩出,并促进乳腺分泌。

知识链接

巨人症是由于幼年时期生长激素分泌过多、全身长骨发育过盛,使身高过高的一种疾病。

正常人 24 h 尿量常为 1 000～2 000 mL。当抗利尿激素分泌不足时,肾小管重吸收水的功能障碍,导致尿量增多,24 h 尿量可多达 5 000～10 000 mL,称为尿崩症。

二、甲状腺的微细结构

甲状腺表面有一层结缔组织薄膜,其深入甲状腺实质内,将甲状腺分割成许多大小不等的滤泡。滤泡壁为单层立方上皮,泡腔内充满了透明的胶状物。滤泡上皮细胞能合成甲状腺素,具有促进机体新陈代谢、生长发育,提高神经系统兴奋性等作用。滤泡之间有丰富的毛细血管和少量结缔组织(图 12-24)。

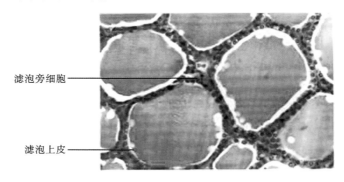

滤泡旁细胞
滤泡上皮

图 12-24　甲状腺的微细结构

在甲状腺滤泡之间和滤泡上皮之间的结缔组织内,存在着单个或成群分布的细胞,称为滤泡旁细胞,分泌降钙素,通过使钙盐沉积在骨质及抑制胃肠道和肾小管对钙的吸收,从而降低血液中钙的浓度。

知识链接

侏儒症是由于幼年时期脑垂体分泌生长激素不足,导致身材矮小,但智力正常。呆小症是由于在婴幼儿时期甲状腺分泌甲状腺素减少,导致身材矮小伴智力低下。

三、甲状旁腺的微细结构

甲状旁腺的细胞呈索状或团状排列,细胞团索之间有大量结缔组织和丰富的毛细血管(图12-25)。

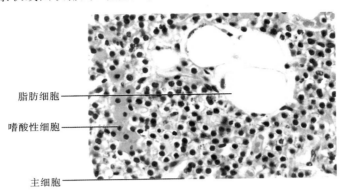

脂肪细胞
嗜酸性细胞
主细胞

图 12-25　甲状旁腺的微细结构

甲状旁腺的主要细胞是主细胞。主细胞呈圆形或多边形,细胞核位于细胞的中央。主细胞分泌甲状旁腺素,可增强破骨细胞的活动,促使骨质溶解,并能促进肠和肾小管对钙的吸收,从而使血钙升高。

四、肾上腺的微细结构

肾上腺的外面包有一层结缔组织被膜,肾上腺的实质分为皮质和髓质两部分(图12-26)。

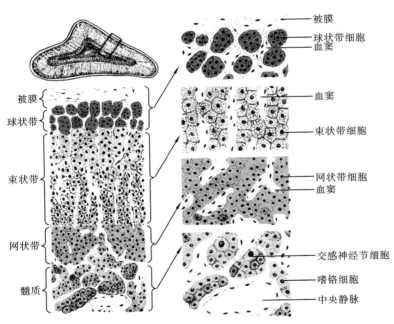

被膜
球状带细胞
血窦
血窦
束状带细胞
网状带细胞
血窦
交感神经节细胞
嗜铬细胞
中央静脉

被膜
球状带
束状带
网状带
髓质

图 12-26　肾上腺的微细结构

(一)皮质

皮质为肾上腺的周围部,占肾上腺的大部分,根据细胞的排列形态,皮质分为以下三部分。

1. 球状带　球状带位于皮质的浅层,较薄。细胞呈小的低柱体,排列成团或环状,细胞团之间有血窦和结缔组织。球状带的细胞能分泌盐皮质激素,如醛固酮。

2. 束状带　束状带位于球状带的深面,较厚。细胞呈多边形,体积较大,排列成索状,由皮质向髓质呈放射状排列,细胞索之间有血窦。束状带的细胞主要分泌糖皮质激素。

3. 网状带　网状带位于皮质的最深层。细胞呈多边形,排列成索状,细胞索相连成网。网眼内有血窦。网状带细胞主要分泌雄激素和少量的雌激素。

（二）髓质

髓质位于肾上腺的中央部,主要由髓质细胞构成。髓质细胞呈多边形,排列成团或索状,其间有结缔组织及血窦,髓质细胞的细胞质内有许多易被铬盐染成棕黄色的颗粒,故亦称嗜铬细胞。

髓质细胞分泌两种激素:肾上腺素,主要作用于心肌,使心跳加快、加强;去甲肾上腺素,主要是使小动脉的平滑肌收缩,使血压升高。

 知识链接

肾上腺素能使人体血压升高,心跳加快,新陈代谢增强。进行剧烈活动时,肾上腺会分泌大量肾上腺素,促使胃肠道等内脏血管收缩,让更多的血液集中到大脑和肌肉中去。在紧急情况下,肾上腺素还能迅速提高血液中葡萄糖的含量,为人们提供能量,使人力气倍增。

（雷有杰　史　杰　王　珂　闫天杰　刘予梅　董银望）

 思考与练习

一、名词解释

肝小叶、肝血窦、肺小叶、肾单位、月经周期、微循环。

二、简答题

1. 简述消化管壁的一般结构特征。

2. 简述小肠与其功能相适应的结构特征。

3. 简述肝小叶的各种结构及肝门管区的三种管道。

4. 简述气血屏障的组成与作用。

5. 简述尿液的产生及排出途径。

6. 比较动脉和静脉管壁的结构特点。

7. 垂体、甲状腺、肾上腺能分泌哪些激素?功能怎样?

三、单项选择题

1. 滤过屏障的结构依次是(　　　)。

A. 毛细血管有孔内皮、基膜和裂孔膜　　　　B. 足细胞、基膜、裂孔膜

C. 毛细血管有孔内皮、裂孔膜、基膜　　　　D. 裂孔膜、内皮、基膜

2. 分泌雄激素的细胞是(　　　)。

A. 精原细胞　　　　　　　　　　　　　　B. 初级精母细胞

C. 次级精母细胞　　　　　　　　　　　　D. 间质细胞

3. 身材矮小、智力低下的小儿,是哪种激素分泌不足?(　　　)

A. 生长激素　　　　B. 肾上腺素　　　　C. 甲状腺素　　　　D. 性激素

第十三章　人体胚胎学概要

学习目标

掌握：受精的概念及意义；植入的概念及植入的正常部位；蜕膜的概念及分部。

熟悉：胎盘屏障的结构及功能；致畸敏感期的概念及致畸因素。

了解：三胚层的形成及早期分化。

胚胎学是研究从受精卵发育为新生个体的过程及其机制的科学，包括生殖细胞的发生、受精、胚胎发育、胚胎与母体的关系及先天畸形等。

在母体子宫内，从受精卵发育成一个成熟的胎儿需 38 周（约 266 天），一般分两个时期：①胚期，指第 1～8 周的早期发育阶段。正常情况下，第八周末的胚已初具人形，胚有 3 cm 长。②胎期，指第 9～38 周的发育阶段。此期胚胎内各器官的结构逐步发育完善，出现不同程度的功能活动，胎儿由小到大，直到分娩。

本章主要叙述胚期的发育及胚胎与母体的关系。

第一节　生殖细胞的成熟

一、精子的成熟

自青春期开始，睾丸精曲小管中的精原细胞在垂体促性腺激素作用下，形成初级精母细胞，其染色体核型为 46，XY。每个初级精母细胞经过两次成熟分裂，形成 4 个精子，其中半数精子的染色体组型为 23，X，半数为 23，Y。

精子形成后进入附睾，继续发育并成熟，但无受精能力。精子只有进入女性生殖管道后，经子宫和输卵管分泌物的作用，才能获得使卵子受精的能力，此现象称为获能。在女性生殖管道内，精子能存活 1～3 天，受精能力一般维持 24 小时（图 13-1）。

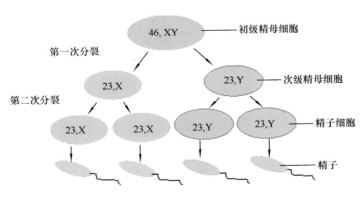

图 13-1　精子发生过程示意图

二、卵子的成熟

卵巢内卵原细胞发育成为初级卵母细胞后，经过两次成熟分裂，形成一个卵子，其染色体组型为 23，X。从卵巢排出的卵，处于第二次成熟分裂中期，在受精时才能完成第二次成熟分裂。如果卵不受精，则第二次成熟分裂不能完成，并于排卵 12～24 小时后退化（图 13-2）。

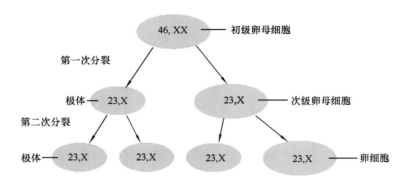

图 13-2 卵发生过程示意图

第二节 受精与卵裂

一、受精

精子与卵子结合形成受精卵的过程,称为受精。受精的部位多在输卵管壶腹部。

(一)受精的过程

精子与卵子相遇后,获能的精子释放顶体酶,溶解放射冠及透明带,打开进入卵细胞的通道。精子穿过透明带后,头部贴近卵细胞膜表面,两者的细胞膜融合,精子头部内容物进入卵细胞内。卵受精子的激发,完成第二次成熟分裂。此时精子和卵细胞的细胞核分别称为雄性原核与雌性原核。雄性原核与雌性原核靠近,核膜消失,染色体融合,形成受精卵。同时,透明带立即发生一系列结构上的变化,阻止其余精子的进入,保证了正常的单精受精(图 13-3)。

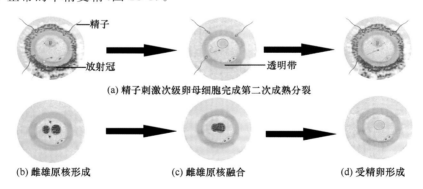

(a) 精子刺激次级卵母细胞完成第二次成熟分裂

(b) 雌雄原核形成   (c) 雌雄原核融合   (d) 受精卵形成

图 13-3 受精过程示意图

受精一般发生于排卵后 24 小时以内。应用避孕套、子宫帽或采取输精(卵)管结扎等措施,可阻止精子与卵子相遇,从而达到避孕目的。

(二)受精的意义

(1)精子与卵子的结合,恢复了细胞的染色体数目,即 23 对,既维持了双亲的遗传特点,又具有与亲代不完全相同的性状。

(2)受精决定新个体性别。若含 X 染色体的精子与卵结合,受精卵核型为 46,XX,发育为女性;若含 Y 染色体的精子与卵结合,受精卵核型为 46,XY,发育为男性。

(3)精子进入卵子,使卵代谢旺盛,受精卵的细胞分裂启动了胚胎发育和分化。

知识链接

> 　　体内人工授精是将精液注入处于排卵前期的女性生殖管道内,使精子与卵子结合,并在母体内发育成胎儿。体外人工授精是指人工取出卵,使其与获能的精子在试管内受精形成受精卵,受精卵在试管内发育成胚泡(约1周后),再将胚泡送入母体处于分泌期的子宫,在子宫内发育成熟后娩出,这种胎儿称为试管婴儿。

二、卵裂

受精卵进行的细胞分裂称为卵裂。卵裂产生的子细胞称为卵裂球。受精后第3天,卵裂形成12～16个卵裂球时,形似桑葚,称为桑葚胚。受精卵在进行卵裂的同时,逐渐向子宫腔的方向移动。

三、胚泡的形成

桑葚胚继续分裂形成囊泡状的胚,称为胚泡,此时卵裂球已达约100个。胚泡形成后,外面的透明带逐渐消失。胚泡的结构包括如下三部分。

1. 滋养层　滋养层由单层细胞构成,形成胚泡壁。

2. 胚泡腔　胚泡腔由滋养层围成的腔,内含液体。

3. 内细胞群　胚泡腔一侧附着的一团细胞,称为内细胞群,与其相邻的滋养层称为极端滋养层。内细胞群将来发育成胎儿,滋养层发育成胎儿的附属结构(图13-4)。

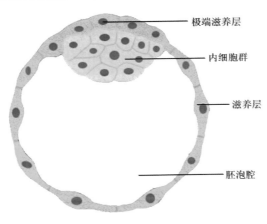

图 13-4　胚泡

第三节　植入与蜕膜

一、植入

胚泡埋入子宫内膜的过程,称为植入。

1. 植入的时间　植入于受精后第5～6天开始,第11～12天完成。

2. 植入的过程　植入开始时,极端滋养层首先与子宫内膜接触并分泌蛋白水解酶,溶解子宫内膜形成一个缺口,然后胚泡陷入缺口,逐渐被包埋其中。随着胚泡的埋入,缺口周围的子宫内膜细胞增生,缺口修复,植入完成。子宫的炎症或子宫内有避孕环等异物,均可阻止胚泡植入。

3. 植入的部位　通常植入发生在子宫底或子宫体的上部。若植入发生在靠近子宫颈部,形成前置胎盘,可导致娩出困难。若植入发生在子宫以外的部位,称为异位妊娠或宫外孕。

二、蜕膜

胚泡植入后的子宫内膜,称为蜕膜。根据蜕膜与胚泡的位置关系,将其分为以下三部分。

1. 基蜕膜 基蜕膜位于胚泡深面的子宫内膜。

2. 包蜕膜 包蜕膜覆盖在胚泡表面的子宫内膜。

3. 壁蜕膜 壁蜕膜为基蜕膜、包蜕膜以外的子宫内膜。

包蜕膜与壁蜕膜之间为子宫腔。随着胚胎的生长发育,包蜕膜逐渐突向子宫腔,子宫腔逐渐变窄,最后包蜕膜与壁蜕膜相贴,子宫腔消失(图 13-5)。

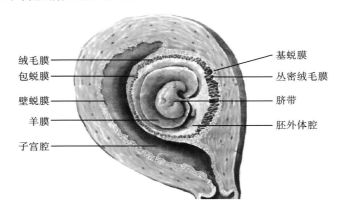

绒毛膜　　　　　　　　　　　　　　　基蜕膜
包蜕膜　　　　　　　　　　　　　　　丛密绒毛膜
壁蜕膜　　　　　　　　　　　　　　　脐带
羊膜　　　　　　　　　　　　　　　　胚外体腔
子宫腔

图 13-5　蜕膜与胎膜位置关系

第四节　三胚层的形成与分化

一、二胚层的形成

在第 2 周,胚泡的内细胞群分裂增生,并逐渐排列成两层细胞。邻近极端滋养层的一层柱状细胞称为上胚层,靠近胚泡腔的一层立方形细胞,称为下胚层。上、下胚层紧密相贴,中间隔以基膜,形似圆盘,称为胚盘。此期的胚盘称为二胚层胚盘。

二胚层胚盘形成后,在上胚层与极端滋养层之间出现一个腔隙,为羊膜腔,内储羊水;下胚层的腹侧出现一囊,称为卵黄囊。

二、三胚层的形成与分化

(一)中胚层的形成

第 3 周时,部分上胚层的细胞增生,在中轴线的一端集中形成一条细胞索,称为原条。原条的细胞继续增生并向深部迁移,在上、下胚层之间形成一层新细胞,称为中胚层。中胚层形成后,一部分细胞进入下胚层并逐渐置换下胚层的细胞,形成一层新的细胞,称为内胚层;在中胚层和内胚层出现后,原上胚层改称为外胚层,此时的胚盘称为三胚层胚盘。胚盘是胎儿的原基,胚盘的外胚层面为背面,内胚层面为腹面。

(二)脊索的发生

原条的出现决定了胚盘的头端、尾端和中轴,原条出现的一端为胚盘尾端,另一端即为头端。原条头端的细胞增殖较快,形成的结节状结构,称为原结。原结分裂形成的新细胞在内、外胚层之间向胚盘头端延伸,形成一条细胞索,称为脊索。原条和脊索构成了胚盘的中轴。原条后来随着中胚层的形成而消失,脊索退变成为椎间盘内的髓核(图 13-6)。

(三)三胚层的分化

在第 4 周至第 8 周,三个胚层分化形成器官的原基。这里主要讲述早期分化。

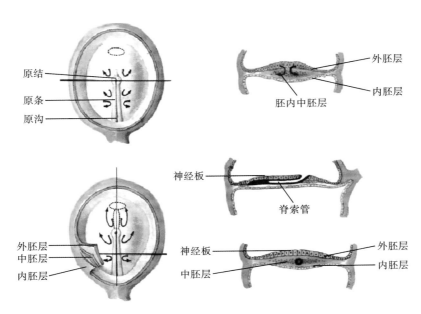

图 13-6　胚盘背面及横切面

1. 外胚层的早期分化　脊索形成后,诱导其背侧中线的外胚层细胞增生,形成神经板,神经板中央沿长轴下凹,形成神经沟,沟两侧的隆起形成神经褶,两侧的神经褶逐渐靠拢愈合,形成神经管;神经管背侧的外胚层细胞形成两条纵行细胞索,称为神经嵴。

神经管是中枢神经系统的原基,将分化为脑和脊髓等结构;神经嵴是周围神经系统的原基,将分化为脑神经节、脊神经节和周围神经等结构;外胚层的其余部分将分化为皮肤的表皮及其附属结构等。

2. 中胚层的早期分化　脊索两侧的中胚层细胞增殖较快,由内向外依次分化为轴旁中胚层、间介中胚层和侧中胚层。

（1）轴旁中胚层:即紧邻脊索两侧的中胚层,细胞增殖呈分节状,称为体节。体节共 42～44 对,将分化为脊柱、骨骼肌和皮肤的真皮。

（2）间介中胚层:体节外侧的中胚层,称为间介中胚层,将分化为泌尿系统、生殖系统的主要器官。

（3）侧中胚层:间介中胚层外侧的中胚层,称为侧中胚层。侧中胚层内形成的腔隙,称为胚内体腔。胚内体腔将侧中胚层分为两层,与外胚层相贴的,称为体壁中胚层,与内胚层相贴的,称为脏壁中胚层。

体壁中胚层将分化为胸腹部和四肢的真皮、骨骼肌、骨骼和血管等结构,脏壁中胚层将分化为消化、呼吸系统的肌组织、血管和间皮等结构,胚内体腔将来分化为心包腔、胸膜腔和腹膜腔。

3. 内胚层的早期分化　第 3 周时,胚盘两侧及头、尾端向腹侧面卷折,扁平状的胚盘变成圆桶状的胚体,内胚层被卷入胚体内,形成原始消化管,分化为消化管、消化腺、呼吸道和肺的上皮等(图 13-7)。

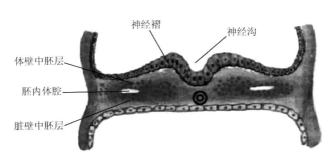

图 13-7　胚盘横切面(示三胚层分化)

第五节　胎膜与胎盘

一、胎膜

胎膜包括绒毛膜、羊膜、卵黄囊、尿囊和脐带等，是胎儿的附属结构，起保护和营养作用。

（一）绒毛膜

胚胎发育至第2周，胚泡滋养层细胞向胚泡腔内分化出排列疏松的细胞，形成胚外中胚层。随着胚外体腔的出现，胚外中胚层又被分为壁层和脏层。胚外中胚层壁层与滋养层共同构成绒毛膜。至第2周末，滋养层的细胞向周围生长形成细小突起，称为绒毛。

胚胎早期，绒毛在绒毛膜表面均匀分布。随着胚的发育，由于包蜕膜侧的血供匮乏，包蜕膜所覆盖的绒毛膜、绒毛逐渐退化形成平滑绒毛膜；基蜕膜处的绒毛膜血供充足，绒毛生长茂盛，形成丛密绒毛膜（图13-5）。

> **知识链接**
>
> 绒毛膜的发生、发育过程中，如果绒毛表面的滋养层细胞过度增生，使绒毛变成囊泡状，形成许多大小不等的水泡状结构，形似葡萄，称为葡萄胎。在绒毛膜的发生发育过程中，如果滋养层细胞发生恶性变，即为绒毛膜上皮癌。

（二）羊膜

羊膜为半透明的薄膜。在胚的发育过程中，随着胚盘向腹侧卷曲，羊膜的附着缘移向胚体腹侧，包裹体蒂，形成原始脐带；位于胚盘背侧的羊膜腔也向腹侧扩大，最后胎儿游离于羊膜腔内；随着羊膜腔的逐渐扩大，羊膜和平滑绒毛膜逐渐融合，胚外体腔消失（图13-5）。

羊膜腔内充满羊水。羊水在妊娠早期，主要由羊膜分泌，妊娠中期以后，胎儿的排泄物（如尿）进入羊水。羊水不断地被羊膜吸收和胎儿吞饮，因此使羊水不断更新。足月胎儿的羊水为1 000～1 500 mL。胎儿浸浴在羊水中生长发育，羊水能减缓外力对胎儿的震荡和挤压，对胎儿起保护作用。羊水还可防止胎儿肢体粘连，分娩时还有扩张宫颈和冲洗产道的作用。

（三）卵黄囊

在胚胎第2周，随着上、下胚层的形成，在下胚层的腹侧出现一囊，即卵黄囊。在第6周末，卵黄囊被包入脐带，逐渐退化。

（四）尿囊

尿囊是从卵黄囊尾侧向体蒂内伸出的一个盲管，卷入脐带后闭锁。

（五）脐带

脐带是连于胚胎脐部与胎盘间的圆索状结构，外覆羊膜，内含卵黄囊、尿囊、脐动脉和脐静脉等结构，是胎儿与母体之间物质运输的通道。胎儿出生时，脐带长为40～60 cm。若脐带过短，胎儿娩出时易引起胎盘过早剥离，造成子宫出血过多；若脐带过长，易缠绕胎儿四肢或颈部，可导致局部发育不良，甚至造成胎儿窒息死亡。

二、胎盘

胚胎发育过程中，早期通过滋养层从子宫蜕膜中汲取营养，然后通过绒毛间隙汲取营养，最后通过脐带从胎盘中汲取营养。

（一）胎盘的结构

胎盘由胎儿的丛密绒毛膜和母体子宫的基蜕膜共同组成,呈圆盘状。足月胎儿的胎盘直径为 15～20 cm,重约 500 g。胎盘的胎儿面光滑,有羊膜覆盖,中央有脐带相连;胎盘的母体面粗糙不平,由 15～20 个胎盘小叶构成。胎盘小叶间的基蜕膜突出形成胎盘隔,胎盘隔之间的腔隙为绒毛间隙,绒毛间隙互相连通,子宫动脉和静脉开口于绒毛间隙,丛密绒毛膜的绒毛浸于绒毛间隙中(图 13-8)。

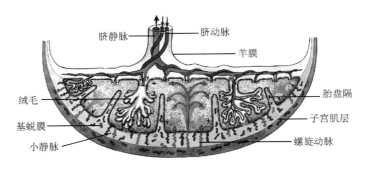

图 13-8 胎盘结构模式图

（二）胎盘内的血液循环

胎盘内有胎儿和母体两套血液循环,两者各自循环互不相通,中间以胎盘屏障相隔。胎盘屏障由绒毛内毛细血管内皮及其基膜、滋养层细胞及其基膜、两层基膜间的结缔组织等构成。胎盘屏障能阻止母体血液中大分子物质进入胎儿体内,但抗体、某些病毒和大部分药物、激素等可以通过胎盘屏障进入胎儿体内。

胎盘内母体的血液循环途径:子宫动脉的分支螺旋动脉注入绒毛间隙,再从基蜕膜的小静脉回流入子宫静脉。

胎儿的血液循环途径:胎儿血随脐动脉进入绒毛内毛细血管,通过胎盘屏障与绒毛间隙中的母体血进行物质交换后,经小静脉汇入脐静脉,返回胎儿体内。

（三）胎盘的功能

1. 物质交换 胎儿通过胎盘从母体血中获取营养物质,同时,将代谢产物通过胎盘排入母体血中。因此,胎盘既是胎儿的营养来源器官,又是胎儿的呼吸和排泄器官。

2. 内分泌功能 胎盘的滋养层细胞能分泌多种激素,对维持妊娠和保证胎儿正常发育起着重要作用。

（1）绒毛膜促性腺激素:能促进母体卵巢内黄体的生长发育,维持妊娠。该激素在受精后第 2 周开始在母体尿中出现,第 8 周达高峰,以后逐渐减少,产后数日内消失。临床上常用来作为早孕诊断的检查指标。

（2）胎盘催乳素:又称绒毛膜催乳素,既能促进母体乳腺生长发育,又可促进胎儿的生长发育。

（3）孕酮和雌激素:有维持妊娠作用。

第六节　双胎与多胎

一、双胎

一次分娩出两个胎儿,称为双胎,又称孪生。双胎分为单卵双胎和双卵双胎两种。

（一）双卵双胎

由一次排出两个卵分别受精后发育而成,即双胎来自两个受精卵,每个胚胎有各自的绒毛膜、脐带和胎盘。两个胎儿的性别、容貌和生理特征的差异如普通兄弟姐妹。双卵双胎有家族性双胎史。

（二）单卵双胎

由一个卵细胞受精后发育成两个胎儿。单卵双胎的遗传基因完全相同,因此性别相同,容貌及生理特征极为相似,两者间如进行器官移植,不引起免疫排斥反应。形成单卵双胎的原因有:①卵裂球分离为两团,各自发育成一个完整的胚胎。②一个胚泡内形成 2 个内细胞群,每个内细胞群发育成 1 个胎儿。③胚盘上出现两个原条与脊索,诱导形成 2 个神经管,再发育形成 2 个胚胎,如果两个胎儿未完全分开,则形成联体畸形胎。

二、多胎

一次娩出两个以上胎儿,称为多胎。其成因与双胎相同,有多卵多胎、单卵多胎和混合性多胎等类型,常为混合性多胎。多胎发生率低,三胎约为万分之一,四胎约为百万分之一。

知识链接

两个胚胎的局部相联,称为联胎或联体畸胎,常见有胸腹联胎、臀部联胎等。联胎由单卵双胎分离不全形成。

第七节　胎儿的血液循环

一、胎儿心血管系统的结构特点

（一）卵圆孔和动脉导管

1. 卵圆孔　卵圆孔位于房间隔的中下部,胎儿时期,血液可经卵圆孔由右心房流入左心房。

2. 动脉导管　动脉导管是胎儿时期连于肺动脉干与主动脉弓之间的一条血管,血液可由肺动脉干流入主动脉弓(图 13-9)。

（二）脐动脉与脐静脉

1. 脐动脉　脐动脉为一对,起自髂总动脉,经胎儿脐部和脐带进入胎盘。

2. 脐静脉　脐静脉为一条,从胎盘经脐带进入胎儿体内,入肝后续为静脉导管,经肝静脉注入下腔静脉回到右心房,并发出分支与肝血管相通(图 13-9)。

二、胎儿的血液循环途径

含有丰富营养物质和氧气的血液,由胎盘经脐静脉流入肝,大部分血液经静脉导管汇入下腔静脉,再送至右心房;少部分血液经分支进入肝血窦,与来自肝门静脉的血液混合,经肝静脉流入下腔静脉进入右心房。右心房内的血液大部分经卵圆孔流入左心房,小部分血液流入右心室。进入右心室的血液流经肺动脉时,大部分经动脉导管流至主动脉。进入左心房的血经左心室也流入主动脉。进入主动脉的血液经血液循环被送至全身各处,部分血液经脐动脉流入胎盘,与母体进行物质交换(图 13-9)。

知识链接

胎儿左心室的血液大部分经主动脉弓的三个分支分布于头、颈和上肢,以充分供应胎儿头部发育所需的营养;少部分血液流入降主动脉。胎儿右心室的血液仅有 5％～10％经肺动脉进入发育中的肺,而 90％以上的血液,则经动脉导管进入降主动脉。降主动脉的血液含氧量约为58％。

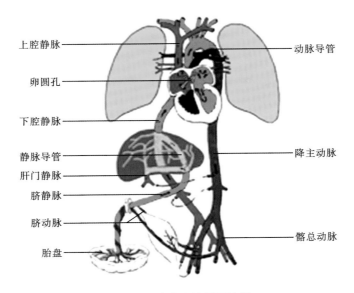

图 13-9 胎儿血液循环途径

三、胎儿出生后心血管系统的变化

胎儿出生后,胎盘的血流被终止,新生儿开始呼吸,于是胎儿的心血管系统也发生一系列的变化。

1. 卵圆孔闭锁 由于肺静脉血大量回流入左心房,使左心房的压力高于右心房而使卵圆孔逐渐封闭,胎儿出生后 1 年左、右卵圆孔即完全封闭,左、右心房不再相通。

2. 动脉导管和静脉导管 由于新生儿开始呼吸,右心室的血液经肺动脉后主要分流至左、右肺动脉,而流经动脉导管内的血液很少,致使动脉导管逐渐闭锁,形成动脉韧带。静脉导管闭锁形成静脉韧带。

3. 脐动脉和脐静脉 胎儿出生后,由于脐带被切断,脐动脉和脐静脉内的血流也被终止,血管逐渐闭合,最后脐动脉闭锁为脐动脉韧带;脐静脉闭锁形成肝圆韧带。

 知识链接

若出生后卵圆孔和动脉导管仍长期不能闭合,则分别形成房间隔缺损和动脉导管未闭型先天性心脏病。

第八节 先天性畸形及致畸因素

一、先天性畸形

由胚胎发育紊乱所致的,出生时即已存在的形态结构异常,称为先天性畸形。先天性畸形的发生原因包括遗传和环境两方面。近年来,随着工业化发展和环境污染的日趋严重,先天性畸形的发病率呈上升趋势。

二、先天性畸形的原因

(一)遗传因素

遗传因素分染色体畸变和基因突变两类。

1. 染色体畸变 染色体畸变包括染色体数目的变化和染色体结构的改变,可由亲代遗传,也可由生殖细胞的异常发育引起。染色体畸变引起的先天性畸形有先天性卵巢发育不全、先天性睾丸发育不全、先天愚型、猫叫综合征等。

2. 基因突变 基因突变指DNA分子碱基排列顺序或组成的改变,染色体外形正常。基因突变引起的先天性畸形有多囊肾、多发性结肠息肉、白化病、镰刀形红细胞贫血症、苯丙酮尿症等。

（二）环境因素

引起先天性畸形的环境因素,统称为致畸因子。

1. 生物性致畸因子 风疹病毒、巨细胞病毒、梅毒螺旋体、单纯疱疹病毒等,可引起母体发热、脱水、酸中毒等,破坏胎盘屏障,影响胚胎发育。如风疹病毒可引起心脏畸形、先天性耳聋等。

2. 物理性致畸因子 各种射线(如X线)、机械性损伤等,可引起基因突变而发生畸形。

3. 化学性致畸因子 随着工业发展,化学污染严重,农药、工业"三废"、食品添加剂、防腐剂中均含有致畸因子。

4. 致畸性药物 致畸性药物包括抗肿瘤药、抗惊厥药、抗生素、激素等。如氨基蝶呤可引起无脑畸形、小头畸形及四肢畸形;链霉素可引起先天性耳聋;性激素可引起胎儿生殖系统畸形等。

5. 其他致畸因子 吸烟、酗酒、缺氧等均有致畸作用。

三、致畸敏感期

在胚胎发育过程中,不同时期对致畸因子作用的敏感程度不同,受致畸因子作用最易发生畸形的时期称为致畸敏感期。大多数器官的致畸敏感期在胚胎发育的第3～8周,此期胚体内细胞分裂分化活跃,易受致畸因素影响发生畸变。所以,这一时期的孕期保健最为重要。

（闫天杰　刘予梅）

 思考与练习

一、名词解释

受精、植入、先天畸形。

二、简答题

1. 简述受精的过程及意义。

2. 简述三胚层的形成及早期分化。

3. 胎盘屏障由哪几部分构成？有什么作用？

4. 胚胎发育的哪个时期为致畸敏感期？致畸因素包括哪些？

三、单项选择题

1. 胚泡的结构不包括（　　　）。

A. 滋养层　　　　　　B. 胚泡腔　　　　　　C. 透明带　　　　　　D. 内细胞群

2. 胎膜不包括（　　　）。

A. 绒毛膜　　　　　　B. 羊膜　　　　　　C. 脐带　　　　　　D. 胎盘

3. 有关胎儿血液循环的特点,错误的是（　　　）。

A. 左、右心房经卵圆孔相通　　　　　　　B. 脐动脉1对

C. 肺动脉干和主动脉弓经动脉导管相通　　　D. 脐静脉1对

实 验 指 导

实验一　颅骨、躯干骨及其连结实验

【实验目标】

（1）掌握躯干骨的构成、各部椎骨的形态结构特征，了解骨的形态特征和功能特点。

（2）能在整颅上辨认脑颅骨、面颅骨，并了解各骨的形态结构特点及功能。

（3）通过示教和观测标本，重点掌握滑膜关节的构成，以及辅助结构的特点和椎骨间的连接。了解骨连接的方式，如纤维连接、软骨连结、滑膜关节。

【实验材料】

颅骨、躯干骨骨骼标本，关节模型。

【实验内容与要求】

（1）重点观察各类骨的形态、位置。

（2）躯干骨：观察躯干骨的组成，重点观察椎骨的一般形态、各部椎骨的特点，肋弓、胸骨角的构成，第7胸椎棘突、骶角、骶岬的位置。观察肋骨的形态及一般结构。

（3）颅骨：重点观察各分离颅骨的位置，颅底内面从前向后的结构排列。观察眶、骨性鼻腔的构成。重点观察骨性鼻腔外侧壁的结构、鼻窦的位置及开口部位。了解颅侧面、颅底外面的一般结构，重点观察颞窝、颞下窝、翼点、颈动脉管外口、下颌窝、关节结节的位置。

（4）骨连结：重点观察关节的基本结构及辅助结构。

（5）躯干骨连结：重点观察椎间盘的位置、形态，黄韧带的位置，脊柱、胸廓整体的形态。

【实验方法】

（1）教师简要讲解实验材料在本次课中的作用，提出实验要求和注意事项。

（2）学生分组观察，每6～8个人组成一个实验小组，每两位同学结合进行活体观察，小组长负责标本等分配。独立观察或合作讨论。

（3）每两个小组相互提出问题，并由对方回答，然后打分。

【评价与考核】

（1）在标本和模型上辨认：棘突、颈静脉切迹、胸骨角、肋弓、骶角。

（2）绘制椎骨的形态和结构示意图，并标出主要结构。

（于　巍　王景伟）

实验二　四肢骨及其连结实验

【实验目标】

（1）掌握上、下肢骨的主要结构，了解各骨的形态特征和功能特点。

（2）熟悉上肢骨、下肢骨及颅骨之间的连接特点。

【实验材料】

四肢骨骨骼标本、关节模型。

【实验内容与要求】

(1) 上、下肢骨:观察上、下肢骨的构成。重点观察各骨关节面的位置、骨性标志及有临床意义的结构。

(2) 上、下肢骨的连结:重点观察肩、肘、腕关节的构成及结构特点;骨盆的构成、分部及坐骨大、小孔的构成;髋、膝、距小腿关节的构成、结构特点。

【实验方法】

(1) 教师简要讲解实验材料在本次课中的作用,提出实验要求和注意事项。

(2) 学生分组观察,每6~8个人组成一个实验小组,每两位同学结合进行活体观察,小组长负责标本等分配。独立观察或合作讨论。

(3) 每两个小组相互提出问题,由对方回答,并打分。

【评价与考核】

(1) 在标本和模型上辨认:锁骨、肩胛冈、肩峰、喙突、肩胛骨上角、肩胛骨下角、肱骨内上髁、肱骨外上髁、尺骨鹰嘴、尺骨茎突、桡骨茎突、髂嵴、髂前上棘、髂后上棘、髂结节、耻骨结节、坐骨结节、股骨大转子、股骨内上髁、股骨外上髁、髌骨、腓骨头、胫骨粗隆、胫骨前缘、内踝、外踝、跟骨结节。

(2) 绘制股骨的形态和结构示意图,并标出主要结构。

(于　巍　王景伟)

实验三　头颈肌、躯干肌

【实验目标】

(1) 在标本及肌肉模型上观察头肌、颈肌,掌握头肌、颈肌的形态和结构功能。

(2) 掌握主要胸肌、背肌、腹肌的形态结构功能。

(3) 掌握膈肌的分部、位置、通过结构。

(4) 在标本和模型上观察腹直肌鞘和腹股沟管的形态、结构。

【实验材料】

头颈和躯干肌肌肉模型、肌肉标本、膈肌模型、腹股沟管模型、人体全身骨骼肌挂图。

【实验内容与要求】

(1) 参照挂图在标本、头颈和躯干肌肌肉模型上重点观察咬肌、颞肌、胸锁乳突肌的位置、斜角肌间隙的位置及通过结构。了解面肌、舌骨上、下肌群的配布概况。

(2) 在挂图、模型和标本上重点观察斜方肌、背阔肌、竖脊肌、胸大肌、前锯肌的位置,了解胸小肌、肋间肌的配布概况。

(3) 观察腹肌各群的位置、前外侧群扁肌的层次排列。

(4) 结合标本和模型观察腹直肌前鞘、后鞘、弓状线、腱划、脐。

(5) 在标本和膈肌模型上观察膈肌三个裂孔的位置及其通过的内容物。

(6) 在标本和模型上观察腹股沟管的浅环、深环的位置,找到腹股沟韧带。

(7) 在活体上指出咬肌、颞肌、胸锁乳突肌、斜方肌、背阔肌、胸大肌、腹直肌等肌性标志。

【实验方法】

(1) 教师简要讲解实验材料在本次课中的作用,提出实验要求和注意事项。

(2) 学生分组观察,每6~8个人组成一个实验小组,每两位同学结合进行活体观察,小组长负责标本等分配。独立观察或合作讨论。

(3)每两个小组相互提出问题,由对方回答,并打分。

【评价与考核】

(1)在标本和模型上辨认:咬肌、颞肌、胸锁乳突肌、斜方肌、背阔肌、竖脊肌、胸大肌、腹直肌、腹外斜肌、腹内斜肌、腹横肌。

(2)在活体上正确指出头颈及躯干的主要肌性标志。

(3)绘制头颈肌或躯干肌示意图并标注各肌名称。

(于　巍　王景伟)

实验四　四　肢　肌

【实验目标】

(1)掌握主要肩肌、臂肌的位置、形态结构和功能。

(2)掌握髋肌、大腿前后群肌、小腿后群肌中主要肌的位置、形态结构和功能。

(3)了解前臂肌、手肌的配布及功能。

(4)了解大腿内侧群肌、小腿前群及外侧群肌的配布及功能。

【实验材料】

人体全身骨骼肌挂图、四肢肌模型、肌肉标本。

【实验内容与要求】

(1)利用挂图、四肢肌模型、标本重点观察三角肌、肱二头肌、肱三头肌的位置、形态和起止点。了解前臂各肌、手肌的位置。

(2)利用挂图、四肢肌模型、标本重点观察臀大肌、臀中肌、臀小肌、股四头肌、缝匠肌、小腿三头肌等主要肌的位置和作用。

(3)观察上述重要四肢肌在关节周围的配布,明确各肌对关节运动的作用。

(4)在活体上指出三角肌、肱二头肌、肱三头肌、股四头肌、臀大肌、小腿三头肌等肌性标志。

【实验方法】

(1)教师简要讲解实验材料在本次课中的作用,提出实验要求和注意事项。

(2)学生分组观察,每6~8个人组成一个实验小组,小组长负责标本等分配。独立观察或合作讨论。

(3)每两个小组相互提出问题,由对方回答,并打分。

【评价与考核】

(1)在尸体和模型上辨认三角肌、肱二头肌、肱三头肌、臀大肌、臀中肌、臀小肌、股四头肌、小腿三头肌等主要四肢肌。

(2)在活体上正确指出四肢的肌性标志。

(3)绘制四肢肌示意图并标注各肌名称。

(于　巍　王景伟)

实验五　消化系统大体结构

【实验目标】

(1)在标本和模型上辨认消化管各部的位置和形态,食管的分部、三个狭窄的位置,胃的分部。

(2)在标本和模型上识别咽峡,咽的分部,小肠的分段,十二指肠的分部及十二指肠大乳头,空肠、回肠在结构上的区别,寻找阑尾、麦氏点、回盲瓣、直肠的两个弯曲、肛管的重要结构。

(3)在标本和模型上观察肝、胰的位置、形态,腹膜形成的主要结构。

【实验材料】

头颈部正中矢状切标本和模型,人体半身模型,腹、盆腔器官的标本或模型,各类牙标本和模型,肝、胰的离体标本或模型,盆腔正中矢状切面标本和模型,腹膜标本和模型。

【实验内容与要求】

(1)用镜子或相互观察口腔的壁、咽峡、腭垂、腭舌弓、腭咽弓、舌系带、舌下阜、舌下襞、舌乳头,在活体上指出腮腺的位置、开口。

(2)结合标本和模型,观察牙冠、牙颈、牙根、釉质、牙骨质、牙龈、牙腔、牙髓等。

(3)在头颈部正中矢状切面标本和模型上识别鼻咽、口咽和喉咽及与鼻腔、口腔和喉腔相连通处。

(4)在挂图和模型上观察食管的颈部、胸部和腹部,以及食管的三个狭窄。

(5)在标本和模型上观察食管、胃、小肠、大肠的位置;胃、十二指肠的分部;找出贲门、幽门、胃小弯、胃大弯,找出十二指肠球部、十二指肠大乳头、十二指肠空肠曲。

(6)从标本和模型的表面观察结肠带、结肠袋、肠脂垂。找到阑尾、回盲瓣。

(7)在盆部的整体标本上观察直肠的位置,并结合盆腔矢状切面标本和模型观察两个弯曲,找到直肠横襞、肛管、肛柱、肛瓣、肛窦、齿状线。

(8)结合挂图和模型说出肝、胰的位置、形态。

(9)在腹膜标本和模型上确认小网膜、大网膜、系膜;在男女盆腔正中矢状切面标本或模型上确认直肠膀胱陷凹、膀胱子宫陷凹、直肠子宫陷凹。

【实验方法】

(1)教师简要讲解实验材料在本次课中的作用,提出实验要求和注意事项。

(2)学生分组观察,每6～8个人组成一个实验小组,每两位同学结合进行活体观察,小组长负责标本等分配。独立观察或合作讨论。

(3)每两个小组相互提出问题,由对方回答,并打分。

【评价与考核】

(1)在标本和模型上辨认:胃小弯、胃底、幽门窦、十二指肠球、十二指肠大乳头、十二指肠空肠曲、回盲瓣、结肠带、结肠袋、阑尾、齿状线、直肠横襞、肝门、胆囊窝、直肠子宫陷凹。

(2)绘制胃的形态和分部示意图,并标出胃的两口、两壁、两弯、四部。

(史　杰)

实验六　呼吸系统大体结构

【实验目标】

(1)在标本或模型上观察鼻腔侧壁的结构、鼻窦的位置和开口及鼻黏膜的分布。

(2)在标本或模型上辨认喉软骨及喉腔的分部。

(3)在标本上确认气管的形态、位置与结构,比较左、右主支气管的形态特征。

(4)在模型上确认肺的形态、位置与结构。

(5)在模型上观察胸膜的分布,辨认纵隔的境界。

【实验材料】

鼻腔侧壁的结构及鼻窦的位置、开口标本或模型,喉的标本或模型,气管及支气管的标本或模型,肺的模型,纵隔的模型。

【实验内容与要求】

（1）观察头颈部正中矢状切面标本,辨认鼻腔侧壁的结构及黏膜的分部。

（2）观察鼻窦标本或模型,辨认各窦的位置与开口。

（3）观察喉及喉软骨模型,辨认喉各软骨的形态。

（4）在气管与支气管标本上,辨认气管的形态、分布,比较左、右主支气管的形态特征,指出气管切开的常选部位。

（5）观察左、右肺标本,确认肺的形态、分叶,图示左、右肺的形态特征。

（6）观察胸腔解剖标本,识别胸膜腔的配布,在体表确定肺下界及胸膜下界,指出肋膈隐窝的位置及胸穿的部位。

（7）观察胸腔解剖标本或模型,识别纵隔的位置、内容。

【实验方法】

（1）教师讲解实验目标、实验材料的使用、实验要求和注意事项。

（2）学生分组观察,小组长负责标本的分配使用,教师巡回指导。

【评价与考核】

在标本上辨认:中鼻甲、上颌窦、筛窦、声襞、环状软骨、喉室、气管权、左主支气管、肺门、肺根、纵隔胸膜、肺的胸肋面、肋膈隐窝、中纵隔。

（雷有杰）

实验七　泌尿系统大体结构

【实验目标】

（1）在标本和模型上观察泌尿系统的大体组成。

（2）在标本和模型上观察肾、输尿管、膀胱的形态、位置;辨认输尿管的三个生理狭窄,了解膀胱三角的结构特点。

（3）在标本上寻找膀胱的毗邻器官,女性尿道外口的位置。

【实验材料】

男、女泌尿系统概观模型和标本,人体躯干的标本和模型,盆腔器官标本或模型,肾、膀胱离体标本和模型,肾冠状切面模型,男、女盆腔正中矢状切面模型和标本,女性会阴标本或模型,过肾中部腹后壁横切标本和挂图。

【实验内容与要求】

（1）在泌尿系统概观模型和标本上,观察泌尿系统全貌。

（2）在人体躯干的模型和标本上,观察双肾的位置,指认肾与第12肋的位置。指认输尿管的行程、分段和三个狭窄部位。结合肾标本或模型观察出入肾门的结构。

（3）在盆腔器官模型和标本上,观察膀胱的位置及后面毗邻的器官;结合男、女盆腔正中矢状切面模型和标本,观察膀胱下面毗邻的器官,结合膀胱标本,观察膀胱三角的黏膜特点。

（4）在肾的冠状切面上,辨认肾皮质、肾柱、肾锥体、肾小盏、肾大盏、肾盂。

（5）在标本或挂图上观察肾的被膜。

（6）在女性会阴标本或模型上,辨认尿道外口的位置,观察其与阴道口的位置关系。

【实验方法】

（1）教师讲解实验目标、实验材料的使用、实验要求和注意事项。

（2）学生分组观察，小组长负责标本的分配使用，教师巡回指导。

（3）小组间互相提出问题，由对方回答，记录实验成绩。

【评价与考核】

（1）在标本和模型上指出左、右肾的位置，指认输尿管的三个生理狭窄、膀胱尖、膀胱底、膀胱三角、女性尿道外口的位置。

（2）辨认膀胱与前列腺、直肠、子宫的毗邻关系。

（张兴勤　史　杰）

实验八　生殖系统大体结构

【实验目标】

（1）巩固和加强理解理论课所学的知识。

（2）学会辨认泌尿系统、生殖系统各器官的形态结构。

（3）体会、理解、观察乳房及会阴的组成结构。

【实验材料】

男、女骨盆正中矢状切面模型和标本，膀胱（切开、未切开）、肾、肾剖面的游离及瓶装标本，女外阴、耻骨带膀胱生殖、睾丸（切开、未切开）、游离阴茎、阴茎横断、女全骨盆带脏器、切开乳房等游离标本。子宫输卵管、卵巢，会阴（男、女），男、女盆底肌模型。

【实验内容与要求】

（1）在标本上总体指认泌尿系统各器官。

（2）在标本上指认肾的位置，肾剖面各结构，肾蒂各结构的位置关系。

（3）指认观察输尿管的行径、分部及与子宫动脉的关系。

（4）指认膀胱的位置、形态、膀胱三角等结构。

（5）指认女性尿道及尿道开口的位置。

（6）在标本上总体指认男性生殖系统各器官。

（7）在标本上指认睾丸的位置、形态，附睾的形态、位置，睾丸、附睾的剖面结构，用镊子镊起精曲小管以示之。

（8）观察输精管行径、分部，掌握辨认方法及结扎部位。

（9）观察前列腺的形态、位置及毗邻。

（10）在标本上指认、观察阴茎的组成、分部和形态结构，观察阴囊的位置和层次。

（11）观察男性尿道的起止、行径、分部及形态特点。

（12）在标本上总体指认女性生殖系统各器官。

（13）观察卵巢的位置、形态和固定装置。

（14）观察输卵管的位置、分部及结扎部位。

（15）观察子宫的位置、形态、分部、内容及固定装置。

（16）观察阴道的位置、开口，阴道穹，观察女性外生殖器结构。

（17）观察乳房的位置、形态、剖面结构。

（18）观察男、女性盆底肌及会阴肌。

【实验方法】

（1）教师提出实验要求和注意事项，结合标本进行实验示教。

（2）学生分组观察，每6～8个人组成一个实验小组，小组长负责标本分配，学生可独立观察或合作讨论,提出问题。

(3) 教师和实验教师针对学生提出的问题进行解答。

【评价与考核】

(1) 在标本和模型上辨认泌尿系统及男、女生殖系统的主要器官,描述其形态、位置和毗邻。

(2) 在标本上辨认膀胱三角的位置。

(3) 在标本上指认男性尿道的三处狭窄和输卵管形成分布,指认男、女生殖管道结扎部位。

(时　洋)

实验九　心　脏

【实验目标】

(1) 在心脏标本或模型上辨认心脏的外形。

(2) 在心脏标本或模型上,辨认心脏各腔的结构、沟通关系及连属血管。

(3) 在心脏标本或模型上,辨认左、右冠状动脉的走行和分布。

(4) 在活体上辨认心尖冲动位置和心脏的体表投影。

【实验材料】

胸腔解剖标本,离体心脏标本或模型,显露心脏各腔的标本或模型,牛心脏传导系统解剖标本,显露心血管的标本或模型。

【实验内容与要求】

(1) 心的位置与外形:在胸腔标本上观察心的位置、形态与毗邻,指出心的一尖、一底、两面、三缘、三条沟。

(2) 心脏各腔的形态:观察心脏解剖标本或模型,辨认心脏各腔的形态与结构,分析心腔内的血流方向及瓣膜在心舒缩时的启闭情况。

(3) 心传导系统:观察牛心传导系统解剖标本,辨认心传导系统各部的形态、位置。

(4) 心的血管:观察心血管解剖标本或模型,确认心冠状动脉的起始、走行、分支及冠状窦的位置与开口。

【实验方法】

(1) 教师示教:教师对实验内容在标本、模型或挂图上示教。

(2) 学生分组观察:每6~8个人组成一个实验小组,独立观察或合作讨论。

【评价与考核】

(1) 个别提问,教师从每个实验小组中抽1个或2个同学,在标本或模型上辨认下列结构:心尖、心右缘、冠状沟、上腔静脉、卵圆窝、冠状窦口、右心耳、三尖瓣、室间隔、肺静脉、二尖瓣、乳头肌、主动脉瓣、冠状窦、左冠状动脉、前室间支、窦房结。

(2) 在实验报告上用简图绘出心的外形。

(雷有杰)

实验十　体循环的动脉

【实验目标】

(1) 在标本或模型上辨认主动脉各段及主要分支。

（2）在标本或模型上辨认颈外动脉，指出颈动脉窦、锁骨下动脉和上肢各段动脉的位置。

（3）在标本或模型上找出肋间后动脉、肾动脉及下肢各段动脉。

（4）在标本或模型上识别腹腔干、肠系膜上、下动脉及主要分支，以及盆部动脉的主要壁支和脏支。

（5）在活体（自身或同学）上触及面动脉、颞浅动脉、肱动脉、桡动脉、股动脉、足背动脉的搏动及压迫止血部位。

【实验材料】

躯干后壁的动脉标本、头颈部动脉及分支标本、上肢及胸部动脉分支标本、腹部动脉及分支标本、盆部和下肢的动脉及分支标本。

【实验内容与要求】

（1）主动脉：观察躯干后壁主动脉标本或模型，绘简图示主动脉的起始、走行、分支与分部。

（2）头颈部的动脉：观察头颈部动脉标本或模型，辨认头颈部动脉的起始、走行、分支。

（3）上肢的动脉：观察上肢动脉标本或模型，辨认上肢各级动脉的走行、分支，在活体上确认测量血压、计数脉搏、压迫止血的部位。

（4）腹部的动脉：观察腹腔动脉标本或模型，辨认腹腔干、肠系膜上、下动脉的分支、分布。

（5）盆部的动脉：在盆部动脉标本或模型上，辨认盆部各动脉的起始、走行、分布。

（6）下肢的动脉：观察下肢动脉解剖标本或模型，辨认下肢动脉的走行、分支与分布，绘出股三角及其内容的简图。

【实验方法】

（1）教师示教：教师对实验内容在标本、模型或挂图上示教。

（2）学生分组观察：每6～8个人组成一个实验小组，独立观察或合作讨论。

【评价与考核】

（1）个别提问，教师从每个实验小组中抽1～2个同学，辨认下列结构：颈外动脉、颞浅动脉、甲状腺上动脉、面动脉、肱动脉、桡动脉、掌浅弓、腹腔干、肝固有动脉、胃左动脉、脾动脉、肠系膜上动脉、阑尾动脉、肠系膜下动脉、髂内动脉、臀上动脉、子宫动脉、股动脉、胫前动脉。

（2）在活体上找到并触摸浅表动脉的搏动，并学会压迫止血的方法。

（雷有杰）

实验十一　体循环的静脉及淋巴系统

【实验目标】

（1）在标本或模型上观察并辨认上、下腔静脉干的位置及主要分支。

（2）在标本或模型上指出肝门静脉的位置及主要属支。

（3）在标本、模型及活体上找出上、下肢的浅静脉。

（4）在标本或模型上辨认胸导管的形态、位置，观察脾的形态、位置。

（5）在标本或模型上辨认全身主要淋巴结群，在活体上触摸主要浅表淋巴结群。

【实验材料】

躯干后壁的静脉标本，头颈部及上肢静脉标本、模型，盆部和下肢静脉标本、模型，腹部静脉标本，肝门静脉系与上、下腔静脉系吻合模型，胸导管及右淋巴导管标本，全身浅淋巴结标本、模型，脾及胸腺标本或模型。

【实验内容与要求】

（1）上腔静脉：观察躯干后壁的静脉标本或模型，用简图标示上腔静脉系的组成。

（2）头颈部的静脉：观察头颈部标本或模型，辨认面静脉、颈外静脉。

（3）上肢的浅静脉：观察上肢静脉标本或模型，辨认头静脉、贵要静脉、肘正中静脉。

（4）下腔静脉：观察盆部和下肢静脉标本或模型，用简图标示下腔静脉系的组成。

（5）下肢浅静脉：观察下肢静脉标本或模型，辨认大隐静脉、小隐静脉。

（6）门静脉：观察肝门静脉系与上、下腔静脉系吻合模型，指出门静脉与上、下腔静脉系吻合的途径。

（7）胸导管和右淋巴管：观察胸导管及右淋巴导管标本或模型，指出胸导管和右淋巴管收纳的淋巴范围。

【实验方法】

（1）PBL 教学法：每 6～8 个人组成一个实验小组，讨论后写出答案。问题：①手背静脉注射，药物经何途径到达阑尾？②臀部肌肉注射，药物经何途径到达足底？

（2）观察法：每 6～8 个人组成一个实验小组，独立观察或合作讨论。

【评价与考核】

个别提问，教师从每个实验小组中抽 1～2 个同学，在标本或模型上辨认下列结构：颈外静脉、面静脉、肘正中静脉、头静脉、贵要静脉、静脉角、奇静脉、肝门静脉、大隐静脉、小隐静脉、胸导管、右淋巴管、下颌下淋巴结、颈外淋巴结、腋淋巴结、腹股沟淋巴结。

（雷有杰）

实验十二　感觉器官大体实验

【实验目标】

（1）在标本和模型上观察眼球壁的构成，理解其功能。

（2）辨认活体眼睑的形态及内眦、外眦、泪乳头、泪小点、睑结膜、球结膜、巩膜、角膜、瞳孔和虹膜等结构。

（3）识别晶状体、睫状突、睫状体、睫状小带、虹膜、瞳孔、角膜、巩膜静脉窦、眼前后房、玻璃体、视网膜、视神经盘、脉络膜和巩膜等结构。

（4）观察鼓室的位置、形态及鼓室六个壁的毗邻，查看前庭窝、蜗窗、乳突窦、乳突小房、咽鼓管的位置及开口，听小骨的位置及其连结。

（5）辨认内耳在颞骨中的位置及半骨规管、前庭窝和耳蜗的相互位置关系，前、后、外三个半管及其位置关系。

（6）识别骨迷路与膜迷路的关系、膜迷路的分部及各部的相互关系；查看骨壶腹、膜壶腹和椭圆囊、球囊及其连通；蜗轴、骨旋转管、骨螺旋板、前庭阶、鼓阶和蜗管。

【实验材料】

（一）标本

颅、眼外肌、眼睑（示皮肤、皮下组织、眼轮匝肌、睑板和睑结膜）、眼眶（打开眶上壁和外侧壁，示泪腺、眼球、视神经、眼外肌、眼动脉和眼静脉）、泪器（示泪道）、新鲜动物眼球、耳（示鼓室内侧壁、前庭窝、蜗窗、面神经管凸、乳突小房、咽鼓管和鼓膜）、听小骨（封装）、内耳雕刻（封装，示半规管、前庭窝和耳蜗）、颞骨纵切面。

（二）模型

（1）眼球放大（示眼球壁及内容物）、眼眶放大（示眼球外肌）。

（2）耳（全貌）、内耳放大、听小骨放大、颞骨放大。

【实验内容与要求】

（1）观察眼球外形：取眼球模型，可见到眼球近似球形，前部稍凸，后方连视神经。

（2）取水平切的眼球模型的下半部，观察眼球的如下结构。

① 观察眼球壁的三层结构，用眼球模型或标本进行观察。

观察纤维膜（外层）。在模型或标本上辨认前1/6圆凸、无色透明的角膜，后5/6乳白色的巩膜。思考角膜与巩膜的功能。

观察血管膜（中层）。在模型或标本上辨认角膜后方呈圆盘状、棕褐色的虹膜，以及虹膜上放射形排列的瞳孔开大肌，虹膜后面可见染成黑色、由色素细胞构成的色素层。虹膜向后环形增厚的部分是睫状体，取眼球标本观察睫状体借睫状小带与晶状体相连。思考睫状肌舒缩对晶状体凸度的调节功能。

观察视网膜（内层）。在模型上辨认视网膜盲部和视部，以及视部后方的视神经盘、黄斑和中央凹。思考视网膜视部含哪些感光细胞？为什么盲部无感光作用？中央凹对什么感受最敏感？

② 观察眼球的屈光装置。取眼球标本下半部观察、辨认角膜、前房水、后房水、晶状体和玻璃体。

（3）观察眼的附属结构：相互间或自我（对照镜子）进行活体人眼的附属结构观察。

① 相互间观察，眼睑与内眦，可见较大的上眼睑和较小的下眼睑。上、下眼睑间的裂隙是睑裂。眼睑的内侧端，上、下眼睑所夹成的角是内眦。眼睑的边缘生有睫毛。

② 将上、下眼睑翻开，观察泪点与结膜，可见到内眦附近的上、下睑缘上有一小突起，中央有一小孔是泪点，是泪小管的开口。衬在眼睑内面的一层光滑的薄膜即睑结膜，移行于巩膜前部的是球结膜。结膜内富有血管。

（4）前庭蜗器。

① 在标本上观察眼副器，如眼睑（皮肤、眼轮匝肌、睑板）、结膜（睑结膜、球结膜、结膜穹）的形态。

② 利用配套的耳模型，观察外耳、中耳、内耳三部分的大致形态。可在活体上互相观察耳廓的形态结构。

③ 在切除外耳道前壁并揭开鼓室盖的离体标本上，观察外耳道的弯曲，鼓膜的形态、位置和分部，以及听小骨的相互连结；在游离的听小骨标本上，观察锤骨、砧骨、镫骨的形态结构特点；向内继续观察已雕出的三个半规管、前庭、耳蜗的形态特征。

④ 在锯开鼓室并雕出内耳结构的干颞骨标本上，观察鼓室六个壁的结构及毗邻，细致观察鼓窦、乳突小房；咽鼓管的形态；咽鼓管的形态；鼓室上隐窝；内侧壁的岬、前庭窗、蜗窗、面神经管凸等结构的位置。注意观察内耳三个骨半规管、前庭、骨蜗管的位置和相互关系。

⑤ 在铸形内耳放大模型上，观察骨性与膜性半规管的形态结构特点及其相互关系；前庭中椭圆囊、球囊的位置和形态；耳蜗与蜗管的形态结构及其相互关系。

【实验方法】

（1）教师简要讲解实验材料在本次课中的作用，提出实验要求和注意事项。

（2）学生分组观察，每6~8个人组成一个实验小组，每2位同学结合进行活体观察，小组长负责标本等分配，独立观察或合作讨论。

（3）每两个小组相互提出问题由对方回答，并打分。

【评价与考核】

（1）在标本和模型上辨认：巩膜、角膜、瞳孔、虹膜晶状体、睫状突、睫状体、睫状小带、虹膜、巩膜静脉窦、眼前后房、玻璃体、视网膜、视神经盘和脉络膜。在活体辨认：眼睑的形态及内眦、外眦、泪乳头、泪小点、睑结膜、球结膜。在标本和模型辨认：前庭窗、蜗窗、乳突窦、乳突小房、咽鼓管的位置及开口，听小骨的位置及其连结，骨壶腹、膜壶腹和椭圆囊、球囊及其连通，蜗轴、骨旋转管、骨螺旋板、前庭阶、鼓阶和蜗管。

（2）绘制眼球的水平切面图形，并标出巩膜、角膜、瞳孔、虹膜、睫状体、脉络膜、晶状体、玻璃体、视网膜、视神经盘。

（李胜军　刘予梅）

实验十三　脊髓、脑干

【实验目标】

（1）掌握脊髓的位置和结构。

（2）掌握脊髓灰、白质分布形式及各部名称。

（3）掌握薄束、楔束、脊髓丘脑束和皮质脊髓束的位置和功能。

（4）掌握脑干的外形和第四脑室的位置、交通。

（5）掌握脑干内部的主要结构。

（6）掌握脑干内重要纤维束。

【实验材料】

脊髓标本、脊髓模型及挂图，以及脑干标本、脑干模型及挂图。

【实验内容与要求】

（1）用模型、标本和挂图观察脊髓的位置和脊髓的两个膨大，上方为颈膨大，下方为腰骶膨大。

（2）在脊髓横切面的挂图上辨认脊髓外周的白质和中央的灰质。

（3）在染色的脊髓横切面上，用放大镜仔细观察脊髓的白质，找到薄束、楔束、脊髓丘脑束、皮质脊髓前束和皮质脊髓侧束的位置。

（4）在染色的脊髓横切面上，用放大镜仔细观察脊髓的灰质，找到前角、后角和侧角的位置。

（5）用模型、标本和挂图观察脑干腹侧面主要结构：延髓的锥体、锥体交叉、舌咽神经、迷走神经、副神经和舌下神经根；脑桥的基底部、基底沟、小脑中脚、三叉神经根、延髓脑桥沟、展神经根、面神经根、前庭蜗神经根；中脑的大脑脚、脚间窝、动眼神经根。

（6）用模型、标本和挂图观察脑干背侧面主要结构：延髓的薄束结节、楔束结节、左右小脑上脚、中脑背面的上丘和下丘、菱形窝（正中沟、面神经丘、舌下神经三角、迷走神经三角）及第四脑室的位置及交通。

（7）利用挂图、模型观察脑干内的主要纤维束：内侧丘系、脊髓丘系、三叉丘系、皮质脊髓束和皮质核束。

【实验方法】

（1）教师简要讲解实验材料在本次课中的作用，提出实验要求和注意事项。

（2）学生分组观察，每6～8个人组成一个实验小组，小组长负责标本等分配，独立观察或合作讨论。

（3）每两个小组相互提出问题由对方回答，并打分。

【评价与考核】

（1）在脊髓的模型和标本上辨认脊髓的两个膨大及脊髓上、下端的位置。

（2）在脊髓的模型和标本上辨认白质中的薄束、楔束、脊髓丘脑束、皮质脊髓前束和皮质脊髓侧束的位置。

（3）在脊髓的模型和标本上辨认灰质的前角、后角和侧角的位置。

（4）在脑干的模型和标本上辨认腹侧面主要结构：延髓的锥体、锥体交叉、舌咽神经、迷走神经、副神经和舌下神经根；脑桥的基底部、基底沟、小脑中脚、三叉神经根、延髓脑桥沟、展神经根、面神经根、前庭蜗神经根；中脑的大脑脚、脚间窝、动眼神经根。

（5）在脑干的模型和标本上辨认背侧面主要结构：延髓的薄束结节、楔束结节、左右小脑上脚、中脑背面的上丘和下丘、菱形窝（正中沟、面神经丘、舌下神经三角、迷走神经三角）及第四脑室的位置及交通。

（6）在脑干的模型和挂图上辨认脑干内的主要纤维束：内侧丘系、脊髓丘系、三叉丘系、皮质脊髓束和皮质核束。

（刘艳华）

实验十四　小脑、间脑

【实验目标】

（1）掌握小脑的位置、外形、分叶；间脑的位置、外形、分部和第三脑室的位置和交通；背侧丘脑和下丘脑的主要核团。

（2）了解小脑的功能。

【实验材料】

小脑的标本、模型和挂图；脑干的标本、模型和挂图。

【实验内容与要求】

（1）用小脑的标本、模型和挂图观察小脑的位置、小脑半球、小脑扁桃体、小脑蚓、小脑绒球小结叶、前叶和后叶。

（2）利用小脑标本、模型和挂图观察小脑表层的灰质、白质及白质内的小脑核。

（3）利用间脑的挂图、模型、标本观察背侧丘脑、后丘脑（内侧膝状体、外侧膝状体）和下丘脑（视交叉、灰结节和乳头体）的位置、外形和分部。

（4）利用背侧丘脑核团的立体示意图、模型观察背侧丘脑的前核群、内侧核群和外侧核群。

（5）利用下丘脑的主要核团模式图观察视上核和室旁核。

【实验方法】

（1）教师简要讲解实验材料在本次课中的作用，提出实验要求和注意事项。

（2）学生分组观察，每6～8个人组成一个实验小组，小组长负责标本等分配，独立观察或合作讨论。

（3）每两个小组相互提出问题，由对方回答，并打分。

【评价与考核】

（1）在小脑的标本、模型和挂图上辨认小脑半球、小脑扁桃体、小脑蚓、小脑绒球小结叶、前叶和后叶。

（2）在小脑的标本、模型和挂图上辨认小脑表层的灰质、白质及白质内的小脑核。

（3）在间脑的挂图、模型、标本上辨认背侧丘脑、后丘脑（内侧膝状体、外侧膝状体）和下丘脑（视交叉、灰结节和乳头体）的位置、外形和分部。

（4）在背侧丘脑核团的立体示意图、模型上辨认背侧丘脑的前核群、内侧核群和外侧核群。

（5）在下丘脑的主要核团模式图上辨认视上核和室旁核。

（刘艳华）

实验十五　端脑、脑和脊髓的被膜及脑脊液循环

【实验目标】

掌握大脑半球的分叶和各叶的主要沟回；大脑皮质的主要分区；纹状体的组成；内囊的位置、分部；侧脑室的位置；脊髓被膜的结构特点；硬脑膜的结构特点；脑室系统及脑脊液的产生和循环途径；颈内动脉、椎动脉和基底动脉的行程及主要分支、分布及大脑动脉环的组成。

【实验材料】

整端脑标本、模型和挂图;脑的正中矢状切面标本、模型和挂图;脑的水平切面及冠状切面标本、模型和挂图;脊髓被膜标本和模型;保留硬脑膜的头颅标本;保留脑蛛网膜、软脑膜的整脑标本;脑室铸型标本或模型、挂图;血管注色整脑标本或挂图;脑血管铸型标本。

【实验内容与要求】

（1）利用整脑标本、模型和挂图观察脑的外侧面结构:中央沟、中央前沟、中央后沟、额上沟、额下沟、顶内沟、外侧沟、颞上沟、颞下沟、中央前回、额上回、额中回、额下回、中央后回、顶上小叶、顶下小叶(缘上回、角回)、颞上回、颞中回、颞下回、颞横回。脑的底面结构:嗅束、嗅球、嗅三角。

（2）利用脑的正中矢状切面标本、模型和挂图观察脑的内侧面结构:胼胝体、胼胝体沟、扣带沟、距状沟、海马沟、扣带回、中央旁小叶、楔叶、舌回、海马旁回和钩。

（3）利用整脑标本、脑的正中矢状切面标本、模型和挂图观察大脑皮质的主要分区:第Ⅰ躯体运动区、第Ⅰ躯体感觉区、视觉区、听觉区、语言区(运动性语言中枢、书写中枢、听觉性语言中枢和视觉性语言中枢)。

（4）利用脑的水平切面及冠状切面标本、模型和挂图观察:①内囊,包括内囊前肢(位于豆状核与尾状核之间)、内囊后肢(位于豆状核与背侧丘脑之间,含皮质脊髓束、丘脑皮质束等)和内囊膝(位于前后肢会合处,含皮质核束);②基底核,包括尾状核、豆状核、杏仁体、屏状核,其中尾状核和豆状核合称纹状体;③侧脑室,位于大脑半球内,内含脑脊液,以室间孔和第三脑室相通。

（5）利用脊髓被膜标本和模型观察脊髓被膜:硬脊膜、脊髓蛛网膜和软脊膜。

（6）利用保留硬脑膜的头颅标本及保留脑蛛网膜、软脑膜的整脑标本观察:①硬脑膜、大脑镰、小脑幕及硬脑膜窦;②脑蛛网膜、蛛网膜粒及蛛网膜下隙;③软脑膜。

（7）利用脑室铸型标本或模型、挂图观察脑室及脑脊液循环途径。

（8）利用血管注色整脑标本或挂图及脑血管铸型标本观察颈内动脉、椎动脉和基底动脉的行程及主要分支、分布,以及大脑动脉环的组成。

【实验方法】

（1）教师简要讲解实验材料在本次课中的作用,提出实验要求和注意事项。

（2）学生分组观察,每6~8个人组成一个实验小组,小组长负责标本等分配,独立观察或合作讨论。

（3）每两个小组相互提出问题由对方回答,并打分。

【评价与考核】

（1）在整脑标本、模型和挂图上辨认脑的外侧面结构:中央沟、中央前沟、中央后沟、额上沟、额下沟、顶内沟、外侧沟、颞上沟、颞下沟、中央前回、额上回、额中回、额下回、中央后回、顶上小叶、顶下小叶(缘上回、角回)、颞上回、颞中回、颞下回、颞横回。脑的底面结构:嗅束、嗅球、嗅三角。

（2）在脑的正中矢状切面标本、模型和挂图上辨认脑的内侧面结构:胼胝体、胼胝体沟、扣带沟、距状沟、海马沟、扣带回、中央旁小叶、楔叶、舌回、海马旁回和钩。

（3）在整脑标本、脑的正中矢状切面标本、模型和挂图上辨认大脑皮质的主要分区:第Ⅰ躯体运动区、第Ⅰ躯体感觉区、视觉区、听觉区、语言区(运动性语言中枢、书写中枢、听觉性语言中枢和视觉性语言中枢)。

（4）在脑的水平切面及冠状切面标本、模型和挂图上辨认内囊前肢、内囊后肢、内囊膝、尾状核、豆状核、杏仁体、屏状核和侧脑室。

（5）在脊髓被膜标本和模型上辨认:硬脊膜、脊髓蛛网膜和软脊膜。

（6）在保留硬脑膜的头颅标本及保留脑蛛网膜、软脑膜的整脑标本上辨认:①硬脑膜、大脑镰、小脑幕及硬脑膜窦;②脑蛛网膜、蛛网膜粒及蛛网膜下隙;③软脑膜。

（7）在脑室铸型标本或模型、挂图上辨认脑室并说出脑脊液循环途径。

（8）在血管注色整脑标本或挂图及脑血管铸型标本上指出颈内动脉、椎动脉和基底动脉的行程及主要分支、分布，以及大脑动脉环的组成。

（刘艳华）

实验十六　脊　神　经

【实验目标】

（1）熟悉脊神经的组成，了解其分支分布概况。

（2）掌握颈丛皮支浅出的部位，了解其行程和分布；熟悉膈神经的行程，掌握其分布。

（3）掌握臂丛的位置；熟悉正中神经、尺神经、桡神经、腋神经的行程，掌握它们的分布。

（4）掌握肋间神经、肋下神经的行程及其节段性分布的规律。

（5）了解腰丛的位置，掌握股神经的行程和分布。

（6）了解骶丛的位置，掌握坐骨神经及其分支的行程和分布。

【实验材料】

脊神经标本，头颈肌、血管和神经标本和模型，纵隔标本，上肢肌、血管和神经标本，胸神经标本，腹下壁、腰及下肢肌、血管和神经标本。

【实验内容与要求】

（1）取脊神经标本，数出脊神经对数，观察脊神经穿出椎管的位置，脊神经穿出椎管后马上分出前支、后支，比较前支、后支粗细，观察后支走向及分布，观察前支形成的丛及不形成丛的前支。

（2）取头颈肌、血管和神经标本和模型，观察颈丛皮支浅出部位（胸锁乳突肌后缘中点）及各皮支的行程和分布。翻开胸锁乳突肌，观察颈丛的位置（胸锁乳突肌上部的深面），并辨认膈神经。然后取纵隔标本，结合该标本，观察膈神经的行程和分布。

（3）取头颈肌、血管和神经标本和模型及上肢肌、血管和神经标本，观察臂丛的位置，注意与锁骨、锁骨下动脉及腋动脉的位置关系；观察臂丛主要分支的行程和分布，注意其易损伤的部位，注意桡神经、腋神经与三角肌的位置关系。

（4）取胸神经标本，观察肋间神经、肋下神经的行程和分布，注意与肋沟、肋间血管的位置关系，以及其前皮支节段性分布的规律。

（5）取腹下壁、腰及下肢肌、血管和神经标本，观察腰丛主要分支的行程和分布，注意股神经与腹股沟韧带、股动脉的位置关系，注意隐神经与大隐静脉的位置关系。

（6）取腹下壁、腰及下肢肌、血管和神经标本，观察骶丛主要分支的行程和分布，注意坐骨神经在臀部的行程，注意腓总神经易损伤的部位。

【实验方法】

（1）教师简要讲解实验材料在本次课中的作用，提出实验要求和注意事项。

（2）学生分组观察，每6～8个人组成一个实验小组，小组长负责标本等分配，独立观察或合作讨论。

（3）每两个小组相互提出问题，由对方回答，并打分。

【评价与考核】

（1）在标本和模型上辨认：颈丛皮支、膈神经、臂丛、正中神经、尺神经、桡神经、腋神经、肌皮神经、肋间神经、股神经、闭孔神经、髂腹下神经、髂腹股沟神经、臀上神经、臀下神经、阴部神经、坐骨神经、胫神经、腓总神经。

（2）在活体上找到下列神经的易损伤部位：正中神经、尺神经、桡神经、腋神经、腓总神经。

（甘功友）

实验十七　脑神经、内脏神经、传导通路

【实验目标】

（1）掌握三叉神经三大分支的分布；眶上神经、眶下神经、下牙槽神经的行程和分布；面神经干及其面部分支的行程和分布；喉上神经外支及喉返神经的行程和分布；交感干的位置、组成与脊神经的关系；椎前节的位置。

（2）了解各对脑神经连脑的位置及出颅时所穿过的孔、裂；迷走神经行程；内脏大、小神经连交感干的部位及去向；传导通路。

【实验材料】

颅底带脑神经根的标本，颅底水平切面标本，脑底带脑神经根的标本，眶内显示第Ⅲ、Ⅳ、Ⅴ、Ⅵ对脑神经的标本，三叉神经标本，面部浅层结构标本，迷走神经标本，舌下神经、舌咽神经、副神经的标本，脑干模型，脊柱示交感干的标本，深感觉传导通路模型，浅感觉传导通路模型，视觉传导通路模型，锥体系传导通路模型。

【实验内容与要求】

（1）取脑底带脑神经根的标本、脑干模型，观察各对脑神经连脑的位置。

（2）取颅底带脑神经根的标本、颅底水平切面标本，观察各对脑神经出颅时所穿过的孔、裂。

（3）取三叉神经标本，观察三叉神经节的位置，观察眼神经、上颌神经、下颌神经的行程、分支和分布，注意在眶上切迹处找到眶上神经，在眶下孔处找到眶下神经，在下颌孔及颏孔经处找到下牙槽神经。

（4）取面部浅层结构标本，观察面神经干及其面部分支的行程和分布，注意与腮腺、腮腺前缘的位置关系。

（5）取迷走神经标本，观察其行程、分支和分布，注意喉上神经外支及喉返神经的行程和分布。

（6）取脊柱示交感干的标本，观察交感干，注意交感干的位置、形状、组成，注意交感干与脊神经的关系，注意内脏大、小神经连交感干的部位及去向；观察椎前节，注意椎前节的位置，并找到腹腔神经节、肠系膜上神经节、肠系膜下神经节及主动脉肾神经节。

（7）取深感觉传导通路模型，观察躯干四肢深感觉传导通路，辨认出脊神经节、薄束、楔束、薄束核、楔束核、内侧丘系交叉、内侧丘系、腹后核、内囊后肢、中央后回上 2/3 及中央旁小叶后部，注意内侧丘系交叉的位置。

（8）取浅感觉传导通路模型，先观察躯干四肢浅感觉传导通路，辨认出后角、脊髓丘脑束等，注意：①其交叉的位置；②脊髓丘脑束位于交叉以上。然后观察头面部浅感觉传导通路，辨认出三叉神经节、三叉神经脑桥核、脊束核、三叉丘系交叉、三叉丘系、中央后回下 1/3。

（9）取视觉传导通路模型，先观察视觉传导通路，辨认出视网膜、视神经、视交叉、视束、外侧膝状体、视辐射、距状沟两侧大脑皮质，注意在视交叉处，来自视网膜鼻侧半纤维交叉，而来自视网膜颞侧半纤维不交叉；然后观察瞳孔对光反射通路，辨认出顶盖前区、动眼神经副核、动眼神经、瞳孔括约肌，注意一侧视神经传入，双侧动眼神经传出。

（10）取锥体系传导通路模型，先观察躯干、四肢随意运动传导通路，辨认出中央前回上 2/3 及中央旁小叶前部、延髓锥体、锥体交叉、皮质脊髓侧束、皮质脊髓前束、前角，注意锥体交叉的部位及皮质脊髓侧束止于同侧前角，支配同侧上、下肢肌，而皮质脊髓前束止于双侧前角，支配双侧躯干肌；然后观察头面部随意运动传导通路，辨认出中央前回下 1/3、皮质核束、面神经核、舌下神经核、动眼神经核等，注意皮质核束对脑干躯体运动核的支配规律。

【实验方法】

（1）教师简要讲解实验材料在本实验中的作用，提出实验要求和注意事项。

(2) 学生分组观察,每6～8个人组成一个实验小组,小组长负责标本等分配,独立观察或合作讨论。

(3) 每两个小组相互提出问题由对方回答,并打分。

【评价与考核】

(1) 在标本和模型上辨认:三叉神经节、眼神经、上颌神经、下颌神经、眶上神经、眶下神经、下牙槽神经、面神经、迷走神经、喉上神经外支、喉返神经、交感干、内脏大神经、内脏小神经、腹腔神经节、肠系膜上神经节、肠系膜下神经节、主动脉肾神经节、脊神经节、薄束、楔束、薄束核、楔束核、内侧丘系交叉、内侧丘系、腹后核、内囊后肢、中央后回、中央旁小叶后部、后角、脊髓丘脑束、三叉神经节、三叉神经脑桥核和脊束核、三叉丘系交叉、三叉丘系、视网膜、视神经、视交叉、视束、外侧膝状体、视辐射、距状沟两侧大脑皮质、中央前回、中央旁小叶前部、延髓锥体、锥体交叉、皮质脊髓侧束、皮质脊髓前束、前角、皮质核束、面神经核、舌下神经核、动眼神经核。

(2) 绘制视觉传导通路示意图,并标出眼球视网膜、视神经、视交叉、视束、外侧膝状体、视辐射、大脑皮质视区。

(甘功友)

实验十八 光学显微镜的使用

【实验目标】

(1) 初步掌握光学显微镜的使用方法。
(2) 熟悉光学显微镜的基本构造和用途。
(3) 在光学显微镜下能够辨认细胞的结构。

【实验材料】

光学显微镜、上皮组织切片(复层扁平上皮,HE染色)。

【实验内容与要求】

(一) 光学显微镜的构造

一般光学显微镜包括机械装置和光学系统两大部分(实验图1)。

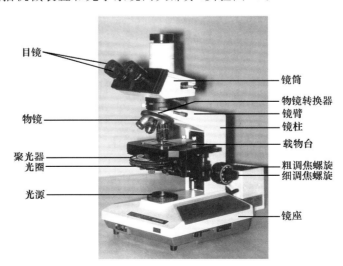

实验图1 光学显微镜的构造

1．机械装置

（1）镜座：显微镜的基座，用以支持整个镜体，起稳固作用。

（2）镜臂：显微镜的支柱，呈弓形，是取用显微镜时握持的部分。镜臂与镜座之间有一倾斜关节，此关节可使镜臂倾斜，使用时可作调整。

（3）载物台：用以放置切片，位于镜臂下面。载物台中央有一圆形的透光孔，光线可以通过。在载物台上通常装有标本推进器和切片夹，切片夹可固定切片，推进器可前后左右移动切片。

（4）镜筒：位于镜臂前上方的空心圆筒，上接目镜，下接物镜。

（5）调节器：也称调焦螺旋，为调节焦距的装置，一般位于镜臂和镜筒之间，分粗调节器和细调节器两种。粗调节器用于较大幅度的调节，细调节器用于较精细的调节。

（6）旋转盘：位于镜筒下端的一个可旋转的圆盘，上面装有不同放大倍数的物镜。旋转时可以将不同的物镜对准镜筒。

2．光学系统

（1）目镜：装在镜筒上端，其上一般刻有放大倍数（如 $5\times$、$10\times$）。

（2）物镜：装在物镜转换器下端，一般分低倍镜（$10\times$）、高倍镜（如 $40\times$）和油镜（$100\times$）三种。

（3）聚光器：位于载物台的下方，可聚集光线，增强视野亮度。在聚光器的后方一侧有升降螺旋，可使其上升或下降，从而调节光线的强弱。在聚光器的下端有光圈，可开大或缩小，以控制进入视野的光线。

（4）反光镜：位于聚光镜的下方，可向各方向转动，将光线反射到聚光器中。反光镜有平、凹两面，光线较弱时用凹面镜，光线较强时用平面镜。

3．显微镜的使用方法

（1）取镜：右手握住镜壁，左手托住镜座，放置在实验台的偏左侧，镜臂对向胸前，坐下进行操作。以镜座的后端离实验台边缘 $5\sim10$ cm 为宜。

（2）对光：将物镜与目镜调至成一直线，打开光圈，调节聚光器，转动反光镜，使视野亮度适宜。

（3）低倍镜的使用：取一组织切片，正放到载物台，用切片夹固定，调节推进器将标本移向透光孔。转动粗调螺旋，使低倍镜距玻片标本 5 mm 左右。一边用目镜观察，一边用手慢慢转动粗调螺旋。当视野中出现物像时，再调节细调螺旋，直至视野中出现清晰的物像。

（4）高倍镜的使用：先在低倍镜下找到需要放大观察的结构，并移至视野正中，换用高倍镜，调节细螺旋，直至看清物像。

4．观察细胞

（1）低倍镜观察：细胞体积较小，排列紧密，细胞界限清晰，细胞质染成粉红色，细胞核呈蓝色。

（2）高倍镜观察：细胞膜不太清楚，细胞核内可见不均匀的染色质块，偶尔可见核仁，细胞器一般看不到。

【实验方法】

（1）教师简要讲解光学显微镜的构造和使用方法，提出实验要求和注意事项。

（2）学生独立观察练习，每 $6\sim8$ 个人组成一个实验小组，举行小组间竞赛，看哪个组最先调出清晰的物像。

（3）教师给每个小组打分，并指出各组的优、缺点。

【评价与考核】

（1）在图上指出光学显微镜的主要结构的名称（实验图 2）。

（2）绘制高倍镜下的细胞图，并标出细胞膜、细胞质和细胞核。

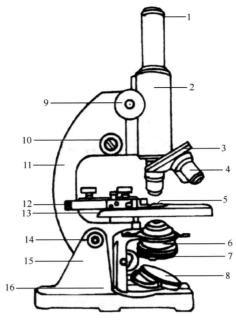

实验图2　光学显微镜

（史　杰）

实验十九　上皮组织

【实验目标】

（1）掌握单层柱状上皮、假复层纤毛柱状上皮、复层扁平上皮的特点。

（2）熟悉单层扁平上皮、单层立方上皮、移行上皮的特点。

（3）了解腺上皮的形态结构。

【实验材料】

单层柱状上皮、假复层纤毛柱状上皮、复层扁平上皮、单层扁平上皮、单层立方上皮、移行上皮、腺上皮的 HE 染色切片。

【实验内容与要求】

1. 单层柱状上皮(胆囊,HE 染色)

（1）低倍镜观察:可见胆囊壁向囊腔的一面凹凸不平,形成许多皱褶,其表面覆盖一层着色较深的结构,即单层柱状上皮。

（2）高倍镜观察:上皮由一层呈柱状的细胞组成,排列紧密,核染成紫蓝色,椭圆形,靠近细胞的基底部,核的长轴与基底面相垂直。胞浆染成淡红色。需分清游离面和基底面。

2. 假复层纤毛柱状上皮(气管,HE 染色)

（1）低倍镜观察:管壁内表面有一层着色较深的结构,即假复层纤毛柱状上皮。

（2）高倍镜观察:上皮由单层细胞组成,基底端均附于基膜,此种上皮由柱状上皮、棱形细胞和锥体形细胞等组成,因细胞高矮不等,核的位置高低不齐,从垂直切面看,易误认为复层上皮,较高的柱状细胞游离面有密集的纤毛,柱状细胞之间夹杂有少许色浅的杯状细胞。

3. 复层扁平上皮(食管,HE 染色)

（1）低倍镜观察:食管管腔不规则,找到紧靠腔面的上皮,此种上皮为上皮中最厚的一种,上皮游离面较平整,基底面呈波纹状。

(2)高倍镜观察:上皮层由多层细胞组成,细胞形状不一,紧贴基膜的一层细胞为低柱状,核椭圆形,染色深,位于基底部,中层为多层多边形细胞,核圆,位于中央,接近表面的细胞渐变为梭形或扁平状。

4. 单层扁平上皮(肾小囊,HE 染色)

(1)低倍镜观察:在切片染色较深的外部(皮质)找到圆球形结构(血管球),此球周围有一裂隙,裂隙外围有一层单层扁平上皮。

(2)高倍镜观察:上皮很薄,由一层扁平细胞组成,核椭圆形,较扁,核所在部位细胞略厚,细胞质很少,细胞界限不清。

5. 单层立方上皮(甲状腺,HE 染色)

(1)低倍镜观察:可见大小不等,内含红色均质胶体的滤泡,观察组成滤泡壁的上皮。

(2)高倍镜观察:滤泡壁的上皮为单层立方上皮,细胞的垂直切面,高和宽大致相等,核圆形,位于细胞中央。区别上皮细胞的游离面和基底面。

6. 移行上皮(膀胱,HE 染色)

(1)低倍镜观察:膀胱黏膜有许多皱襞,在其腔面找到覆盖的上皮,此上皮为复层上皮。

(2)高倍镜观察:上皮由多层细胞组成,表层细胞较大,为宽立方形,有时有两个核,靠近游离面的胞质染色较深,中层细胞呈多边形或梨形,基层细胞较小,矮柱状或立方形。

7. 腺上皮(HE 染色)

低倍镜观察:在食管上皮组织深面的结缔组织内,可见上皮细胞围成的囊泡状腺,有时可见腺有导管连通食管管腔。

【实验方法】

(1)主讲教师首先简单复习被覆上皮的特点及注意观察的结构。

(2)学生分组进行显微镜观察,每 6～8 个人组成一个实验小组,小组长负责切片的发放和收集,在显微镜观察的同时可进行小组讨论。

(3)主讲教师和实验教师进行指导。

【评价与考核】

要求每小组选择绘制所观察切片中的某一上皮图。

(刘予梅)

实验二十 结缔组织、软骨和骨

【实验目标】

(1)掌握疏松结缔组织四种主要细胞及胶原纤维、弹性纤维的形态结构特征。

(2)熟悉骨组织的一般结构及密质骨中骨板的排列特点。

(3)了解示教切片中浆细胞、肥大细胞的结构。

【实验材料】

疏松结缔组织铺片、透明软骨、骨磨片、浆细胞和肥大细胞的示教切片。

【实验内容与要求】

1. 疏松结缔组织铺片(苏木精、伊红、台盼蓝、地衣红染色)

(1)肉眼观察:可见铺片呈紫红色,选择较薄而均匀的区域观察。

(2)低倍镜观察:可见纤维纵横交错,排列疏松。粉红色的带状纤维为胶原纤维,紫色细丝为弹性纤维。纤维之间分布有许多细胞。

(3) 高倍镜观察:①胶原纤维排列成束,粗细不等,呈波浪形互相交织,呈粉红色;②弹性纤维多单根走行,细丝状,末端有弯曲或分支,折光性强,染成紫红色;③成纤维细胞数量较多,胞体大,不规则,细胞界限不清楚,胞质呈弱嗜碱性,染色很浅,胞核椭圆形,染色浅,核仁明显;④巨噬细胞胞体不规则或圆形。胞核小而圆,染色深,胞质丰富,呈嗜酸性。胞质内可见被吞噬的大小不等、分布不均的蓝色台盼蓝颗粒。

2. 透明软骨(气管 HE 染色)

(1) 肉眼观察:管壁中央染成紫蓝色的部分为透明软骨。

(2) 低倍镜观察:软骨的表面有一层致密结缔组织构成的软骨膜,软骨膜分内、外两层:外层纤维多、细胞少;内层则相反。深部为软骨组织。软骨边缘的软骨细胞小且扁圆。软骨深部的软骨细胞体积较大,多成群分布,称为同源细胞群。

(3) 高倍镜观察:软骨基质呈均质状,弱嗜碱性,染成淡蓝色,软骨陷窝周围的基质嗜碱性强,染色深的为软骨囊。软骨细胞位于软骨陷窝内,大小不一,胞质微嗜碱性,其中常见到1或2个空泡,由于细胞收缩,细胞与软骨囊之间常有空隙。

3. 骨磨片(长骨 HE 染色)

(1) 低倍镜观察:①外环骨板在骨的外表面,由数层骨板组成,并与骨表面平行排列;②内环骨板在骨髓腔周围,骨板层次较少,排列不整齐;③骨单位位于内、外环骨板之间,由中央管和骨板组成,数层骨板围绕中央管呈同心圆排列;④间骨板位于骨单位之间,为一些排列不规整的骨板;⑤穿通管为穿行于内外环骨板,并连接骨单位中央管之间的横行管道。

(2) 高倍镜观察:在骨板内或骨板之间可见许多黑点状的骨陷窝,从骨陷窝向周围发出的许多黑色细线即骨小管,相邻骨陷窝之间骨小管相通。

4. 示教切片

(1) 浆细胞(HE 染色):高倍镜下,浆细胞呈圆形或椭圆形,大小不等。胞质嗜碱性,在近胞核处有一浅染区。细胞核小而圆,常偏于细胞一侧,染色质常密集在核膜内面,呈辐射状排列。

(2) 肥大细胞(甲苯胺蓝染色):高倍镜下肥大细胞常成群存在,胞体呈圆形或卵圆形,细胞质内充满粗大的嗜碱性颗粒,细胞核小而圆,染色浅,位于细胞中央。

【实验方法】

(1) 主讲教师首先简单复习疏松结缔组织、骨及软骨微细结构及特点。

(2) 学生分组进行显微镜观察,每6～8个人组成一个实验小组,小组长负责切片的发放和收集,显微镜观察的同时可进行小组讨论。

(3) 主讲教师和实验教师进行指导。

【评价与考核】

绘疏松结缔组织铺片所见细胞和纤维高倍镜结构图,并给予指导和评分。

(刘予梅)

实验二十一　血液、肌组织

【实验目标】

(1) 掌握血液中各种有形成分和骨骼肌在光镜下的形态结构特点。

(2) 熟悉心肌、平滑肌在光镜下的形态结构特点。

【实验材料】

人血涂片、骨骼肌、心肌和平滑肌切片。

【实验内容与要求】

1. 人血涂片(瑞氏染色)

(1)低倍镜观察:选择细胞分布均匀处观察,红细胞数量众多,胞小而圆,无核,胞质橘红色,中心染色浅,边缘染色深。

(2)高倍镜观察:分辨各种白细胞。

① 红细胞:进一步观察红细胞的形态结构。

② 白细胞:为有核的细胞,数量相对红细胞少。a.中性粒细胞:胞质弱嗜酸性,着色浅;核呈蓝紫色,呈分叶状和杆状核。分叶状核多为2～5个叶,叶间有细丝相连。b.嗜酸性细胞:比中性粒细胞稍大,胞质中充满粗大而均匀的嗜酸性颗粒,染为橘红色,核染呈蓝紫色,分两叶。c.嗜碱性细胞:数量最少,不易找到,胞质染为浅红色,含有大小不等、分布不均的深蓝色嗜碱性颗粒。核为不规则形,有时被颗粒遮盖,不易看清。d.淋巴细胞:小淋巴细胞多,核圆形,一侧常有小凹陷,染深紫色。胞质很少,围绕胞核呈一窄环,呈蔚蓝色。中淋巴细胞核呈椭圆形或肾形。e.单核细胞:细胞最大,胞质丰富呈浅灰色,核为不规则形、肾形或马蹄形。

③ 血小板:较小而形态不规则,多呈圆形或多边形,常聚集成团。胞质染色浅,含有紫色的小颗粒。

2. 骨骼肌(骨骼肌,HE染色)

(1)肉眼观察:纵切片上长条状结构为骨骼肌纵切面,圆形结构为其横切面。

(2)低倍镜观察:纵切片上肌纤维平行排列,呈长柱状,横切面呈不规则形或圆形。

(3)高倍镜观察:纵切面上肌纤维较粗,胞质红染,核多,靠近肌膜,呈卵圆形。可见明暗相间的横纹。横切面上呈圆形或不规则形,周边处可见细胞核。

3. 心肌(心,HE染色)

(1)低倍镜观察:纵切面上可见心肌纤维呈长条状、有分支,并彼此吻合成网,横切面上呈不规则形或圆形。

(2)高倍镜观察:纵切面可见细胞核呈圆形或卵圆形,位于肌纤维中央,一般只有一个核。可见横纹,但不如骨骼肌明显。肌纤维上有染色较深呈阶梯状的横纹,即闰盘。横切面上呈不规则形或圆形,可无核,如切到核,则位于肌纤维中央。

4. 平滑肌(回肠,HE染色)

(1)低倍镜观察:肠壁有两种不同排列的平滑肌,内层为纵切面,外层为横切面。

(2)高倍镜观察:纵切面上肌纤维呈梭形,中央膨大,核卵圆形,居中,无横纹,无分支。横切面上呈不规则形或圆形,大小不一,较粗的切面有核。

【实验方法】

(1)主讲教师首先应简单复习血细胞的形态及三种肌组织的结构特点。

(2)学生分组进行显微镜观察,每6～8个人组成一个实验小组,小组长负责切片的发放和收集,显微镜观察的同时可进行小组讨论。

(3)主讲教师和实验教师进行指导。

【评价与考核】

绘制血涂片各种细胞图和骨骼肌高倍图,并给予指导和评分。

(刘予梅)

实验二十二　神　经　组　织

【实验目标】

(1)掌握多极神经元的形态结构特点。

(2) 熟悉周围神经系统有髓神经纤维的结构。

(3) 了解触觉小体、环层小体的结构特点。

【实验材料】

脊髓切片、周围神经纵切片和横切片、表皮切片。

【实验内容与要求】

1. 多极神经元(脊髓,HE 染色)

(1) 肉眼观察:脊髓中央呈蝴蝶形(或 H 形),染色较深的部分为脊髓灰质;周围染色较浅的部分为脊髓白质。灰质内一对较圆钝的膨大突起为前角,一对细而长的突起为后角。

(2) 低倍镜观察:前角中可见胞体较大的多突起细胞即为多极神经元(前角运动细胞)。选择其中结构完整的神经元,换高倍镜观察。

(3) 高倍镜观察:多极神经元胞体大,呈圆形或多角形,细胞质着浅红色;细胞核大而圆,多位于胞体中央,核内异染色质较少,故染色浅呈空泡状,核仁清楚可见;胞质内的紫蓝色小块状或颗粒状结构为尼氏体。胞突多为数个,长短不一,胞质内见有颗粒状尼氏体的胞突为树突;起始部呈圆锥形,内无尼氏体,染色浅的胞突为轴突。在神经元周围有很多小而呈圆形的细胞核为神经胶质细胞核。

2. 有髓神经纤维(横切)(周围神经,HE 染色)

(1) 肉眼观察:切片上圆块状为神经横切面,每一切面内含有很多有髓神经纤维。

(2) 低倍镜观察:在整个神经外面包围的结缔组织即为神经外膜,其中含有血管与脂肪细胞等。结缔组织伸入神经内,将其分成大小不等的神经纤维束,包在每个神经纤维束外面结缔组织为神经束膜;伸入神经纤维束内,包在每条神经纤维外面的结缔组织为神经内膜。

(3) 高倍镜观察:可见神经纤维为大小不等的圆形结构,中央染成紫红色的小点为轴突横切面,轴突周围浅染区为髓鞘。髓鞘外围染成红色的环状结构为神经膜(施万细胞的外侧胞质、胞膜及施万细胞外的基膜)。有些还可见施万细胞的细胞核。

3. 有髓神经纤维(纵切)(周围神经,HE 染色)

(1) 肉眼观察:切片上长条状为神经纵切面。

(2) 低倍镜观察:在整条神经外面有神经外膜,内有紧密平行排列的神经纤维。

(3) 高倍镜观察:神经纤维中央染成紫红色的一线状结构为轴突;轴突两边呈泡状或网格状结构部分为髓鞘;髓鞘外缘染成浅红色的细线状结构为神经膜,并可见蓝色的椭圆形施万细胞胞核。神经纤维上每隔一段距离,神经膜向内凹陷,髓鞘中断形成一个狭窄区,即为郎飞结,两郎飞结之间的一段神经纤维为一个结间体。

4. 触觉小体(表皮,HE 染色)

(1) 肉眼观察:表面染色较深的部分为表皮,下方红色部分为结缔组织真皮,结缔组织向上皮底部突出的部分为真皮乳头。

(2) 低倍镜观察:在真皮乳头内可见椭圆形小体,即触觉小体。

(3) 高倍镜观察:触觉小体呈卵圆形,外包有结缔组织被囊,小体内有许多横列的扁平细胞。

5. 环层小体(表皮,HE 染色)

(1) 肉眼观察:紫红色的一侧为表皮;下方红色的为真皮。真皮下粉红色部分为皮下组织。环层小体在真皮深层或皮下组织。

(2) 低倍镜观察:在真皮深部或皮下组织的结缔组织内,可见体积较大的圆形或椭圆形小体。

(3) 高倍镜观察:环层小体一般以横切面为多,呈圆形,小体的中央有一染成红色的小点,为神经纤维末梢的横切面,周围有很多层由扁平细胞呈同心圆排列的被囊。纵切面则呈椭圆形,小体的中央有一均质圆柱体。

【实验方法】

(1) 主讲教师首先简单复习神经元的形态及神经纤维的结构特点。

（2）学生分组，用显微镜观察，每6～8个人组成一个实验小组，小组长负责切片的发放和收集，显微镜观察的同时可进行小组讨论。

（3）主讲教师和实验教师进行指导。

【评价与考核】

绘制多极神经元和有髓神经纤维（纵切面）图，并给予指导和评分。

（闫天杰　王　珂）

实验二十三　消化系统、呼吸系统的微细结构

【实验目标】

（1）光镜下辨认胃壁的四层结构，识别胃腺主细胞、壁细胞的形态特点。

（2）光镜下分辨小肠壁的四层结构，识别肠绒毛结构特点。

（3）光镜下辨认肝小叶的各种结构及肝门管区的三种管道。

（4）光镜下分辨胰腺的腺泡和胰岛。

（5）光镜下辨认气管和肺的微细结构。

【实验材料】

显微镜、胃底切片、空肠切片、回肠切片、肝切片、胰切片、气管和肺的切片。

【实验内容与要求】

（1）在低倍镜下观察胃壁的四层结构；在高倍镜下观察胃底腺的主细胞和壁细胞。

（2）在低倍镜下观察小肠壁的四层结构；辨认绒毛。

（3）在低倍镜下观察肝小叶、中央静脉、肝板、肝血窦、门管区；在高倍镜下辨认小叶间静脉、小叶间动脉和小叶间胆管。

（4）在低倍镜下辨认胰腺的腺泡和胰岛。

（5）在低倍镜下辨认气管的结构。

（6）在低倍镜下辨认小支气管、细支气管、终末细支气管等，在高倍镜下观察肺泡管、肺泡囊、肺泡。

【实验方法】

（1）教师简要讲解实验材料在本次课中的作用，提出实验要求和注意事项。

（2）学生分组观察，每6～8个人组成一个实验小组，小组长负责切片标本的分配。

（3）独立观察并绘图，小组成员也可合作讨论。

（4）评比出绘图较好的两个小组。

【评价与考核】

（1）在切片上辨认：胃壁的四层结构、小肠壁的四层结构、绒毛、肝小叶、中央静脉、肝板、肝血窦、门管区等。

（2）绘制胃壁的形态和分部示意图，并标出相应结构。

（3）绘制小肠黏膜纵切面示意图。

（4）绘制肝小叶横切面图。

（5）镜下辨认：小支气管、细支气管、终末细支气管、肺泡管、肺泡囊。

（史　杰　雷有杰）

实验二十四　泌尿、生殖系统微细结构

【实验目标】

（1）巩固和加强理解论课所学的知识。

（2）学会辨认泌尿系、生殖系主要器官的微细结构。

（3）进一步掌握显微镜的使用和观察方法。

【实验材料】

泌尿、生殖系统主要器官的组织切片,包括肾、睾丸、卵巢、子宫体等。

【实验内容与要求】

（1）在显微镜下辨认肾的微细结构,掌握肾小体、致密斑、近曲小管和远曲小管的结构特点,并掌握区分近曲小管和远曲小管的方法。

① 低倍镜观察:被膜下皮质内可见许多球状肾小体和各种不同切面的肾小管,其中近曲小管呈深红色,切面数量多,远曲小管呈淡红色,切面数量少;髓质无肾小体,其内可见各种切面排列的小管。

② 高倍镜观察:肾小体由内部的肾小球和外周的肾小囊构成,前者为一团盘曲的毛细血管,后者为双层囊状结构,可见椭圆形的足细胞核突向脏、壁两层间的肾小囊腔。肾小体血管极端可见致密斑。近曲小管位于肾小体附近,管腔小而不规则,管壁厚,细胞界限不清。远曲小管位于近曲小管之间,管腔大而规则,管壁薄,由单层立方上皮构成,细胞分界较清楚。

（2）在显微镜下辨认睾丸的微细结构,掌握白膜、生精小管、支持细胞、间质细胞的结构特点。

睾丸(HE染色,取材于人或其他动物的睾丸,做矢状切面切片)镜下可见白膜边缘逐渐增厚为睾丸纵隔,此处可见血管和不规则腔隙,此腔隙即为睾丸网。白膜内侧可见大量不同切面的生精小管和少量疏松结缔组织。生精小管中有不同发育阶段的生殖细胞和处于其间的支持细胞。精原细胞位于近生精上皮基底部,呈圆形或椭圆形,染色浅。次级精母细胞位于近腔侧,核圆,染色较深,有时不易观察到。精子细胞在近管腔成群分布,核圆,着色深。晚期精子细胞可为多种形态。精子以头部嵌入支持细胞内或游离于生精小管管腔内,形似蝌蚪,头部着色深,尾部常因切片被切断。

（3）在显微镜下辨认卵巢的微细结构,掌握不同发育时期卵泡的结构特点。

镜下可见卵巢皮质中含有不同发育阶段的卵泡和闭锁卵泡。原始卵泡位于皮质浅层,体积小,数量多,常成群分布。卵泡中央可见一个初级卵母细胞,大而圆。初级卵母细胞周围围绕一层扁平状细胞,称为卵泡细胞。初级卵泡中可见透明带,其外面可见一层呈放射状排列的柱状卵泡细胞,称为放射冠。环绕于卵泡外周的结缔组织为卵泡膜。次级卵泡呈囊泡状,可见由初级卵母细胞及其周围卵泡细胞构成的卵丘突入腔内。成熟卵泡不易见到。闭锁卵泡因产生阶段不相同而形态多样。黄体被结缔组织自外周伸入分隔成若干小区。

（4）在显微镜下辨认子宫的微细结构,掌握子宫壁的结构特点。

① 低倍镜观察:子宫内膜功能层与基底层分界不明显。功能层近子宫腔,较厚,含较多结缔组织和少量子宫腺;基底层近肌层,较薄,含较少结缔组织和较多的子宫腺。在基底层和基底层与功能层移行处可见小动脉的断面,为螺旋动脉。肌层主要为平滑肌和少量结缔组织。外膜为浆膜。

② 高倍镜观察:内膜上皮为单层柱状上皮,内含分泌细胞和纤毛细胞。固有层较厚,内含基质细胞,呈梭性或星形,核大色浅。

【实验方法】

（1）主讲教师提出实验要求和注意事项,以幻灯形式进行实验示教。

（2）学生分组观察,每6～8个人组成一个实验小组,小组长负责标本分配,独立观察或合作讨论,提出问题。

（3）主讲教师和实验教师针对学生问题进行个别解答。

【评价与考核】

（1）在镜下辨别所观察切片的所取组织的名称并简单描述其微细结构。

（2）在镜下指认和分辨近曲小管与远曲小管。

（3）在镜下分别指认和分辨不同发育阶段的生精细胞和不同发育阶段的卵泡。

（时　洋）

实验二十五　内分泌器官、脉管系的微细结构

【实验目标】

（1）在切片上观察腺垂体的微细结构。

（2）在切片上观察甲状腺的微细结构。

（3）在切片上观察肾上腺的微细结构。

（4）在光镜下辨认心壁的微细结构。

（5）在光镜下辨认动脉管壁的一般特征，识别大动脉、中动脉、静脉在结构上的异同。

【实验材料】

（1）垂体组织切片（HE染色）。

（2）甲状腺组织切片（HE染色）。

（3）肾上腺组织切片（HE染色）。

（4）心壁的组织切片。

（5）动脉切片。

【实验内容与要求】

（1）示教腺垂体（垂体组织切片，HE染色）。

（2）甲状腺组织切片（HE染色），绘图。

（3）肾上腺组织切片（HE染色），绘图。

（4）心壁的组织切片。

（5）动脉切片（绘图）。

【实验方法】

（1）主讲教师讲解切片观察要领并提出实验要求和注意事项。

（2）腺垂体示教。

（3）学生分组观察组织切片，每6～8个人组成一个实验小组，小组长负责标本等分配，独立观察或合作讨论。

① 甲状腺组织切片（HE染色），绘图。

低倍镜观察：可见许多大小不等的甲状腺滤泡的断面，泡腔内有染成红色的胶状物质。滤泡之间为结缔组织。

高倍镜观察：滤泡壁由单层上皮构成，其中大部分为立方形的滤泡上皮细胞。在滤泡之间的结缔组织内和滤泡细胞之间，辨认滤泡旁细胞，滤泡旁细胞数量较少，体积较大，呈椭圆形或多边形，细胞质染色较淡。

② 肾上腺组织切片（HE染色），绘图。

低倍镜观察：表面为结缔组织构成的被膜，染成红色。其外附有大量脂肪组织和疏松结缔组织。被膜的深面为皮质，由浅入深，依此辨认球状带、束状带和网状带。皮质的深面为髓质，内有较多的血管。

高倍镜观察:球状带位于皮质浅层,较薄。细胞较少,呈低柱状或多边形,排列成环状或半环状,细胞团之间有血窦。束状带位于球状带的深面,较厚,占皮质的大部分。细胞呈多边形,体积较大。细胞质呈海绵状(细胞质内的脂滴在制片过程中已被溶解),细胞排列成索。网状带位于皮质的最深层,此带较薄。细胞呈多边形,大小不等,排列成索,相互连接成网。髓质位于网状带的深面,染成紫蓝色,主要由髓质细胞构成。髓质细胞较大,呈多边形,细胞核呈圆形。

③ 动脉切片:观察动脉的内膜、中膜和外膜。

【评价与考核】

(1) 在高倍镜下绘甲状腺图,注明滤泡上皮细胞、滤泡腔及滤泡旁细胞。

(2) 在低倍镜下绘肾上腺图,注明皮质的球状带、束状带、网状带、血窦和髓质。

(董银望　雷有杰)

实验二十六　胚胎学总论

【实验目标】

(1) 结合模型,观察辨认受精卵从卵裂到胚盘形成的发育过程。

(2) 在模型上辨认内、中、外胚层、羊膜腔、卵黄囊、原条、脊索、神经管、体节、原肠、体蒂等结构。

(3) 结合标本确认胎膜、胎盘的形态与结构。

【实验材料】

(1) 受精卵从卵裂到胚盘形成的发育过程的模型。

(2) 不同时期的胎儿、畸形胎儿的标本。

【实验内容与要求】

(1) 受精卵、卵裂和胚泡:结合观察胚胎早期发育系列模型,绘出从受精卵到胚泡形成发育简图。

(2) 三胚层的形成与分化:结合模型观察辨认三胚层的形成及其分化形成的结构,并绘简图。

(3) 胎盘:观察胎盘标本确认胎盘的形态、结构,并绘胎盘结构图。

【评价与考核】

在模型上辨认:桑葚胚、胚泡、内细胞群、胚盘、原条、卵黄囊、羊膜腔、脐带、滋养层。

(雷有杰)

参考文献

[1] 柏树令. 系统解剖学[M]. 6版. 北京:人民卫生出版社,2005.

[2] 邹仲之. 组织学与胚胎学[M]. 6版. 北京:人民卫生出版社,2004.

[3] 邹锦慧. 人体解剖学[M]. 3版. 北京:科学出版社,2009.

[4] 于晓谟. 人体结构学[M]. 郑州:河南科学技术出版社,2006.

[5] 刘桂平,任传忠. 人体解剖学[M]. 郑州:河南科学技术出版社,2009.

[6] 宋永春. 正常人体学基础(上册)[M]. 北京:科学出版社,2006.

[7] 王之一. 正常人体学基础(下册)[M]. 北京:科学出版社,2006.